Biomechanik in Orthopädie und Traumatologie

Biomechanik in Orthopädie und Traumatologie

Albert H. Burstein
Timothy M. Wright

Deutsche Übersetzung
von Therese Apweiler

Fachlich überarbeitet
von Hanno Felder

125 Abbildungen

1997
Georg Thieme Verlag
Stuttgart · New York

Titel der Originalausgabe:
Fundamentals of Orthopaedic Biomechanics

Autoren:
Albert H. Burstein, PH. D., Senior Scientist
Timothy M. Wright, PH. D., Director
Department of Biomechanics
Hospital for Special Surgery New York, New York

Übersetzung:
Therese Apweiler
47 Winstanley Road
Saffron Walden
Essex CB 11 3EQ
United Kingdom

Fachliche Beratung:
Dr. Hanno Felder
Römerbergstraße 11
66130 Saarbrücken

Umschlaggestaltung:
Renate Stockinger

Satz:
Mitterweger Werksatz GmbH,
68723 Plankstadt

Druck: Gulde-Druck GmbH, 72070 Tübingen

ISBN 3-12-108671-8 1 2 3 4 5 6

Die Deutsche Bibliothek –
CIP-Einheitsaufnahme

Burstein, Albert H.:
Biomechanik in Orthopädie und Traumatologie / Albert H. Burstein ; Timothy M. Wright. Dt. Übers. von Therese Apweiler. Fachl. überarb. von Hanno Felder. - Stuttgart ; New York : Thieme, 1997
Einheitssacht.: Fundamentals of orthopaedic biomechanics <dt.>

Wichtiger Hinweis: Wie jede Wissenschaft ist die Medizin ständigen Entwicklungen unterworfen. Forschung und klinische Erfahrung erweitern unsere Erkenntnisse, insbesondere was Behandlung und medikamentöse Therapie anbelangt. Soweit in diesem Werk eine Dosierung oder eine Applikation erwähnt wird, darf der Leser zwar darauf vertrauen, daß Autoren, Herausgeber und Verlag große Sorgfalt darauf verwandt haben, daß diese Angabe **dem Wissensstand bei Fertigstellung des Werkes** entspricht.
Für Angaben über Dosierungsanweisungen und Applikationsformen kann vom Verlag jedoch keine Gewähr übernommen werden. **Jeder Benutzer ist angehalten,** durch sorgfältige Prüfung der Beipackzettel der verwendeten Präparate und gegebenenfalls nach Konsultation eines Spezialisten festzustellen, ob die dort gegebene Empfehlung für Dosierungen oder die Beachtung von Kontraindikationen gegenüber der Angabe in diesem Buch abweicht. Eine solche Prüfung ist besonders wichtig bei selten verwendeten Präparaten oder solchen, die neu auf den Markt gebracht worden sind. **Jede Dosierung oder Applikation erfolgt auf eigene Gefahr des Benutzers.** Autoren und Verlag appellieren an jeden Benutzer, ihm etwa auffallende Ungenauigkeiten dem Verlag mitzuteilen.

Geleitwort der englischen Auflage

Die Autoren haben ein außerordentlich praxisorientiertes Buch zur Biomechanik verfaßt, das eine wichtige Quelle für all diejenigen sein sollte, die sich mit den Stütz- und Bewegungsfunktionen des Körpers oder mit verschiedenen Aspekten der modernen reparativen oder rekonstruktiven Knochen- und Gelenkchirurgie beschäftigen. Für Studenten der orthopädischen Chirurgie, der physikalischen Medizin und Rehabilitation oder der Biomechanik sollte dieses Werk zum einführenden Standardlehrbuch werden.

Die gewaltigen Fortschritte, die in der orthopädischen Chirurgie während der vergangenen dreißig Jahre erzielt wurden, sind hauptsächlich der nach dem 2. Weltkrieg eingegangenen Interessengemeinschaft der Ingenieurwissenschaften und der orthopädischen Chirurgie zuzuschreiben. Das vorliegende Buch ist das natürliche Resultat dieser Verbindung. Es wurde von zwei einflußreichen Experten verfaßt, die ihr Berufsleben der Entwicklung der biomechanischen Wissenschaft gewidmet haben und die durch ihre Forschung, Entwicklungsarbeit und Lehre unermüdlich zur Förderung der innigen Verbindung zwischen der Biomechanik und der orthopädischen Chirurgie beigetragen haben.

Der gegenwärtige Stand der Wissenschaft wird in diesem Buch nicht nur durch den Text, sondern auch durch übersichtliche Graphiken und Diagramme sowie durch relativ einfache Gleichungen in klarer und verständlicher Weise erläutert.

Das Buch ist in sieben Kapitel unterteilt, die der Leserschaft einen Einblick in folgende Themenbereiche gewähren: Kräfte und Momente im Muskel-Skelett-System, Mechanik des Stütz- und Bewegungsapparates, Gelenkstabilität, mechanisches Verhalten von Materialien, mechanisches Verhalten von Skelettstrukturen, mechanisches Verhalten des Knochens und Leistungsfähigkeit von Implantatsystemen.

Da jedes Kapitel nochmals in Unterkapitel unterteilt ist und der Inhalt der Kapitel im Sachverzeichnis aufgenommen wurde, ist das Buch als Nachschlagequelle und auch für Studienzwecke geeignet. Außerdem enthält jedes Kapitel eine kurze Literaturliste für die Leser, die sich mit einem bestimmten Thema ausführlicher auseinandersetzen möchten.

In ihrer Einleitung geben die Autoren als ihr Ziel an, die technisch-mechanischen Grundlagen zu beschreiben, um den Leser zu befähigen, die biomechanischen Faktoren mit Auswirkung auf das therapeutische Vorgehen zu bestimmen. Nach der Durchsicht dieses Werkes komme ich zu dem Schluß, daß sie ihr Ziel eindeutig erreicht haben. Die in diesem Buch dargestellten Sachverhalte gehören zum unverzichtbaren Grundlagenwissen in der modernen Praxis der orthopädischen Chirurgie. Jeder orthopädische Chirurg sowie all jene, die sich mit der Therapie der Erkrankungen des Stütz- und Bewegungsapparates beschäftigen, sollten dieses Lehrbuch stets zur Hand haben. Ich jedenfalls werde dies tun.

Philip D. Wilson, Jr, M. D.
Surgeon-in-Chief Emeritus
The Hospital for Special Surgery,
New York

Vorwort der englischen Auflage

Die Biomechanik ist die Lehre von der Wirkung der Kräfte auf biologische Systeme. Das biologische System, mit dem sich die Orthopädie und die verwandten Fachgebiete befassen, ist das Muskel-Skelett-System. Mit dem vorliegenden Buch sollen Orthopäden, Hausärzten, Physiotherapeuten und anderen medizinischen Berufsgruppen Kenntnisse darüber vermittelt werden, wie der Stütz- und Bewegungsapparat sowie die Implantate mit Ersatz- oder Stützfunktionen von Kräften beeinflußt werden. Dabei geht es um die Kräfte, die im Rahmen normaler Belastungen und Traumata auftreten.

Unser konzeptioneller Schwerpunkt bei der Erstellung dieses Buches bestand in der Darlegung der technisch-mechanischen Grundlagen, um den Leser zu befähigen, die biomechanischen Faktoren mit Auswirkung auf das therapeutische Vorgehen zu bestimmen. Dabei wurde besonderer Wert auf die mechanischen Grundlagen gelegt, während sich die mathematische Beschreibung auf einfache Algebra beschränkt. Biomaterialien werden im Hinblick auf die Einflüsse der Materialeigenschaften auf das mechanische Verhalten beschrieben. Dieses Buch ist weder als umfassende analytische Darstellung der technischen Prinzipien noch als erschöpfende Abhandlung über Biomaterialien gedacht. Wir legen die Grundlagen dar und überlassen es dem Leser, gegebenenfalls weiterführende Lehrbücher zu konsultieren. Die Literaturangaben sind auf ein Minimum beschränkt und dienen in erster Linie als Beleg für spezifische Beispiele im Text.

Der Dank der Autoren gilt Leonor Troyano für die Manuskripterstellung, Mollie Dunker und Jacqi Schaffer für die Aufbereitung des Bildmaterials sowie den Kolleginnen und Kollegen vom Department of Biomechanics des Hospital for Special Surgery, New York, die zur Entwicklung einiger der in diesem Buch behandelten Beispiele beigetragen haben.

Longboat Key,
Florida — Albert H. Burstein

Stamford,
Connecticut — Timothy M. Wright

Inhaltsverzeichnis

1. Kräfte und Momente im Muskel-Skelett-System

1.1 Kräfte und Momente

Kräfte und *Momente* beeinflussen die Charakteristik der Bewegung aller Körpersegmente.

Mit Hilfe dieser physikalischen Gegebenheiten lassen sich sämtliche Bewegungsarten erklären.

1.1.1 Kraft

> Kraft ist die Größe, welche die Geschwindigkeit eines Körpers verändert (ihn beschleunigt / ihn verzögert).

Der Betrag der Kraft verhält sich proportional zur resultierenden Beschleunigung und wird nach dem dynamischen Grundgesetz von Sir Isaac Newton berechnet; dieses besagt, die Kraft ist gleich der Masse eines Körpers multipliziert mit der Beschleunigung, die dieser Körper erfährt:

$$\text{Kraft} = \text{Masse} \times \text{Beschleunigung} \qquad (1.1)$$

Eine Kraft, die auf einen Körper angewendet wird, kann daher die Bewegung dieses Körpers beschleunigen oder verzögern. Darüber hinaus kann eine Kraft auch eine Änderung der Bewegungsrichtung des Körpers verursachen. Unter Einwirkung einer Kraft, die ständig ihre Richtung ändert, führt der Körper eine kurvige Bewegung aus.

Die Maßeinheiten aller physikalischen Basisgrößen sind standardisiert. Als Einheit für die Masse beispielsweise ist im Internationalen Einheitensystem (SI-System) für Maße und Gewichte das Kilogramm festgelegt. Dies ist die einzige Standardgröße, die keine Grundgrößeneinheit ist, da ein Kilogramm (kg) aus 1000 Gramm besteht. Die SI-Einheit für die Länge ist das Meter (m) und für die Zeit die Sekunde (s). Demnach ist die Einheit der Kraft die Einheit der Masse (kg) multipliziert mit der Einheit der Beschleunigung (m/s^2). Die daraus abgeleitete Einheit der Kraft ($kg \cdot m/s^2$) wird als ein Newton bezeichnet (N).

Das Newton ist auch eine Gewichtseinheit. Das Gewicht bzw. die Gewichtskraft ist die Gravitations- oder Schwerkraft, mit der ein Körper infolge der Anziehung der Erde zum Erdmittelpunkt hin beschleunigt wird. Unter dem Einfluß der Gravitation erhöht ein freifallender Körper seine Geschwindigkeit (d. h. er erfährt eine Beschleunigung) konstant um 9,8 Meter pro Sekunde. Eine Person mit einer Masse von 70 Kilogramm beispielsweise hat ein Gewicht von 686 Newton:

$$\begin{aligned}\text{Gewicht} &= \text{Masse} \times \text{Beschleunigung}\\ &= 70\,\text{kg} \times 9{,}8\,\text{m/s}^2\\ &= 686\ \text{N}\end{aligned}$$

Ohne Hindernis würde die Masse der Person um 9,8 Meter pro Sekunde^2 in Richtung Erdmittelpunkt beschleunigt.

Weitere Beispiele:
Die Femurkomponente einer Kniegelenkprothese aus einer Kobaltlegierung wiegt 4 Newton und hat eine Masse von 0,4 Kilogramm. Während eines Falls beschleunigt sie sich zum Boden (zum Erdmittelpunkt) um 9,8 Meter pro Sekunde^2.

Ein Traktionsgewicht von 4,5 Kilogramm (44 Newton), das auf ein Bein eine Zugkraft ausübt, hat eine Masse von 4,5 Kilogramm. Reißt der Zuggurt, so erfährt die

Masse von 4,5 Kilogramm eine Beschleunigung zum Boden, wobei sich ihre Geschwindigkeit um 9,8 Meter pro Sekunde in jeder Sekunde des Falls erhöht.

1.1.2 Moment

Ein Moment ist die Größe, welche die Winkelgeschwindigkeit eines Körpers verändert.

Bei einem im Operationssaal verwendeten elektrischen Fräser beispielsweise kann die Winkelgeschwindigkeit, mit der sich der Fräser dreht, durch das Drehmoment erhöht werden.

Mit zunehmender Winkelgeschwindigkeit muß der Chirurg sogar ein Widerlager zum Drehmoment leisten, damit der Fräser ihm nicht aus der Hand fliegt.

Analog zur Kraft bei der fortschreitenden Bewegung bewirkt ein Moment bei einer Drehbewegung eine Winkelbeschleunigung eines Körpers proportional einer Größe, die mit der Masse des Körpers zusammenhängt. Es leuchtet ein, daß zur geradlinigen Beschleunigung eines Körpers mit einer größeren Masse eine größere Kraft erforderlich ist.

Eine ähnliche, jedoch nicht identische Beziehung besteht für die Änderung der Winkelgeschwindigkeit.

Die Proportionalitätskonstante zwischen dem an einem Körper angreifenden Moment und der resultierenden Winkelbeschleunigung ist das Trägheitsmoment:

$$\text{Moment} = \text{Massenträgheitsmoment} \times \text{Winkelbeschleunigung} \quad (1.2)$$

Das Trägheitsmoment hängt nicht nur von der Masse des Körpers ab, sondern auch von der Verteilung dieser Masse.

Beispiel: Ein Seiltänzer kann auf dem Seil besser balancieren, wenn er seine Arme ausstreckt (Abb. **1.1**). Er hat seine Masse

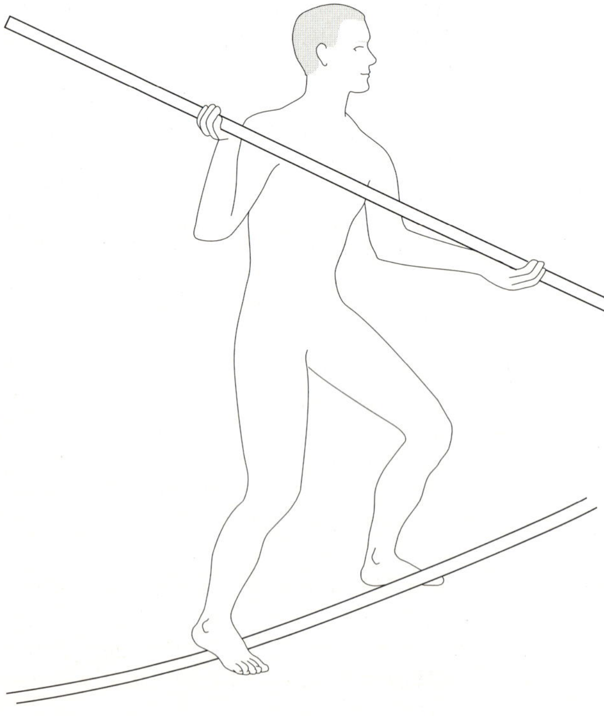

Abb. **1.1** Der Seiltänzer hält sein Gleichgewicht, indem er seine Masse weiter weg vom Körperschwerpunkt verteilt. Dies kann er einfach durch Ausstrecken seiner Arme bewerkstelligen oder, indem er eine zusätzliche Masse in Form eines Stabes weiter vom Körperschwerpunkt weg hält. Der Stab erhöht das Trägheitsmoment des Seiltänzers und verhindert damit, daß kleine Momente (Ungleichgewicht) größere Drehbewegungen (Fallen) verursachen.

nicht verändert, sondern sie lediglich anders verteilt. Indem er die Masse seiner Arme vom Körper weiter weg hält, erhöht er sein Trägheitsmoment. Diesen Effekt kann er durch Halten eines langen, dünnen Stabes noch verstärken. Der Stab erhöht zum einen die Gesamtmasse, die auf dem Seil lagert; vor allem aber bewirkt er eine Umverteilung der Masse weg vom Schwerpunkt des Körpers. Aufgrund dieser Umverteilung kann der Seiltänzer die Winkelbeschleunigung seines Körpers um das Seil minimieren; diese kommt durch kleinere Momente zustande, die durch Lageänderungen seines Schwerpunktes über dem Seil hervorgerufen werden.

Häufig ist bei der konservativen Frakturbehandlung sowohl die Masse, mit der das Bein belastet wird, als auch die Verteilung dieser Masse beeinflußbar. Der Arzt kann bei der Gipsbehandlung die Masse des Gipses durch Wahl des Gipsmaterials und durch die Größe des Gipsverbandes beeinflussen.

Er kann das Trägheitsmoment des Gipsverbandes (und damit die Bewegung des Beines) durch Lage und Größe des Gipsverbandes beeinflussen. Die Beeinflussung des Trägheitsmoments wirkt sich selbst bei unveränderter Masse des Gipses auf die Mechanik der Beinbewegung aus.

Wird das Trägheitsmoment des Beines – beispielsweise durch Anlegung des Gipses weiter unten am Bein – erhöht, so muß der Patient größere Momente zur Winkelbeschleunigung des Beines während des Gehens erzeugen.

Die *Einheit des Trägheitsmoments* wird berechnet, indem *die Masse des Körpers mit dem Quadrat des senkrechten Abstands des Massenpunktes von der Drehachse des Körpers multipliziert* wird.

Angenommen, das Trägheitsmoment des Stabes, mit Hilfe dessen der Seiltänzer auf dem Seil balanciert, beträgt um seine Drehachse (die sich unmittelbar oberhalb des Seils befindet) 5 kg · m^2. Würde er einen längeren, dünneren Stab mit der gleichen Masse, aber der doppelten Länge nehmen, würde sich das Trägheitsmoment um einen Faktor von 4 auf 20 kg · m^2 erhöhen, womit der Seiltänzer ein wesentlich größeres Trägheitsmoment besitzen würde.

Da das Moment das Produkt des Trägheitsmoments (kg · m^2) und der Winkelbeschleunigung (Radiant/s^2) ist, hat es die Einheit Kilogramm-Meter mal Meter/Sekunde^2 (kg · m^2/s^2). (Die Einheit Radiant ist eine dimensionslose physikalische Größe; siehe Seite 30.)

Da aber im SI-System ein Newton gleich 1 Kilogramm/Sekunde^2 ist, wird die Einheit des Moments üblicherweise als ein Newtonmeter bezeichnet.

Ein Hersteller eines externen Fixateurs empfiehlt zum Beispiel, die Muttern des Rahmens mit einem Eindrehmoment von 10 Newtonmeter zu fixieren. Dieses Moment kann erzeugt werden, indem man manuell eine Kraft von 50 Newton auf das Ende eines 20 Zentimeter (0,2 Meter) langen Schraubenschlüssels anwendet (Abb. **1.2**). Gewöhnlich werden Momente auf diese Art, also durch Anwendung einer Kraft auf einen Hebelarm, erzeugt.

Eine andere Möglichkeit ist die Anwendung eines Kräftepaars, also zweier Kräfte mit dem gleichem Betrag, aber entgegengesetzter Richtung, in einem bestimmten Abstand von der Drehachse des Körpers, der das Moment erfährt.

Beispiel: Ein Schraubenzieher kann durch das Kräftepaar gedreht werden, das durch die gleich großen Kräfte der beiden genau gegenüberliegenden Finger am Griff erzeugt wird (Abb. **1.3**).

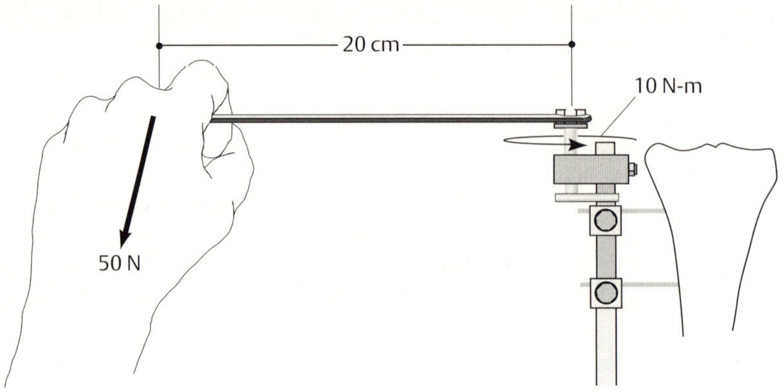

Abb. 1.2 Die Anwendung einer Kraft von 50 Newton auf den Griff eines Schraubenschlüssels in einem Abstand von 20 Zentimeter von der Mutter des externen Fixationsrahmens erzeugt ein Moment von 10 Newtonmeter (50 Newton multipliziert mit 0,2 Meter).

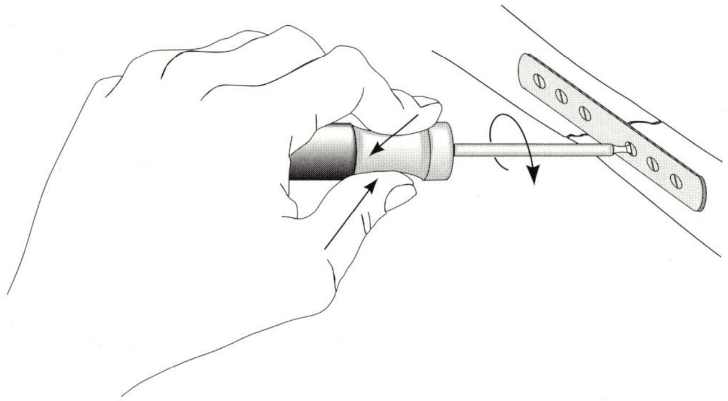

Abb. 1.3 Beim Lösen einer Knochenschraube wird ein Moment ausgeübt, indem die Finger ein Kräftepaar am Griff des Schraubendrehers erzeugen.

Die Bewegungen der oberen und unteren Extremitäten werden durch Momente um die Gelenke erzeugt. Diese Momente werden zum einen durch äußere, auf die Gliedmaßen wirkende Kräfte ausgeübt und zum anderen durch innere Kräfte, die durch Muskelkontraktion entstehen.

Die Größe des am Gelenk erzeugten Moments kann berechnet werden als das Produkt der Kraft und des senkrechten Abstands zwischen der Wirkungslinie der Kraft und dem Drehpunkt des Gelenks. Dieser Abstand wird häufig auch als Hebelarm der Kraft oder als Kraftarm bezeichnet.

In Abbildung 1.4 erzeugt die äußere Kraft, mit der das Gewicht von 10 Newton auf die ausgestreckte Hand einwirkt, ein Moment von 2 Newtonmeter um den Ellbogen (die Kraft von 10 Newton multipliziert mit einem Hebelarm von 0,2 Meter). Da aber der Hebelarm des M. biceps um den Ellbogen eine Größenordnung kleiner (0,02 Meter) ist als der Hebelarm des Gewichts von 10 Newton (0,2 Meter), muß der Muskel die zehnfache Kraft aufwenden, um ein Moment um den Ellbogen zu erzeugen, das genauso groß ist wie das Moment des 10 Newton schweren Gewichts.

1.2 Statisches Gleichgewicht

Nach der Einführung der Begriffe Kraft und Moment können nun wichtige Fragen zur Mechanik des Muskel-Skelett-Systems erörtert werden.

Insbesondere sollen folgende Fragestellungen behandelt werden:
- Wieviel Muskelkraft muß eine Person aufwenden, um den Arm ausgestreckt zu halten?

- Welche Kraft wirkt auf den Femurkopf und das Kniegelenk, wenn eine Person von einem Stuhl aufsteht?
- Wieviel Kraft wird während der maximalen isometrischen Kontraktion der ischiokruralen Muskeln am Kniegelenk aufgebracht?

Diese Aspekte spielen eine wichtige Rolle bei der Verordnung von Rehabilitationsübungen nach Verletzungen oder Operationen sowie bei der Wahl von Implantaten und Implantatfixierungsverfahren zur Stützung oder Substitution von Segmenten des Bewegungsapparats.

Wie soll bei der Lösung dieser Probleme vorgegangen werden? Die Beantwortung dieser Fragen läßt sich durch die Annahme vereinfachen, daß sich der betrachtete Körper im Zustand der Ruhe oder der gleichförmigen Bewegung befindet. Die beiden Grundgesetze der Mechanik, die *Kraft* und *Moment* definieren, gelten auch für die hier zu untersuchenden Teile des Bewegungsapparats.

Die Ausdrücke
- Kraft = Masse × Beschleunigung
  und
- Moment = Trägheitsmoment × Winkelbeschleunigung

definieren die Kraft und das Moment, die zur Erzeugung einer *Beschleunigung* notwendig sind.

Jedoch können diese Ausdrücke auch auf den Sonderfall angewendet werden, wenn die Beschleunigung gleich Null ist. Für einen sich nicht beschleunigenden Körper werden die beiden Gesetze folgendermaßen vereinfacht:

$$\sum \text{Kräfte} = 0 \qquad (1.3)$$

$$\sum \text{Momente} = 0 \qquad (1.4)$$

Das Symbol $\sum$ drückt aus, daß die Summe der Kraft oder das Moment (die Summe

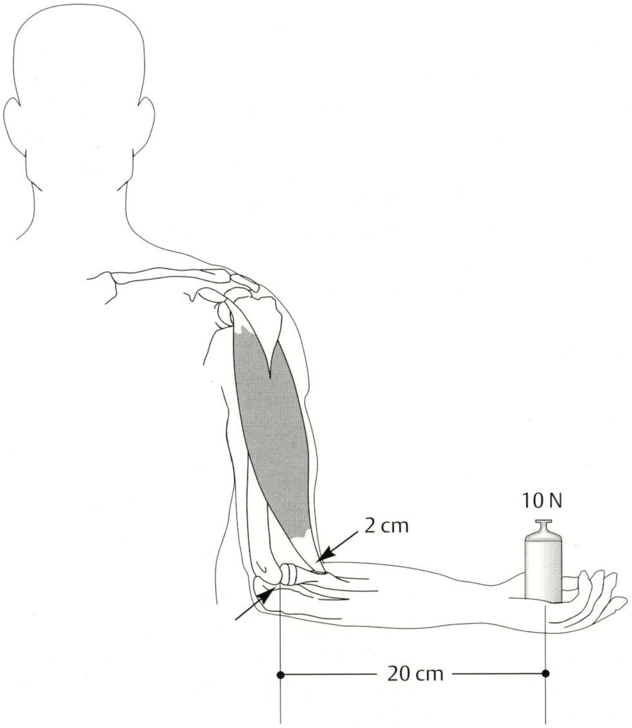

Abb. 1.4 Ein in der Hand gehaltenes Gewicht von 10 Newton erzeugt um den Ellbogen ein Moment von 2 Newtonmeter.

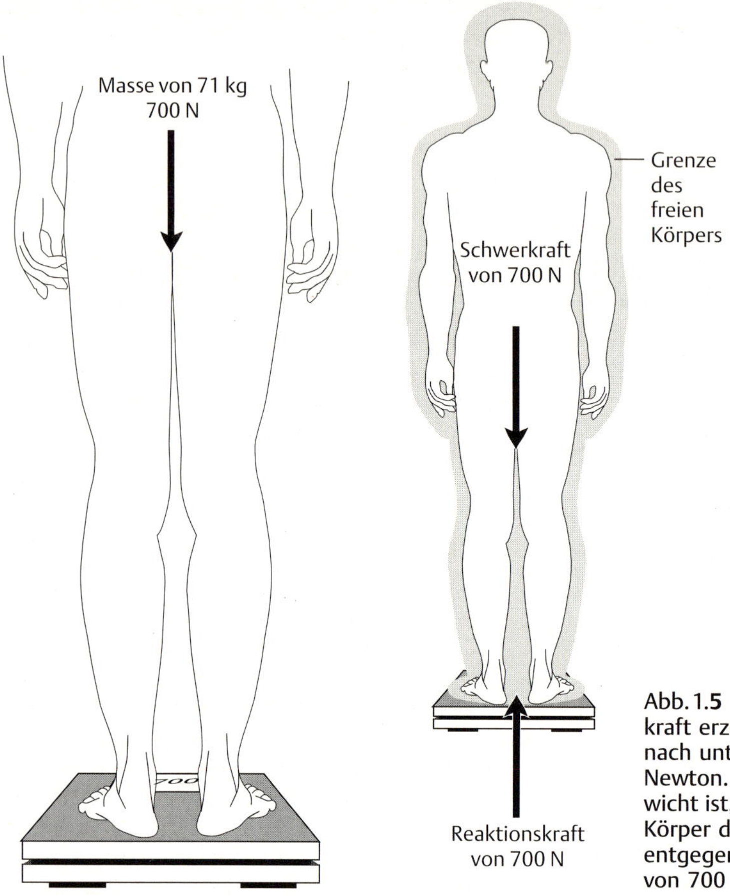

Abb. 1.5 Unter dem Einfluß der Schwerkraft erzeugt die Masse der Person eine nach unten gerichtete Kraft von 700 Newton. Voraussetzung für das Gleichgewicht ist, daß die Personenwaage auf den Körper der Person eine gleich große und entgegengesetzt gerichtete Druckkraft von 700 Newton ausübt.

aller Momente) und deren Einwirkung auf den sich nicht beschleunigenden Körper gleich Null ist.

Beispiel: Eine Person, die bewegungslos auf einer Waage steht, erfährt keine Beschleunigung (Abb. 1.**5**). Die Masse der Person von 71 Kilogramm übt einen Druck auf die Waage mit einer Schwerkraft von 700 Newton aus. Damit die Person in dieser bewegungslosen Position bleibt, muß der Boden – oder in diesem Falle die Personenwaage – auf den Körper der Person einen gleich großen Gegendruck von 700 Newton ausüben. Da sich die beiden auf die Person einwirkenden Kräfte – die Schwerkraft und die Bodenreaktionskraft – gegenseitig aufheben, ist die Summe der Kraft gleich Null.

Beschreibt man dieses Beispiel nach dem Newtonschen Gesetz (Gleichung 1.1), bedeutet das folgendes:

> Wenn die Beschleunigung eines Körpers gleich Null ist, sind die resultierende Kraft und das resultierende Moment, die auf den Körper einwirken, auch gleich Null.
> Der Körper befindet sich im Gleichgewicht.

Ist ein Körper in Ruhe oder in gleichförmiger Bewegung, addieren sich alle auf den Körper einwirkenden Kräfte und Momente zu Null.

Den Körper, für den die angreifenden Kräfte oder Momente bestimmt werden sollen, bezeichnet man als *freien Körper*. Ein freier Körper kann ein beliebiger Gegenstand oder Teil eines Gegenstandes sein, der sich innerhalb definierter Begrenzungen befindet.

Im Beispiel der Person, die auf der Waage steht (Abb. 1.**5**), umfaßt der freie Körper die gesamte Person; die Begrenzung des freien Körpers verläuft um die gesamte Person herum. Kein Teil der Person befindet sich außerhalb der Grenze, und kein anderer Gegenstand (wie zum Beispiel die Waage) befindet sich innerhalb der Grenze.

Zudem muß ein freier Körper alle Kräfte und Momente enthalten, die über die Begrenzung des freien Körpers hinaus wirken.

Die Schwerkraft wirkt immer über die Grenze des freien Körpers hinaus. Im Falle der auf der Waage stehenden Person wirken nur zwei Kräfte über die Grenze des freien Körpers hinaus: die Schwerkraft und die Reaktionskraft der Waage, die einen nach oben gerichteten Druck auf die Füße der Person ausübt. Wäre die Höhe der Reaktionskraft unbekannt, wie dies der Fall wäre, bevor sich die Person auf die Waage stellt, könnte sie mit Hilfe des mechanischen Gleichgewichts (resultierende Kraft = 0 bei Beschleunigung = 0) ermittelt werden.

Im Gleichgewichtszustand übt die Reaktionskraft, die mit der Schwerkraft von 700 Newton addiert werden muß, eine Kraft von 700 Newton auf den Körper in entgegengesetzter Richtung aus (wobei der Betrag der Reaktionskraft ein negatives Vorzeichen hat, wie in Abb. 1.**5** dargestellt ist).

1.2.1 Lösungsverfahren unter Annahme eines statischen Gleichgewichts

Wahl eines adäquaten freien Körpers

Um die erste der oben genannten Fragen beantworten zu können, also welche Muskelkraft im Schulterbereich aufzuwenden ist, um den Arm ausgestreckt zu halten, muß zunächst einmal der zu untersuchende freie Körper bestimmt werden.

Hier soll der Arm als freier Körper gewählt werden, dessen Begrenzung um den gesamten Arm herum, durch das Schultergelenk zwischen Schultergelenkspfanne und Humeruskopf sowie durch die Muskeln, Bänder und Kapseln des Schultergelenks verläuft.

Als nächstes sind alle Kräfte, die über die Grenze des freien Körpers hinaus wirken, zu analysieren (Abb. 1.**6**). Dazu gehören
- die Schwerkraft, die durch die Masse des Armes verursacht wird,
- die Gelenkkraft der Schulterpfanne, die einen Druck auf den Oberarmkopf ausübt,
- die Kräfte der Muskeln und anderen Weichteilstrukturen, die über die Begrenzung hinaus wirken und einen Zug auf den Arm ausüben.

Zur Bestimmung der Muskel- und Weichteilkräfte, die über die Grenze hinweg wirken, sind anatomische Kenntnisse erforderlich, um zu entscheiden, welche Muskeln eine Kraft zur Abduktion des Armes ausüben und ob in den Weichteilstrukturen (Bändern und Kapseln) eine Zugkraft für die hier betrachtete Armposition erzeugt wird.

In dem hier betrachteten Beispiel soll, des besseren Verständnisses wegen, davon ausgegangen werden, daß der M. deltoideus als einziger Muskel der Schwerkraft aktiv Widerstand leistet.

Es sei daran erinnert, daß innere Kräfte, die nicht die Grenze des freien Körpers überschreiten, nicht berücksichtigt werden, da sie das Gleichgewicht des Armes nicht beeinflussen. Beispielsweise überschreiten die Kräfte am und im Ellenbogengelenk nicht die Begrenzung und beeinflussen daher nicht das Gleichgewicht des Armes.

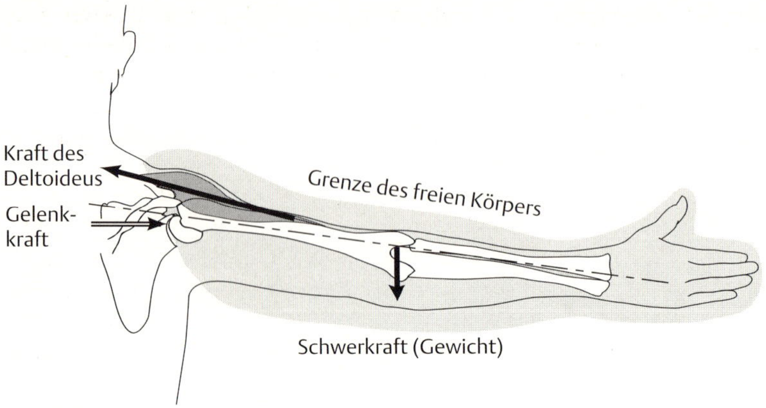

Abb. 1.6 Diagramm des freien Körpers des Armes mit den drei Kräften, die über die Grenze des freien Körpers hinaus wirken (die durch die Masse des Armes verursachte Schwerkraft, die Gelenkkraft der Schulterpfanne auf den Humerus und die durch die Deltoideuskontraktion erzeugte Kraft).

Als extremes Beispiel könnte man von einer Versteifung des Ellenbogengelenkes ausgehen, womit die Gelenkkräfte zwischen distalem Humerus und Radius und Ulna ausgeschaltet würden. Die Kräfte an der Schulter, die zur Fixierung des Armes im Gleichgewichtszustand so notwendig sind, würden sich nicht ändern, im Vergleich zur Situation ohne Ellbogengelenkversteifung.

Als weiteres Beispiel für die Bestimmung eines freien Körpers bietet sich die zweite Fragestellung an, bei der es um die Gelenkkraft im Hüftgelenk geht, wenn eine Person von einem Stuhl aufsteht.

Welches Segment sollte in diesem Fall als freier Körper zur Ermittlung der Kräfte auf den linken Femurkopf gewählt werden?

Die Begrenzung des freien Körpers muß auf jeden Fall durch das Hüftgelenk genau oberhalb des Femurkopfes verlaufen, um die über das Hüftgelenk hinausreichende Kraft in die Analyse einzubeziehen.

In diesem Fall können zwei freie Körper gewählt werden (Abb. 1.7):

Zum einen könnte der freie Körper so konstruiert werden, daß er den sich vorbeugenden Körper und das kontralaterale Bein (den Rumpf, die oberen Extremitäten, den Kopf und das rechte Bein) miteinschließt. Zum anderen könnte lediglich das Bein als freier Körper betrachtet werden.

Im folgenden soll letztere Möglichkeit gewählt werden, da hierbei weniger Kräfte über die Begrenzung hinaus wirken.

Die Kräfte, die die Begrenzung des freien Körpers „Bein" überschreiten, sind

- die Schwerkraft, die durch die Masse des Beines entsteht,
- die Bodenreaktionskraft, die als Druck auf den Fuß wirkt,
- die Kraft des Acetabulums, die einen Druck auf den Femurkopf ausübt, und
- die Kraft des M. glutaeus, die am proximalen Femur als Zugkraft die Streckung des Beines bewirkt.

Auch hier bleiben die Kräfte, die innerhalb der Grenze des freien Körpers wirken, unberücksichtigt.

Beispielsweise können die Kräfte im Bereich des Kniegelenks, wie die Zugkraft der kurzen Köpfe des M. quadriceps, der das Kniegelenk streckt, die Gelenkkontaktkraft zwischen Femur und Tibia und zwischen Kniescheibe und Femur vernachlässigt werden, da sie das Gleichgewicht des als freien Körper gewählten Beines nicht beeinflussen.

Als extremes Beispiel kann man sich wiederum eine Versteifung des Kniegelenks in der Position aus Abbildung 1.**7** vorstellen. Dies hätte keinerlei Auswirkungen auf die Kräfte, die auf den freien Körper des Beines wirken.

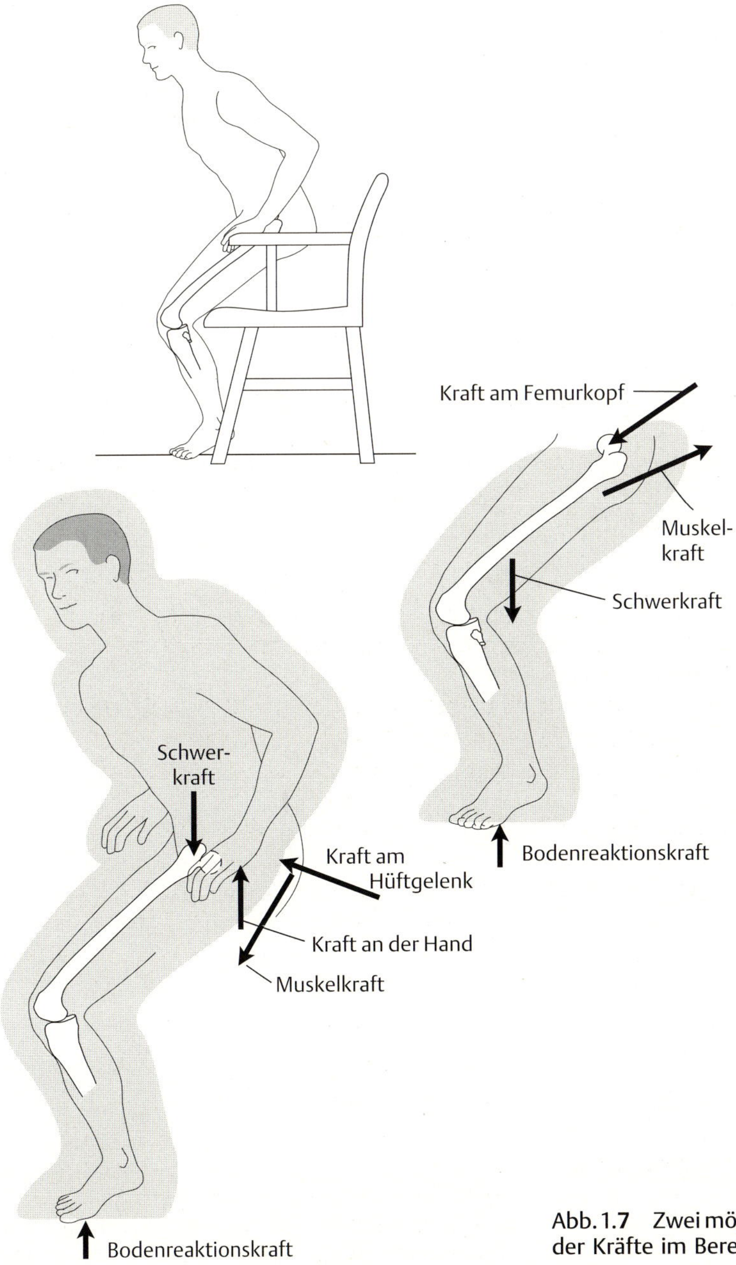

Abb. 1.7 Zwei mögliche freie Körper zur Ermittlung der Kräfte im Bereich des linken Hüftgelenks.

Annahmen über Kräfte

Reibung: Die Bestimmung der über die Grenze des freien Körpers hinausgehenden Kräfte hat unter Berücksichtigung aller bekannten Eigenschaften der Kraft zu erfolgen. Im Falle der Gelenkkontaktkräfte ist die Richtung der Kraft durch die Beschaffenheit der Gelenkfläche stark limitiert.

Wenn man die beiden Oberflächen einer Knietotalendoprothese gegeneinander drückt und sie dann zueinander gleiten läßt, kann die Kraft an der Oberfläche in zwei Komponenten zerlegt werde: in die Normalkraft, die senkrecht zur Gelenkoberfläche wirkt, und in die Tangentialkraft, die parallel zur Oberfläche wirkt (Abb. 1.**8**).

Anders ausgedrückt, die Richtung der Kraft zur Oberfläche ist weder senkrecht noch parallel, sie ist „geneigt".

> Das Verhältnis der Tangentialkomponente zur Normalkomponente wird als Reibungskoeffizient bezeichnet.

Betrachtet man die Richtung der Kontaktkraft, so ist der *Reibungskoeffizient die Tangente des Neigungswinkels der Kraft* (Abb. 1.**8**).

Beispiele: Zwei glattpolierte Oberflächen aus einer Kobaltlegierung, wie etwa die Kontaktflächen der originalen McKee-Farrar-Hüftendoprothese, haben einen Reibungskoeffizienten von 0,15, der einem maximalen Neigungswinkel der Kontaktkraft von 8,5 Grad entspricht.

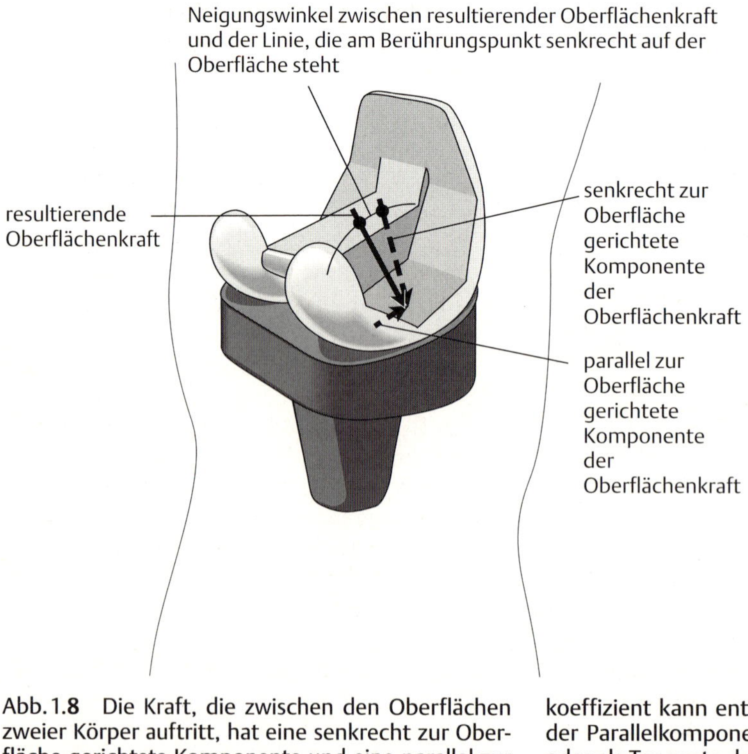

Abb. 1.**8** Die Kraft, die zwischen den Oberflächen zweier Körper auftritt, hat eine senkrecht zur Oberfläche gerichtete Komponente und eine parallel zur Oberfläche gerichtete Komponente. Der Reibungskoeffizient kann entweder als Verhältnis der Größe der Parallelkomponente zur Senkrechtkomponente oder als Tangente des Neigungswinkels der Oberflächenkraft beschrieben werden.

Bei modernen Kombinationen aus polierter Kobaltlegierung und ultrahochmolekulargewichtigem Polyäthylen beträgt der Koeffizient 0,05, der einem Neigungswinkel der Kontaktkraft von weniger als 3 Grad entspricht.

Das natürliche Gelenk, bei dem Knorpel mit Knorpel artikuliert, hat dagegen einen Koeffizienten von 0,002, womit ein maximaler Neigungswinkel von lediglich 0,10 Grad möglich ist.

Bei normalen Gelenken kann man also durchaus davon ausgehen, daß die Gelenkkontaktkraft senkrecht zur Gelenkoberfläche gerichtet ist. Bei gekrümmten Oberflächen verläuft eine Wirkungslinie, die senkrecht zur Oberfläche gerichtet ist, auch durch den Krümmungsmittelpunkt der Oberfläche. Da die meisten normalen Körpergelenke gekrümmte Flächen haben, ist die Gelenkkontaktkraft senkrecht zur Gelenkfläche gerichtet und verläuft durch den Krümmungsmittelpunkt des Gelenks.

Wirkungslinie der Muskel- und Bandkräfte: Bei der Konstruktion eines freien Körpers von Extremitäten oder anderen Körpersegmenten sind diejenigen Muskel- und Bandkräfte zu berücksichtigen, die über die Grenze des freien Körpers hinaus wirken. Normalerweise geht man bei der Analyse von Muskelkräften davon aus, daß sie entlang einer Linie wirken, die durch den Mittelpunkt des Muskels verläuft. Der Mittelpunkt des Muskels ist dabei der Mittelpunkt des Muskelquerschnitts.

In dem in Abbildung **1.7** dargestellten freien Körper des linken Beines wirkt die Muskelkraft des M. glutaeus über die Begrenzung hinaus entlang einer Linie, die parallel zur Längsachse des Muskels gerichtet ist und durch den Mittelpunkt des Querschnitts des Muskelbauches verläuft.

Bandkräfte wirken gewöhnlich entlang der anatomischen Achse des gespannten Bandes.

- Bei einfachen Bandstrukturen, wie dem Lig. patellae, geht man davon aus, daß diese Wirkungslinie parallel zur Faseranordnung und durch den Mittelpunkt des Bandquerschnitts verläuft.
- Bei komplexeren Bandstrukturen wie dem Lig. cruciatum anterius genus, das aus verschlungenen Faserbündeln besteht bzw. dessen Faserbündel in mehr als nur eine Hauptrichtung verlaufen, geht man häufig von der durchschnittlichen Richtung aus.

Ist ein derartiger Ansatz nicht praktikabel, kann die Bandkraft in Komponenten zerlegt werden, die entlang der unterschiedlich verlaufenden Bündel gerichtet sind.

Problemlösung mittels Zerlegung der Kraft in horizontal und vertikal gerichtete Komponenten

Im folgenden geht es wieder um die erste der oben genannten Gleichgewichtsfragen, die in Abbildung **1.6** dargestellt ist. Nun sollen die Kraft der Schultermuskulatur und die den Humeruskopf komprimierende Gelenkkraft ermittelt werden. Dazu werden die beiden Gleichgewichtsaussagen herangezogen:

1. Ohne Beschleunigung (ohne Änderung der Geschwindigkeit) addieren sich alle Kräfte zu Null (die resultierende Kraft auf den freien Körper ist gleich Null).
2. Ohne Winkelbeschleunigung (ohne Änderung der Winkelgeschwindigkeit) addieren sich alle Momente zu Null (das resultierende Moment auf den freien Körper ist gleich Null).

Zur Addition oder Subtraktion werden die Kräfte in horizontale und vertikale Komponenten zerlegt. Die horizontalen und vertikalen Komponenten können dann getrennt analysiert werden, da nur die horizontalen Kraftkomponenten die horizontale Beschleunigung und nur die vertikalen Teilkräfte die vertikale Beschleunigung des freien Körpers beeinflussen.

Zudem können bei einem derartigen Ansatz zwei beliebige Richtungen betrachtet werden, solange sie senkrecht zueinander sind.

In der Fragestellung bezüglich der Schulter beispielsweise können die Kräfte in Anteile zerlegt werden, die senkrecht und parallell zur Längsachse des Armes gerichtet sind.

Zur Aufspaltung einer Kraft in zwei senkrechte Anteile wird ein *Kräfteparallelogramm* genutzt (Abb. 1.**9**). Die Seiten des Parallelogramms (des Rechtecks) stellen die Größe und Richtung der beiden Teilkräfte dar. Bei dem freien Körper der Schulter hat die Schwerkraft, die durch das Gewicht des Armes erzeugt wird, eine vertikale Komponente von 50 Newton. Die horizontale Komponente der

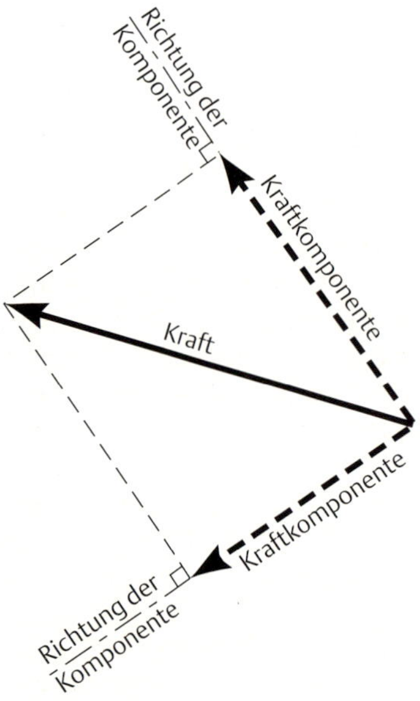

Abb. 1.9 Eine Kraft kann in Komponenten zerlegt werden, indem die Kraft als Diagonale eines Rechtecks betrachtet wird.

Schwerkraft ist gleich Null, da die Schwerkraft definitionsgemäß vertikal zum Erdmittelpunkt gerichtet ist.

Während die Richtung der Muskelkraft im Bereich des Schultergelenks aus der Anatomie abgeleitet werden kann (Abb. 1.**10a**), ist die Größe der Muskelkraft zunächst unbekannt. Die relative Größe der vertikalen und horizontalen Anteile kann allerdings anhand der Richtung bestimmt werden. Da die Muskelkraft im Winkel von 15 Grad zur Horizontalen gerichtet ist, besteht zwischen der vertikalen (F_V) und der horizontalen (F_H) Komponente folgende Beziehung:

$$F_V = F_H \times \tan(15^\circ) = F_H \times 0{,}27$$

Da weder Richtung noch Größe der Gelenkkraft bekannt ist, sind die horizontale (J_H) und die vertikale Komponente (J_V) ebenfalls unbekannt.

Nach Addition der vertikalen Kräfte kann die Summe mit Hilfe der Gleichgewichtsbedingung (Gleichung 1.3) gleich Null gesetzt werden:

$$F_V - J_V - 50\ \text{N} = 0$$

Es sei darauf hingewiesen, daß die Kräfte in superior vertikaler Richtung konventionsgemäß positive Größen sind, während Kräfte in inferior vertikaler Richtung negative Größen sind. Nach Einsetzen des Betrages der vertikalen Komponente der Muskelkraft ergibt sich folgende Gleichung für die vertikalen Teilkräfte:

$$(F_H \times 0{,}27) - J_V - 50\ \text{N} = 0$$

Desgleichen kann die Gleichgewichtsbedingung (Gleichung 1.3) zur Addition der Kräfte in horizontaler Richtung herangezogen und die Summe gleich Null gesetzt werden:

$$F_H - J_H = 0$$

Konventionsgemäß erhalten die horizontalen Kräfte, die zum Körper hin, also in

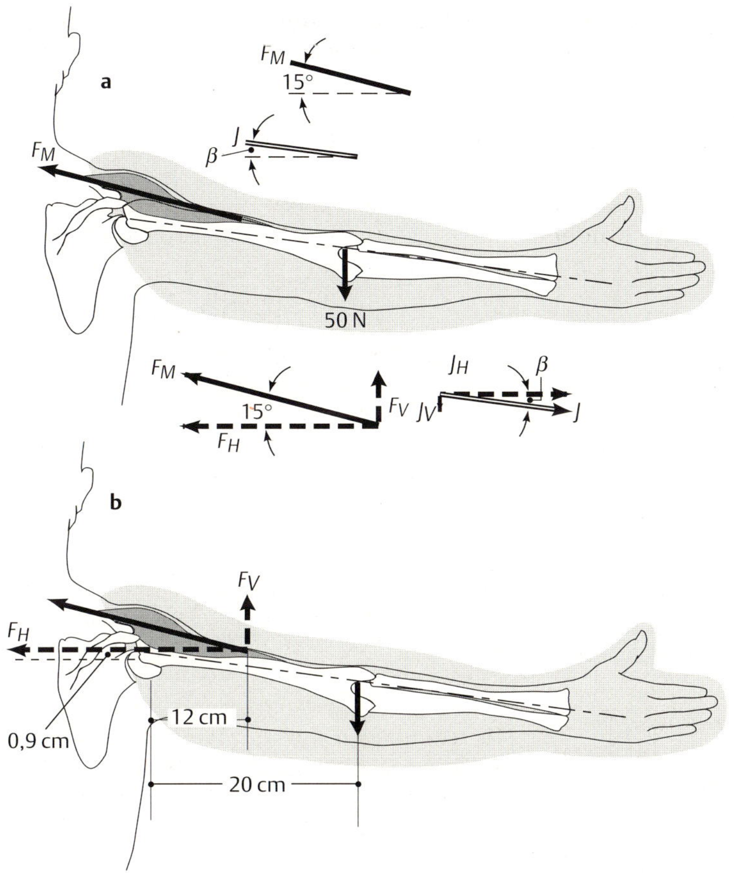

Abb. 1.**10** Freier Körper des Armes (Abb. 1.**6**) mit den vertikalen und horizontalen Komponenten der drei Kräfte, die die Grenze des freien Körpers überschreiten. Ebenfalls dargestellt sind die Hebelarme um den Gelenkkontaktpunkt für die Schwerkraft sowie für die horizontalen und vertikalen Muskelkraftkomponenten.

proximal horizontaler Richtung wirken, ein positives Vorzeichen und diejenigen Kräfte, die vom Körper weg, also in distal horizontaler Richtung wirken, ein negatives Vorzeichen.

Schließlich kann mittels des Gesetzes der Mechanik, dem zufolge die Summe der auf einen freien Körper wirkenden Momente im Gleichgewicht gleich Null ist (Gleichung 1.4), eine dritte Gleichung aufgestellt werden. Dazu muß ein Punkt des freien Körpers bestimmt werden, um den die Momente addiert werden sollen. Am besten wählt man einen Punkt, um den keine der unbekannten Kräfte ein Moment bewirkt, damit die unbekannte Kraft aus der Gleichung ausscheidet. Bei diesem besonderen Problem eignet sich dazu der Krümmungsmittelpunkt der Gelenkkontaktfläche, da die Gelenkkraft, die durch diesen Punkt verläuft, dort kein Moment erzeugt.

Die Gleichung der Momente um den Gelenkmittelpunkt enthält daher nur das Moment (M_G), das durch die Schwerkraft (50 Newton) erzeugt wird, das Moment, das durch die vertikale Komponente (F_V) der Muskelkraft hervorgerufen wird, und das Moment, das durch die horizontale Komponente (F_H) der Muskelkraft bewirkt wird:

$$M_G - M_{F_V} + M_{F_H} = 0$$

Auch für die Momente gilt eine Vorzeichenkonvention. Momente, die eine Adduktionsbewegung des Armes bewirken (im Uhrzeigersinn), sind positive Größen, während Momente, die eine Abduktion des Armes verursachen (gegen den Uhrzeigersinn), negative Größen sind.

Die Hebelarme der Schwerkraft und die der beiden Muskelkraftkomponenten lassen sich anhand der anatomischen Kenntnisse über den abgespreizten Arm bestimmen (Abb. 1.**10b**). Der Hebelarm der Schwerkraft beträgt 0,2 Meter. Die Hebelarme der vertikalen und der horizontalen Komponenten der Muskelkraft sind 0,12 bzw. 0,009 Meter lang. Setzt man anstelle der Momente das Produkt der Kräfte und der Hebelarme ein, erhält man folgende Momentengleichung:

$$(50\ \text{N} \times 0{,}2\ \text{m}) - (F_V \times 0{,}12\ \text{m}) + + F_H \times 0{,}009\ \text{m}) = 0$$

Die vertikale Komponente der Muskelkraft (F_V) kann durch die horizontale Komponente (F_H) ersetzt werden, wobei man die bereits trigonometrisch ermittelte Beziehung heranzieht:

$$F_V = F_H \times 0{,}27$$

Die Gleichung lautet dann:

$$(50\ \text{N} \times 0{,}2\ \text{m}) - (F_H \times 0{,}27 \times 0{,}12\ \text{m}) + + (F_H \times 0{,}009\ \text{m}) = 0$$

$$(50\ \text{N} \times 0{,}2\ \text{m}) - (F_H \times 0{,}041\ \text{m}) = 0$$

Diese drei Gleichungen (die Summe der Kräfte in vertikaler Richtung, die Summe der Kräfte in horizontaler Richtung und die Summe der Momente um den Gelenkmittelpunkt) enthalten drei unbekannte Größen (die horizontale Komponente der Muskelkraft sowie die horizontale und vertikale Komponente der Gelenkkraft). Die Lösung kann nun ermittelt werden, indem man die Gleichung nach der horizontalen Muskelkraftkomponente (F_H) auflöst:

$$F_H = 244\ \text{N}$$

Dieser Wert kann nun in die zweite Gleichung zur Ermittlung der Kräfte in horizontaler Richtung eingesetzt werden, um diese nach der horizontalen Komponente der Gelenkkontaktkraft (J_H) aufzulösen. Da es in horizontaler Richtung nur zwei Kraftkomponenten gibt, ist die Kraftkomponente J_H genauso groß wie die horizontale Komponente der Muskelkraft:

$$J_H = 244\ \text{N}$$

Auf ähnliche Weise kann man F_H in die erste Gleichung zur Ermittlung der Kräfte in vertikaler Richtung einsetzen und diese dann nach J_V auflösen:

$$J_V = 16\ \text{N}$$

Mit Hilfe der Komponenten kann dann die Größe der Muskelkraft sowie die Richtung und Größe der Gelenkkraft berechnet werden:

$$F_M = F_H \times \frac{1}{\cos(15^\circ)} = 253\ \text{N}$$

$$\beta = \tan^{-1}\left(\frac{J_V}{J_H}\right) = 3{,}75^\circ$$

$$J = J_V \times \frac{1}{\sin(3{,}75^\circ)} = 245\ \text{N}$$

Wie aus Abbildung 1.**10** hervorgeht, wird der Winkel β in Bezug zur horizontalen Achse gemessen. Die Muskelkraft und die Gelenkkraft sind also recht groß und betragen etwa das Fünffache der Schwerkraft.

Problemlösung mittels Analyse der senkrecht und parallel zur Knochenachse gerichteten Kraftkomponenten

Eine zweite Methode zur Lösung desselben Problems ist die Zerlegung der über die Grenze des freien Körpers des Armes hinausgehenden Kräfte in Komponenten, die senkrecht und parallel zur Längsachse des Armes gerichtet sind.

Vereinfacht wird die Lösung dadurch, daß unter Gleichgewichtsbedingungen die Wirkung einer Kraft entlang ihrer Wirkungslinie gleich ist, unabhängig davon, wo sich der Kraftangriffspunkt befindet.

Wie aus Abbildung 1.**11** hervorgeht, greift beispielsweise die Schwerkraft (deren Wirkungslinie durch den Schwerpunkt des Armes in vertikaler Richtung verläuft) an einem Punkt auf der Längsachse des Humerus an. Die Muskelkraft (deren Wirkungslinie entlang der Mittelachse des Muskels verläuft) setzt an dem Punkt an, an dem ihre Wirkungslinie die Längsachse des Humerus schneidet.

Der Grund für diese Betrachtungsweise wird klarer, wenn diese Kräfte in Komponenten zerlegt werden, die senkrecht und parallel zur Humerusachse gerichtet sind. Nun verlaufen die Wirkungslinien der parallel zur Humerusachse gerichteten Schwerkraftkomponente, der parallel zur Achse gerichteten Komponente der Muskelkraft und der beiden Komponenten der Gelenkkraft durch den Berührungspunkt von Schulterpfanne und Humeruskopf auf der Gelenkkontaktfläche.

Jetzt kann das Problem ähnlich wie vorher mit Hilfe der Gleichgewichtsbedingungen (Gleichungen 1.3 und 1.4) gelöst werden, indem die Summe der Komponenten der senkrecht zur Humerusachse gerichteten Kraft, die Summe der Komponenten der parallel zur Humerusachse gerichteten Kraft sowie die Summe der Momente um den Gelenkdrehpunkt gleich Null gesetzt werden. Die Gleichung gemäß der letzten Gleichgewichtsbedingung ist vereinfacht, da die senkrecht zur Humerusachse gerichteten Komponenten der Schwerkraft und der Muskelkraft als einzige Komponenten ein Moment um die Gelenkkontaktstelle bewirken (d. h. einen endlichen Hebelarm haben).

Der Momentenarm der Schwerkraftkomponente ($G_\perp$) beträgt 0,2 Meter dividiert durch den Cosinus von 8 Grad (Abb. 1.**10**); der Hebelarm der Muskelkraftkomponente ($F_\perp$) ist 0,32 Meter lang (Abb. 1.**11**). Bei Anwendung der gleichen Zeichenkonvention für positive und negative Momente wie in der ersten Lösung dieses Problems erhält man die Gleichgewichtsgleichung (Gleichung 1.4) für die Summe der Momente um den Gelenkkontaktpunkt:

$$\left(G_\perp \times \frac{0{,}2\ \mathrm{m}}{\cos(8^\circ)}\right) - (F_\perp \times 0{,}32\ \mathrm{m}) = 0$$

Da die Richtung der Schwerkraft in Bezug zum Arm bekannt ist, kann die senkrechte Komponente berechnet werden:

$$G_\perp = 50\ \mathrm{N} \times \cos(8^\circ)$$

Setzt man diesen Wert für $G_\perp$ in die Gleichung des Momentengleichgewichts ein, läßt sich $F_\perp$ berechnen:

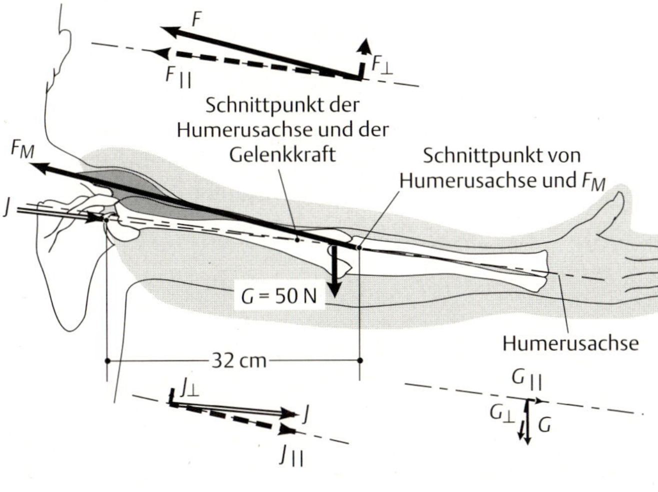

Abb. 1.**11** Der freie Körper des Armes (Abb. 1.**6**) mit den Komponenten der drei Kräfte, die senkrecht und parallel zur Achse des Humerus gerichtet sind.

$$50\ \text{N} \times \cos(8^\circ) \times \frac{0{,}2\ \text{m}}{\cos(8^\circ)} - (F_\perp \times 0{,}32\ \text{m}) = 0$$

$$F_\perp = 50\ \text{N} \times \left(\frac{0{,}2\ \text{m}}{0{,}32\ \text{m}}\right) = 31{,}2\ \text{N}$$

Wie in der ersten Lösung dieses Problems ist auch hier die Richtung der Muskelkraft bekannt. Da somit auch die relative Größe der senkrechten ($F_\perp$) und der parallelen ($F_\parallel$) Komponenten der Muskelkraft bekannt ist, kann die Gleichung nun nach den anderen unbekannten Größen, also nach den Komponenten der Gelenkkraft, mit Hilfe der beiden Bedingungen für das Kräftegleichgewicht aufgelöst werden. Die Gleichgewichtsbedingung für die senkrecht zur Humerusachse wirkenden Kräfte lautet

$$F_\perp + J_\perp - G_\perp = 0$$

Nach Einsetzen der bereits ermittelten Werte für die ersten beiden Komponenten erhält man

$$J_\perp = 18{,}3\ \text{N}$$

Die Gleichgewichtsbedingung für die parallel zur Humerusachse wirkenden Kräfte lautet

$$F_\parallel - J_\parallel - G_\parallel = 0$$

Da auch hier die Ausrichtung der Schwer- und Muskelkraft relativ zum Arm bekannt ist, können $G_\parallel$ und $F_\parallel$ berechnet werden:

$$G_\parallel = G_\perp \times \tan(8^\circ) = 7{,}0\ \text{N}$$

$$F_\parallel = F_\perp \times \frac{1}{\tan(7^\circ)} = 254{,}1\ \text{N}$$

Nach Einsetzen dieser Werte in die Gleichgewichtsgleichung kann $J_\parallel$ berechnet werden:

$$J_\parallel = 247{,}1\ \text{N}$$

Da nun alle Kraftkomponenten bekannt sind, können die Größe der Muskelkraft sowie die Richtung und Größe der Gelenkkraft genauso wie bei der ersten Lösung des Problems bestimmt werden:

$$F_M = F_\perp \times \frac{1}{\sin(7^\circ)} = 256\ \text{N}$$

$$\alpha = \tan^{-1}\left(\frac{J_\perp}{J_\parallel}\right) = 4{,}24^\circ$$

$$J = J_\parallel \times \frac{1}{\cos(4{,}24^\circ)} = 248\ \text{N}$$

Wie man feststellt, stimmen die Ergebnisse für die Größen der Muskel- und Gelenkkraft nahezu mit den Werten überein, die in der vorherigen Lösung für die Komponenten in vertikaler und horizontaler Richtung berechnet wurden. Allerdings ist der Winkel α in dieser Lösung nicht mit dem Winkel β in der vorherigen Lösung gleichzusetzen. In der ersten Lösung betrug β 3,75 Grad in Bezug zur horizontalen Achse. In dieser Lösung beträgt α 4,24 Grad zur Humerusachse. Aber der Humerus selbst steht zur Horizontalen in einem Winkel von 8 Grad. Der Winkel bezüglich der Horizontalen beträgt daher 3,76 Grad (8 Grad − 4,24 Grad) und stimmt folglich mit der ersten Lösung weitgehend überein.

Lösung mittels graphischer Addition der Kräfte

Ein drittes Lösungsverfahren für Gleichgewichtsprobleme des Bewegungsapparates greift auf eine graphische Methode zurück, die immer dann herangezogen werden kann, wenn nur drei Kräfte auf den freien Körper wirken.

Diese Problemart kommt relativ häufig vor, und viele komplexe Probleme mit mehr als drei Kräften können häufig als einfaches Drei-Kräfte-Problem näherungsweise relativ genau gelöst werden.

Die häufigsten Drei-Kräfte-Probleme umfassen eine funktionale Kraft (wie die Schwerkraft oder eine angewendete Kraft), eine Muskelkraft (die zur Überwindung der Gelenkrotation infolge der funk-

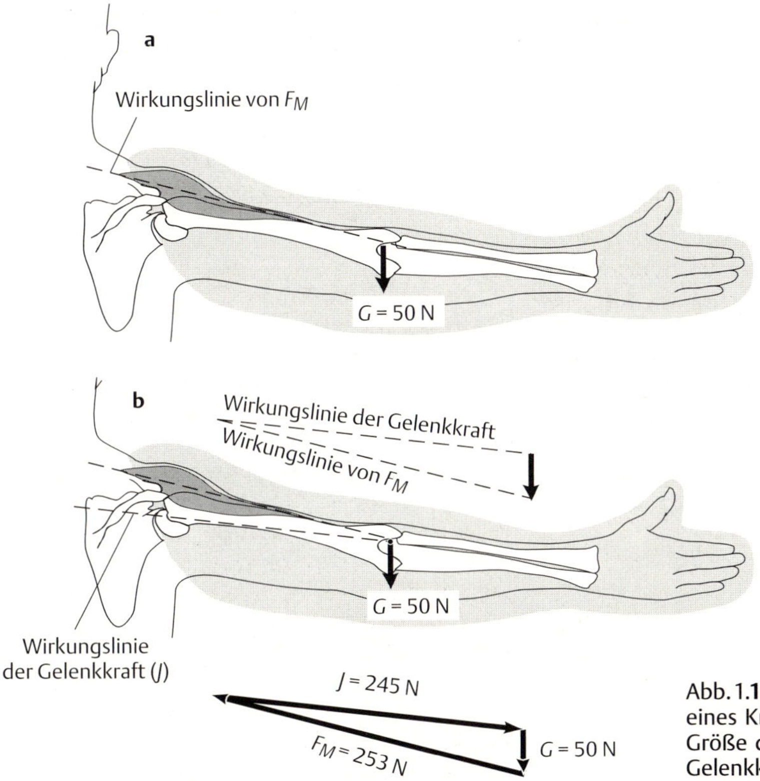

Abb. 1.**12** Graphische Konstruktion eines Kräftedreiecks zur Lösung der Größe der Deltoideuskraft und der Gelenkkraft an der Schulter.

tionalen Kraft erforderlich ist) und eine über das Gelenk hinaus wirkende Reaktionskraft, die durch die kombinierte Wirkung der anderen beiden Kräfte verursacht wird.

Zur Bestimmung der Muskelkraft und der Gelenkkraft an der Schulter werden wiederum die beiden Gleichgewichtsaussagen angewandt. Von den drei auf den freien Körper wirkenden Kräften (Abb. 1.**12a**) ist gewöhnlich die Größe und Richtung der funktionalen Kraft bekannt. Ergibt sich die funktionale Kraft aus der Schwerkraft, dann hat sie den gleichen Betrag wie das Gewicht und wirkt in vertikaler Richtung. Die Richtung der Muskelkraft kann aus der Anatomie abgeleitet werden. Außerdem ist bekannt, daß die Gelenkkraft durch den Krümmungsmittelpunkt der beiden Gelenkflächen verläuft, ihre Größe und Richtung sind aber unbekannt.

Wenn die Gleichgewichtsbedingung auf die am freien Körper wirkenden Momente angewendet wird, stellt man folgendes fest: Verlängert man die Wirkungslinien der funktionalen Kraft und der Muskelkraft, dann verlaufen sie durch einen gemeinsamen Punkt. Das von der funktionalen Kraft erzeugte Moment um den Schnittpunkt der beiden Wirkungslinien muß gleich Null sein, da der Hebelarm der funktionalen Kraft an diesem Punkt gleich Null ist. Aus dem gleichen Grund ist das Moment der Muskelkraft um diesen Punkt ebenfalls gleich Null. Da gemäß der Bedingung für das Momentengleichgewicht die Summe der Momente aller auf den freien Körper wirkenden Kräfte um einen beliebigen Punkt gleich Null ist, gelangt man zu einer interessanten Schlußfolgerung. Da sich die Momente um diesen Punkt zu Null addieren, muß das von der Gelenkkraft an diesem Punkt bewirkte

Moment ebenfalls gleich Null sein. Physikalisch kann die Gelenkkraft so ausgerichtet sein, daß sie nur dann kein Moment erzeugt, wenn auch die Wirkungslinie der Reaktionskraft durch den gemeinsamen Schnittpunkt verläuft.

Damit gelangt man zu folgendem geometrischen Korollar:

> Wenn sich ein freier Körper unter dem Einfluß dreier Kräfte im Gleichgewicht befindet, müssen die Wirkungslinien der drei Kräfte übereinstimmen.

Folglich kann die Richtung der Gelenkkraft bestimmt werden, indem man eine Gerade vom Gelenkmittelpunkt zum Schnittpunkt der Wirkungslinien der anderen beiden Kräfte zieht. Somit läßt sich aus dem Momentengleichgewichts-Prinzip die Richtung der Gelenkkraft ableiten.

Ein weiteres geometrisches Korollar läßt sich aus der Gleichgewichtsbedingung ableiten, der zufolge die Summe der Kräfte gleich Null sein muß. Diese Aussage bedeutet, daß die Pfeile, welche die Richtungen und Größen der drei Kräfte darstellen, die Seiten eines Dreiecks bilden. Ist die resultierende Kraft gleich Null (ist also eine Gleichgewichtsbedingung erfüllt), bilden die drei Kräfte ein geschlossenes Dreieck, wobei die Spitze des dritten Kraftpfeiles auf das Ende des ersten Kraftpfeiles trifft.

Zur Ermittlung der Größe der Muskelkraft und der Größe der Gelenkkraft wird der Pfeil der Schwerkraft (der funktionalen Kraft) so gezeichnet, daß die Länge des Pfeiles gleich der bekannten Größe ist. An der Spitze dieses Pfeiles konstruiert man eine Linie, die parallel zur bekannten Richtung der Wirkungslinie der Muskelkraft verläuft (Abb. 1.**12a**). Da die Größe der Muskelkraft unbekannt ist, ist auch die Länge des Pfeiles entlang dieser Linie unbekannt. Die Richtung (Wirkungslinie) der Gelenkkraft (J) kann ermittelt werden, da die Kraft sowohl durch den Gelenkkontaktpunkt als auch durch den Schnittpunkt der Wirkungslinie der Muskelkraft (F_M) und der Wirkungslinie der Schwerkraft (G) verlaufen muß. Des weiteren ist bekannt, daß die Wirkungslinie der Gelenkkraft durch den Ursprung des Schwerkraftpfeiles (Abb. 1.**12b**) verlaufen muß, da die Gelenkkraft ja die dritte Seite des Dreiecks bilden muß.

Nun sind alle drei Seiten des Dreiecks vollständig (Abb. 1.**12b**). Unter Zugrundelegung des Verhältnisses zwischen Betrag der Schwerkraft und Länge des Schwerkraftpfeiles kann der Betrag der Muskelkraft und der Gelenkkraft anhand der entsprechenden Pfeillängen ermittelt werden.

Problemlösung mittels Zerlegung der Kraft in horizontal und vertikal gerichtete Komponenten

Im folgenden geht es wieder um die Frage, welche Kräfte im Bereich des Hüftgelenks wirken, wenn sich eine Person vom Stuhl erhebt (Abb. 1.**13**).

Zur Bestimmung der Kraft am linken Hüftgelenk wird das Bein als freier Körper gewählt. Die Grenze des freien Körpers verläuft durch das linke Hüftgelenk zwischen Femur und Acetabulum. Die über die Begrenzung hinauswirkenden Kräfte sind die Reaktionskraft (R) des Bodens, die einen nach oben gerichteten Druck auf den Fuß ausübt, die Kraft des M. glutaeus (F_M), die zur Streckung im Hüftgelenk einen Zug am Femur bewirkt, und die Gelenkkraft (J) des Acetabulums, die einen Druck auf den Femurkopf ausübt.

Zur Ermittlung der Gelenkkraft werden zunächst gemäß der Gleichgewichtsbedingung die horizontalen Teilkräfte addiert und die Summe gleich Null gesetzt. Die Bodenreaktionskraft verläuft in vertikaler

Richtung und hat daher keine horizontale Komponente. Da die unbekannten Muskelkräfte und Gelenkkräfte horizontale Komponenten haben, erhält man folgende Gleichgewichtsgleichung (Gleichung 1.3):

$$F_H - J_H = 0$$

Danach werden die vertikalen Komponenten addiert und die Summe zur Erfüllung der Gleichgewichtsbedingung gleich Null gesetzt. Alle drei über die Grenze des freien Körpers hinausgehenden Kräfte haben vertikale Komponenten. Der vertikale Anteil der Bodenreaktionskraft (R) ist die Kraft selbst, da sie vertikal gerichtet ist. Nimmt man an, daß das Körpergewicht von 800 Newton auf beide Füße gleich verteilt ist und ein Teil (100 Newton) des Körpergewichts auf den Armlehnen des Stuhls abgestützt wird, beträgt die Größe der Bodenreaktionskraft 350 Newton (Abb. 1.**7**). Da die vertikalen Komponenten der anderen beiden Kräfte unbekannt sind, ergibt sich folgende Gleichgewichtsbedingung (Gleichung 1.3):

$$350\ \text{N} + F_V - J_V = 0$$

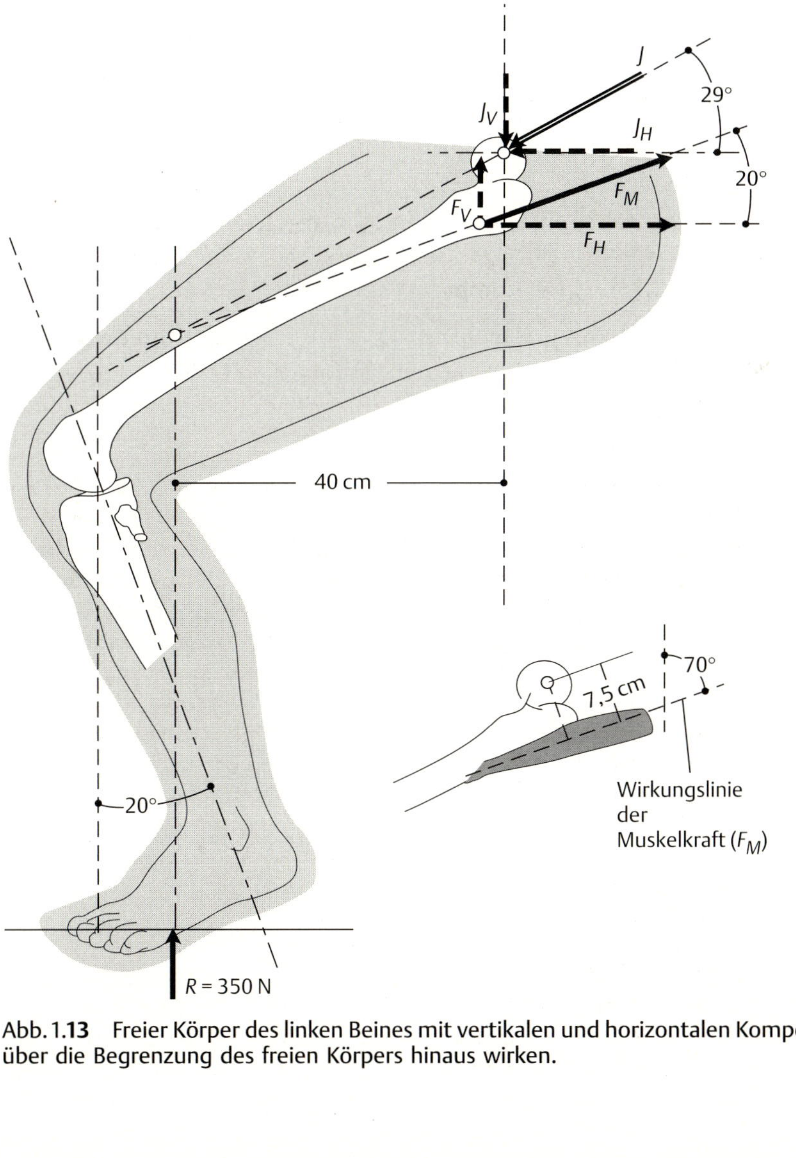

Abb. 1.**13** Freier Körper des linken Beines mit vertikalen und horizontalen Komponenten der drei Kräfte, die über die Begrenzung des freien Körpers hinaus wirken.

Aus den anatomischen Verhältnissen am Hüftgelenk läßt sich die Richtung der Glutaeuskraft ableiten. In der Position des Beines in Abbildung **1.13** arbeitet der Muskel in einem Winkel von 70 Grad zur Vertikalen gerichtet. Da die Richtung bekannt ist, kann die Beziehung zwischen der relativen Größe der vertikalen und der Größe der horizontalen Komponente der Muskelkraft ermittelt werden:

$$F_V = F_H \times \frac{1}{\tan(70^\circ)} = F_H \times 0{,}36$$

Setzt man diesen Ausdruck in die Gleichgewichtsgleichung für die vertikalen Partialkräfte ein, so ergibt sich

$$350\ \text{N} + (F_H \times 0{,}36) - J_V = 0$$

Nun kann anhand der anderen Gleichgewichtsbedingung eine Gleichung für die Summe der Momente am Bein um den Gelenkmittelpunkt aufgestellt werden. Diese Summe muß gleich Null sein, da hier trotz der langsamen Bewegung des Beines davon ausgegangen wird, daß sich das Bein im Gleichgewicht befindet. Indem man den Gelenkmittelpunkt als den Punkt wählt, um den die Momente addiert werden sollen, kann eine der unbekannten Kräfte, die Gelenkkraft, aus der Gleichung ausscheiden. Dies ist deshalb möglich, weil die Gelenkkraft und daher auch ihre Komponenten in Richtungen wirken, die durch den Gelenkmittelpunkt verlaufen. Sie haben um diesen Punkt keinen Hebelarm und können daher kein Moment erzeugen.

Die einzigen auf das Bein wirkenden Kräfte, die Momente um den Gelenkmittelpunkt erzeugen können, sind die Bodenreaktionskraft und die Muskelkraft. Zur Beantwortung der ersten Fragestellung bezüglich der Kräfte an der Schulter wurde die Gleichung für das Momentengleichgewicht aufgestellt, indem die Momente, die jeweils von den vertikalen und horizontalen Komponenten der auf den Arm wirkenden Muskelkraft erzeugt werden, einzeln betrachtet wurden. Für das vorliegende Beispiel soll das Moment untersucht werden, das von der Muskelkraft (F_M) selbst erzeugt wird.

Die Hebelarme der Bodenreaktionskraft und der Muskelkraft können anhand der geometrischen Verhältnisse am Bein in der untersuchten Position (Abb. **1.13**) ermittelt werden. Die Momente müssen zur Erfüllung der Gleichgewichtsbedingung (Gleichung 1.4) gleich Null sein:

$$(F_M \times 0{,}075\ \text{m}) - (R \times 0{,}4\ \text{m}) = 0$$

Da die Richtung der Muskelkraft bekannt ist, kann eine Beziehung zwischen der Muskelkraft und einer ihrer Komponenten aufgestellt werden:

$$F_M = F_H \times \frac{1}{\sin(70^\circ)} = F_H \times 1{,}064$$

Setzt man diesen Ausdruck sowie die bekannte Größe der Bodenreaktionskraft (350 Newton) in die Momentengleichung ein, erhält man einen Wert, der nach der horizontalen Komponente der Muskelkraft aufgelöst werden kann:

$$(F_H \times 1{,}064 \times 0{,}075\ \text{m}) - (350\ \text{N} \times 0{,}4\ \text{m}) = 0$$

$$F_H = 1754\ \text{N}$$

Dieser Wert kann nun in die Gleichgewichtsgleichungen für die horizontal und vertikal gerichteten Kräfte eingesetzt werden, um die beiden Komponenten der Gelenkkraft zu ermitteln:

$$J_H = 1754\ \text{N}$$

$$J_V = 981\ \text{N}$$

Nun kann die Gleichung nach der Größe der vom M. glutaeus erzeugten Kraft sowie nach Richtung und Größe der auf den Femurkopf wirkenden Gelenkkraft aufgelöst werden:

$$F_M = F_H \times \frac{1}{\sin(70^\circ)} = 1867\ \text{N}$$

$$\gamma = \tan^{-1}\left(\frac{J_V}{J_H}\right) = 29^\circ$$

$$J = J_V \times \frac{1}{\sin(29^\circ)} = 2023 \text{ N}$$

Wie man sieht, sind die Kraft des M. glutaeus und die auf den Femur wirkende Gelenkkraft recht groß, etwa 2⅓ beziehungsweise 2½mal so groß wie das Körpergewicht. Diese beiden Kräfte wären noch größer, wenn das Gewicht der Person nicht teilweise auf den Armlehnen abgestützt wäre. Denn aufgrund dieser Annahme verringert sich die auf die Füße einwirkende Bodenreaktionskraft von 800 Newton auf 700 Newton.

Auch die Richtung der auf den Femur wirkenden Gelenkkraft ist zu beachten. Bei der zweidimensionalen Lösung des Problems wurde angenommen, daß die am freien Körper angreifenden Kräfte in der gleichen Sagittalebene wirken; der Kraftangriffspunkt (γ) der Gelenkkraft wurde mit 29 Grad bezüglich der horizontalen Richtung berechnet (Abb. 1.**13**), und die Gelenkkraft übt einen Druck auf den Femurkopf aus. Diese Lösung basiert auf der Annahme, daß die Bodenreaktionskraft, die Muskelkraft und die Gelenkkraft jeweils „zweidimensionale" Größen sind.

Diese Annahme vereinfacht zwar die Lösung der Problemstellung, entspricht aber aufgrund der anatomischen Bedingungen des Kniegelenks nicht ganz den realen dreidimensionalen Verhältnissen, da die Richtungen der Kräfte wahrscheinlich nicht in der Sagittalebene liegen. Aus dreidimensionalen Studien der Kräfte, die während des Aufstehens von einem Stuhl am Hüftgelenk wirken (1), geht beispielsweise hervor, daß die Gelenkkraft weitgehend parallel zum Femur gerichtet ist, was mit der hier ermittelten Lösung durchaus übereinstimmt. Allerdings hat die Gelenkkraft auch eine beträchtliche Komponente außerhalb der Sagittalebene in lateraler Richtung, was in Anbetracht der anatomischen Eigenschaften der am Hüftgelenk wirkenden Muskeln während des Aufstehens von einem Stuhl erklärbar ist.

Problemlösung mittels Analyse der senkrecht und parallel zur Knochenachse gerichteten Kraftkomponenten

In diesem Abschnitt geht es um die dritte Fragestellung, also welche Kräfte im Bereich des Kniegelenks während des Aufstehens von einem Stuhl wirken. Als freier Körper soll das untere Bein gewählt werden (Abb. 1.**14**). Die Begrenzung des freien Körpers verläuft durch das Kniegelenk zwischen den Gelenkoberflächen von Femur und Tibia sowie durch das Lig. patellae. Die Kräfte, die diese Grenze überschreiten, sind die Reaktionskraft (R) des Bodens, die als Druck auf den Fuß wirkt, die Kraft des Ligamentum patellae (P), die durch den Zug des M. quadriceps entsteht, und die Gelenkkraft (J) des Femurs, die einen nach unten gerichteten Druck auf die Tibia ausübt.

Zur Lösung dieses Problems werden die beiden Gleichgewichtsbedingungen herangezogen. Zunächst werden die Komponenten der unbekannten Kräfte ermittelt, die senkrecht und parallel zur Längsachse der Tibia gerichtet sind, indem sowohl die Summe der senkrechten Teilkräfte als auch die Summe der parallelen Kraftkomponenten gleich Null gesetzt werden, wie es die Gleichgewichtsbedingungen erfordern. Mittels der zweiten Gleichgewichtsbedingung kann die Summe der Momente, die am unteren Bein um einen Punkt wirken, gleich Null gesetzt werden. Wie in den vorausgegangenen Beispielen wird als der Punkt, um den die Momente summiert werden, wiederum der Gelenkmittelpunkt gewählt, da die parallel zur Tibiaachse gerichteten Komponenten der Gelenkkraft und der Kraft des Ligamentum patellae kein Moment um den Gelenkmittelpunkt erzeugen. Wie bereits erwähnt wurde, liegt der Angriffspunkt der Kraft des Lig. patellae nach Verlängerung ihrer Wirkungs-

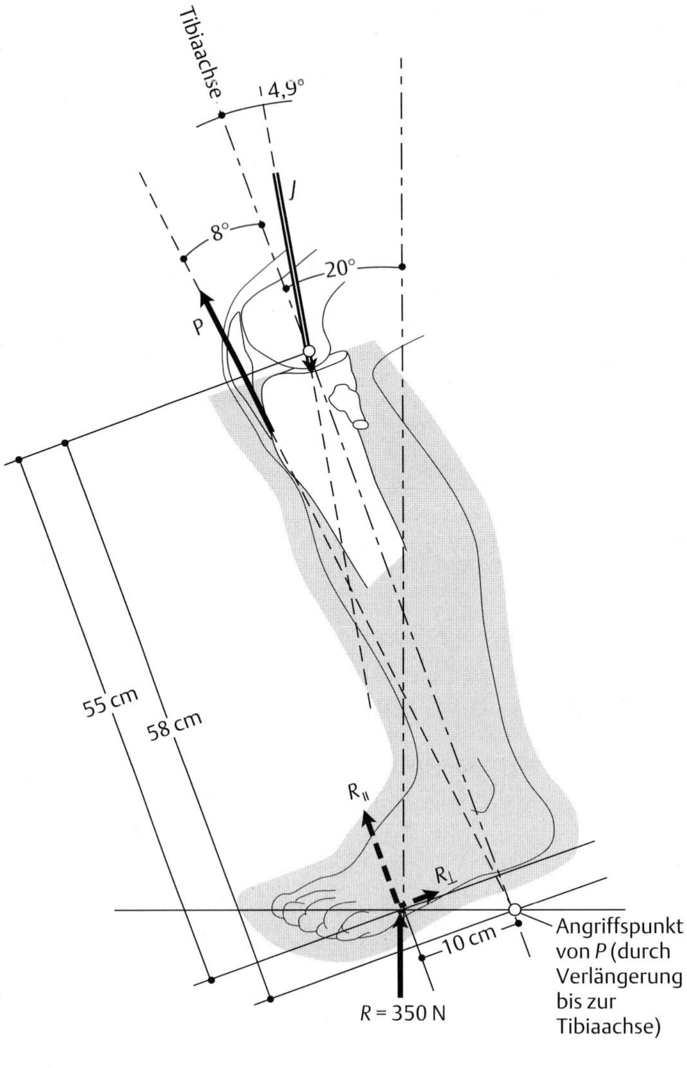

Abb. 1.**14** Freier Körper des linken unteren Beines mit den senkrecht und parallel zur Tibia gerichteten Kraftkomponenten für die drei Kräfte, die die Begrenzung des freien Körpers überschreiten. Die Maße sind Röntgenaufnahmen entnommen.

linie nicht auf der Oberfläche der Tibia, sondern auf der Tibiaachse. Daher ist das Moment ihrer parallel zur Tibiaachse gerichteten Komponente tatsächlich gleich Null, da sie auch durch den Gelenkmittelpunkt verläuft.

Zur Problemlösung sollen zunächst die parallel zur Tibiaachse gerichteten Kraftkomponenten addiert und die Summe gleich Null gesetzt werden.

Sowohl die Richtung als auch die Größe der Bodenreaktionskraft sind bekannt. Bei der in Abbildung 1.**14** dargestellten Position des unteren Beines steht die Bodenreaktionskraft (R) zur Tibiaachse in einem Winkel von 20 Grad. R beträgt 350 Newton, wie auch in dem vorherigen Beispiel vom Hüftgelenk. Die parallel zur Tibiaachse gerichtete Komponente der Bodenreaktionskraft ist

$$R_{\parallel} = R \times \cos(20^{\circ}) = 329 \text{ N}$$

Wenn man ihre Wirkungslinie bis zur Tibiaachse verlängert, hat die Kraft des Lig. patellae ebenfalls eine parallel zur

Tibiaachse gerichtete Komponente. Die Höhe der Kraft (bzw. ihrer Komponenten) ist unbekannt; da jedoch das Lig. patellae eine einfache Struktur ist, dessen Faserbündel entlang der Längsachse des Bandes ausgerichtet sind, kann die Kraft so dargestellt werden, daß eine Wirkungslinie längs der Mittelachse des Bandes verläuft. Die Richtung der Kraft des Lig. patellae kann aus den anatomischen Eigenschaften des Beines ermittelt werden. Bei der in Abbildung **1.14** dargestellten Position ist die Bandkraft im Winkel von 8 Grad zur Tibiaachse gerichtet. Die relativen Größen der Komponenten von P sind daher

$$P_{\parallel} = P_{\perp} \times \frac{1}{\tan(8^{\circ})} = P_{\perp} \times 7{,}1$$

Auch die Gelenkkraft hat eine parallel zur Tibiaachse gerichtete Komponente, deren Größe allerdings unbekannt ist. Die Gleichgewichtsbedingung (Gleichung 1.3), der zufolge die parallel zur Tibiaachse gerichteten Partialkräfte gleich Null sein müssen, lautet

$$-R_{\parallel} - P_{\parallel} + J_{\parallel} = 0$$

Durch Einsetzen der bekannten Werte für $R_{\parallel}$ und $P_{\parallel}$ in die Gleichgewichtsgleichung erhält man

$$-329\ \text{N} - (P_{\perp} \times 7{,}1) + J_{\parallel} = 0$$

Die zweite Gleichgewichtsbedingung, der zufolge die senkrecht zur Tibiaachse gerichteten Kräfte auch gleich Null sein müssen, führt zu folgender Beziehung:

$$R_{\perp} - P_{\perp} - J_{\perp} = 0$$

Da Richtung und Größe der Bodenreaktionskraft wiederum bekannt sind, wird $R_{\perp}$

$$R_{\perp} = R \times \sin(20^{\circ}) = 120\ \text{N}$$

Dieser Wert kann in den Gleichgewichtsausdruck eingesetzt werden:

$$120\ \text{N} - P_{\perp} - J_{\perp} = 0$$

Für die andere Gleichgewichtsgleichung werden die Momente, die auf das untere Bein um den Gelenkmittelpunkt wirken, addiert und die Summe gleich Null gesetzt. Die Länge der Kraftarme der Kraftkomponenten, die um diesen Punkt ein Moment erzeugen, können gemessen oder einem Foto entnommen werden (die Werte sind in Abb. **1.14** angegeben). Die Gleichung für das Momentengleichgewicht (Gleichung 1.4) lautet

$$-(R_{\parallel} \times 0{,}10\ \text{m}) + (R_{\perp} \times 0{,}58\ \text{m}) - (P_{\perp} \times 0{,}58\ \text{m}) = 0$$

Setzt man die bekannten Werte für die senkrecht und parallel zur Tibiaachse gerichteten Komponenten von R ein und löst die Gleichung nach $P_{\perp}$ auf, erhält man

$$-(329\ \text{N} \times 0{,}10\ \text{m}) + (120\ \text{N} \times 0{,}55\ \text{m}) - (P_{\perp} \times 0{,}58\ \text{m}) = 0$$

$$P_{\perp} = 57\ \text{N}$$

Nach Einsetzen dieses Wertes in die beiden Gleichungen, die für das Kräftegleichgewicht aufgestellt wurden, können diese nach den beiden Komponenten der Gelenkkraft aufgelöst werden:

$$J_{\parallel} = 734\ \text{N}$$

$$J_{\perp} = 63\ \text{N}$$

Nun kann man das Problem lösen, indem man die Größe der Kraft des Lig. patellae sowie die Richtung und Größe der Gelenkkraft berechnet:

$$P = P_{\perp} \times \frac{1}{\sin(8^{\circ})} = 410\ \text{N}$$

$$\theta = \tan^{-1}\left(\frac{J_{\perp}}{J_{\parallel}}\right) = 4{,}9^{\circ}$$

$$J = J_{\perp} \times \frac{1}{\sin(4{,}9^{\circ})} = 737\ \text{N}$$

Die Größe der Kraft des Lig. patellae und der Gelenkkraft (etwa 1,2- beziehungsweise 2,1mal so groß wie die Körpergewichtskraft) verdeutlicht, daß das Aufstehen von einem Stuhl ziemlich anstrengend ist, selbst wenn die Person ihr Gewicht teilweise mit den Armen abstützt.

Problemlösung mittels graphischer Addition der Kräfte

Die letzte Frage des statischen Gleichgewichts befaßt sich mit den Kräften am Knie bei maximaler statischer Kontraktion der ischiokruralen Muskeln. Die Relevanz dieser Fragestellung läßt sich anhand von Rehabilitationsgeräten wie den Cybex- und Lido-Geräten verdeutlichen.

An diesen Geräten können isometrische sowie isokinetische Übungen durchgeführt werden, indem an einem Gelenk, etwa am Knie, ein Moment erzeugt wird. Abbildung 1.**15** zeigt einen Patienten, der eine Druckkraft gegen ein Polster am Fußgelenk ausübt. Das Polster ist an einem Hebelarm befestigt, der sich um eine Achse dreht. Der Achsenmittelpunkt ist entsprechend dem Kniegelenkmittelpunkt ausgerichtet.

Durch Kontraktion der ischiokruralen Muskeln wird eine Kraft erzeugt, die gegen das Polster drückt und ein Moment um das Knie verursacht. Rotiert die Achse nicht, werden die Muskeln isometrisch kontrahiert; dreht sich die Achse mit konstanter Geschwindigkeit, kommt es zu einer isokinetischen Kontraktion. In der hier gestellten Frage geht es um eine isometrische Kontraktion der ischiokruralen Muskeln bei dem Versuch des Patienten, das Kniegelenk gegen den Widerstand eines fixierten Polsters zu beugen. Im folgenden soll die Muskelkraft und die vom Knie bewirkte Gelenkkraft ermittelt werden.

Als freier Körper ist für dieses Problem das untere Bein geeignet; die Begrenzung verläuft durch das Kniegelenk zwischen Femur und Tibia sowie durch das Lig. patellae.

Drei Kräfte wirken über die Begrenzung hinaus:

- die Reaktionskraft (R) des gegen die Tibia drückenden Polsters,
- die Kraft (F) der ischiokruralen Muskeln, die als Zugkraft auf die Tibia einwirken, und
- die Reaktionskraft (J) an der Kniegelenkfläche, die von dem auf die Tibia drückenden Femur verursacht wird.

Im Lig. patellae entsteht allerdings keine Kraft, da es sich um keine Quadrizepsaktivität handelt. Außerdem kann das Gewicht des unteren Beines vernachlässigt werden. Größe und Richtung der Reaktionskraft am Polster können bestimmt werden. Das Moment, das um die Achse des Gerätes erzeugt wird, wird von dem Gerät angezeigt. Da der Hebelarm vom Polster zur Achse bekannt ist, läßt sich die Größe der Kraft durch Division des Moments durch den Hebelarm berechnen. Wegen der Konstruktion des Polsters ist die Kontaktkraft senkrecht zum Gerätearm gerichtet.

Bei maximaler Kontraktion der ischiokruralen Muskeln und bei einem im Winkel von 30 Grad gebeugten Knie (Abb. 1.**15**) erzeugt der Patient ein Moment von 110 Newtonmeter. Das Polster ist 0,4 Meter vom Gelenkdrehpunkt entfernt angebracht. Daher beträgt die Reaktionskraft am Polster 275 Newton (Moment von 110 Newtonmeter dividiert durch einen Hebelarm von 0,4 Meter).

Zur Lösung dieses Problems wird die graphische Methode gewählt. Da sich der freie Körper (das untere Bein) in einem statischen Gleichgewicht unter Einwirkung von nur drei Kräften befindet, kann das geometrische Korollar angewendet werden, wonach alle drei Kräfte durch einen gemeinsamen Punkt verlaufen müssen. Verlängert man die Wirkungslinien der Reaktionskraft des Polsters und der an der Tibia ziehenden Muskelkraft, so schneiden sie sich am Punkt p. Es soll an-

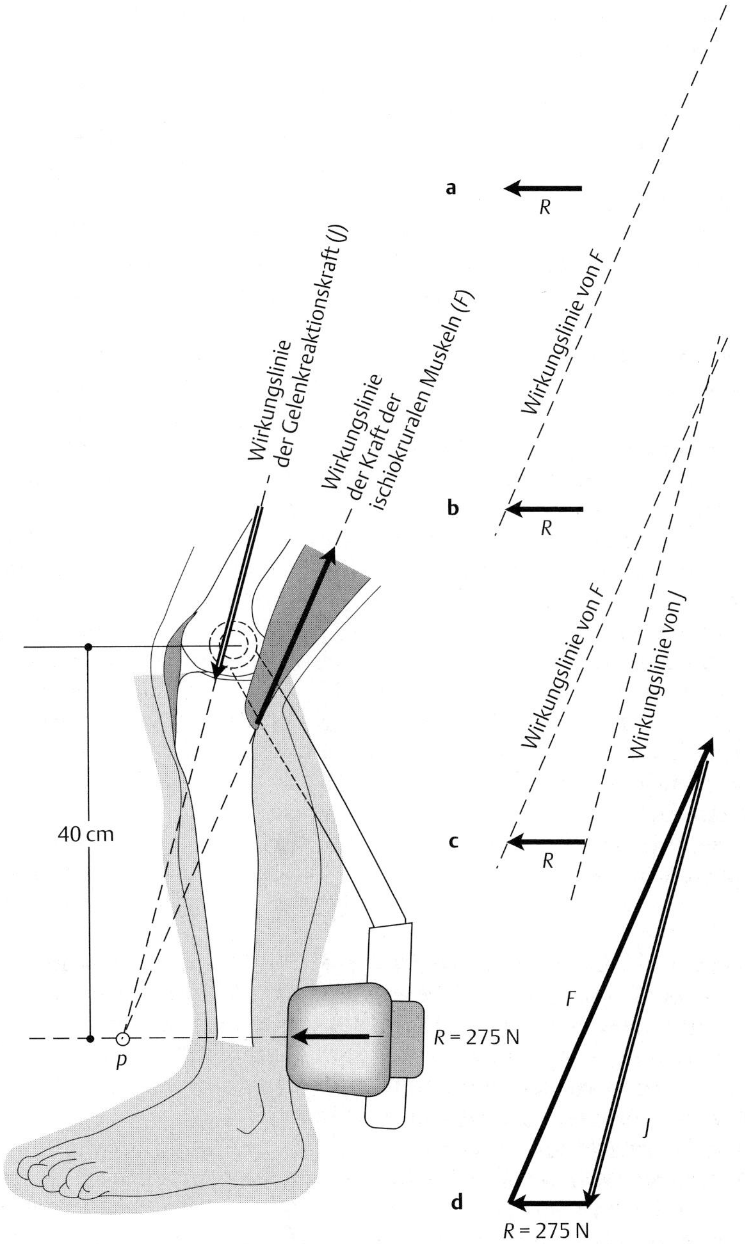

Abb. 1.**15** Der Patient macht eine isometrische Übung, bei der das Knie in einem Winkel von 30 Grad gebeugt ist. Das Gerät erfaßt ein Drehmoment von 110 Newtonmeter. Da der Hebelarm des Geräts eine Länge von 0,4 Meter (40 Zentimeter) hat, beträgt die Kontaktkraft (funktionelle Last, *R*) 275 Newton. Da die Kontaktkraft (*R*) und die Richtungen von *R* und *J* bekannt sind, ist es möglich, die Größe der Muskelkraft (*F*) und der Gelenkkraft (*J*) mit Hilfe eines Kräftedreiecks zu ermitteln.

genommen werden, daß sich die Gelenkflächen von Femur und Tibia am Mittelpunkt dieser Gelenkflächen berühren. Dort greift die Gelenkkraft an. Nun kann die Wirkungslinie der Gelenkkraft konstruiert werden, da sie durch den Punkt *p* und den Gelenkkontaktpunkt verlaufen muß.

Zunächst wird der Pfeil, der die Reaktionskraft (*R*) darstellt, mit einer Länge proportional zum Betrag von 275 Newton gezeichnet (Abb. 1.**15a**). An der Spitze dieses Pfeils wird eine Linie konstruiert, die parallel zu der bekannten Richtung der Wirkungslinie der ischiokruralen Muskelkraft (*F*) verläuft (Abb. 1.**15b**). Da der Betrag der Muskelkraft unbekannt ist, ist auch die Länge des Pfeils entlang dieser Linie unbekannt. Allerdings ist die Wirkungslinie der Gelenkkraft (*J*) bekannt ebenso wie die Tatsache, daß der Pfeil, der diese Kraft darstellt, durch den Anfangspunkt des Reaktionskraftpfeils verlaufen muß (Abb. 1.**15c**). Da die Summe dieser drei Kräfte im Gleichgewicht Null beträgt, muß die Gelenkkraft die dritte Seite eines Dreiecks vervollständigen. Mit Hilfe des Verhältnisses zwischen der Länge des Reaktionskraftpfeils und dem Betrag von 275 Newton kann der Betrag der Muskelkraft und der Gelenkkraft anhand der Länge ihrer Pfeile bestimmt werden (Abb. 1.**15d**).

Statisch unbestimmte Probleme

In all den bisher untersuchten Beispielen konnten die unbekannten Kräfte, die auf den freien Körper wirken, mit Hilfe der Gleichungen des statischen Gleichgewichts ermittelt werden. Diese Probleme waren statisch bestimmt. Es konnten stets so viele Gleichgewichtsgleichungen aufgestellt werden, wie es unbekannte Kraftgrößen gab. Da stets drei Kraftgrößen unbekannt waren (die Muskelkraft mit ihrer bekannten Wirkungslinie sowie zwei Teilkräfte der Gelenkkraft mit ihren unbekannten Wirkungslinien), konnten drei Gleichgewichtsgleichungen aufgestellt werden (durch Betrachtung der Summen der Kräfte in zwei senkrechten Richtungen und der Summe der Momente um einen Punkt).

Bisher wurde vereinfachend angenommen, daß lediglich ein Muskel der funktionalen Kraft einen Widerstand entgegensetzt. Zur Bestimmung der Kräfte, die im Bereich des Schultergelenks bei abgespreiztem Arm wirken, wäre die Annahme adäquater, daß sowohl der M. deltoideus als auch der M. supraspinatus dem Moment der Schwerkraft ein Widerstandsmoment entgegensetzen. Aber bei Berücksichtigung weiterer unbekannter Muskelkräfte überschreitet die Anzahl der unbekannten Größen die Anzahl der Gleichgewichtsgleichungen, die aufgestellt werden können, um die Größen in Beziehung zu setzen. Während sich zwar noch die Beziehungen oder Verhältnisse zwischen den unbekannten Größen ermitteln lassen, können ihre absoluten Werte nicht bestimmt werden. Das Problem ist daher statisch letztlich unbestimmbar.

Statisch unbestimmbare Probleme können unter anderem mit Hilfe von Schemata zur Aufteilung des erforderlichen Widerstandsmoments auf die Muskeln gelöst werden. Diese Schemata zur Aufteilung der Kräfte auf die Muskeln werden als Optimierungsverfahren bezeichnet. Bei der Bestimmung der Kraft auf den Femurkopf während des Aufstehens vom Stuhl wurde zum Beispiel angenommen, daß nur ein Muskel, der M. glutaeus, das notwendige Moment zur Streckung im Hüftgelenk aktiv erzeugt. Bei genauerer Untersuchung der Weichteilstrukturen im Bereich des Hüftgelenks stellt man aber fest, daß nicht weniger als 27 Muskel- und Bänderstrukturen potentiell Kräfte ausüben, die Extensions- oder Flexionsmomente um das Hüftgelenk bewirken, wenn sich eine Person vom Stuhl erhebt (1).

Dieses zwar anatomisch genauer beschriebene, jedoch kompliziertere Problem kann durch ein Optimierungsverfahren gelöst werden, mit dem Relationen zwischen den Muskelkräften aufgestellt werden können. Beispielsweise wäre es möglich, eine Zuordnung der Muskelkräfte auf der Grundlage ihrer Querschnittsfläche oder nach dem Ausmaß, indem sie die resultierende Gelenkkraft oder die resultierende Gesamtkraft aller Muskeln minimieren, vorzunehmen (2, 3). Nach Zuweisung der Proportionalität der Muskelkräfte mit Hilfe von Optimierungsverfahren werden anhand von Gleichgewichtsbedingungen die Krafthöhen ermittelt. Obwohl scheinbar keine der üblichen Optimierungsstrategien durch spezifische physiologische Prinzipien gestützt wird, stimmen die Ergebnisse bei Anwendung mehrerer Verfahren zur Lösung des gleichen Problems weitgehend überein (4).

Durch Berücksichtigung aller an einem Gelenk wirkenden Muskeln kann die Problemlösung noch in anderer Hinsicht erschwert werden. Viele Muskeln, die an einem Gelenk angreifen, haben auch eine Wirkung auf ein benachbartes Gelenk. Diese Muskeln werden als zweigelenkige Muskeln bezeichnet. Beim Aufstehen von einem Stuhl, zum Beispiel, bewirkt die Bodenreaktionskraft, die das Kniegelenk beugt, auch eine Dorsalflexion des Sprunggelenks. Daher müssen auch Muskeln, die eine Plantarflexion des Sprunggelenks bewirken, aktiv sein. Dafür kommt der M. gastrocnemius in Frage, der aktiv die Plantarflexion des Sprunggelenks bewirkt, aber auch das Knie beugt.

Der Betrag der Kraft des M. gastrocnemius, der für das Kniegelenk unter Gleichgewichtsbedingungen ermittelt wurde, muß auch die Bedingung für das Gleichgewicht am Sprunggelenk erfüllen. Beide Probleme, Gleichgewicht am Kniegelenk und Gleichgewicht am Sprunggelenk, werden zwar getrennt gelöst; aber die Muskelkräfte, die für die Gleichgewichtslösung eines Problems ermittelt wurden, müssen mit der Gleichgewichtslösung eines anderen Problems vereinbar sein. Die Wahl des zu berücksichtigenden Muskels muß darauf basieren, welche Muskeln als aktiv betrachtet werden. Die Muskelaktivität läßt sich am besten mittels Elektromyographie bestimmen, eines Verfahrens, das auch häufig bei Versuchen zur Bestimmung der Gelenkbelastung während bestimmter Tätigkeiten angewandt wird.

1.3 Dynamisches Gleichgewicht

Bisher wurden Gleichgewichtssituationen betrachtet, in denen der Körper weder eine Beschleunigung noch eine Winkelbeschleunigung erfuhr. Allerdings sind die normalen menschlichen Bewegungsabläufe gewöhnlich mit Geschwindigkeitsänderungen (also Beschleunigungen) verbunden. Betrachtet man beispielsweise den Fuß während des Gehens, so ist die Geschwindigkeit des Fußes ebenso wie die Veränderungen der Geschwindigkeit (seine Beschleunigung) während der Standbeinphase fast gleich Null. Aber zwischen der Abdruckphase und dem Aufsetzen der Ferse ändert sich die Geschwindigkeit des Fußes mehrmals, wobei die Geschwindigkeit während der ersten Hälfte der Schwungphase zunimmt (Beschleunigung) und dann während der zweiten Hälfte der Schwungphase abnimmt (Verzögerung), so daß sie bei Aufsetzen der Ferse wieder gleich Null ist.

Während des Ganges kommt es auch zu einer Winkelbeschleunigung der Beine. In der Standphase dreht sich der Schenkel im Uhrzeigersinn (Abb. 1.**16**), während der Schwungphase dagegen im Gegenuhrzeigersinn. Die Änderung der Winkelgeschwindigkeit zwischen diesen beiden Bewegungen bedeutet, daß der Schenkel eine Winkelbeschleunigung erfährt.

In der Standphase des normalen Ganges ist eine wesentlich geringere Winkelbeschleunigung erforderlich als in der Schwungphase. Viele Wissenschaftler sind sogar zu dem Schluß gekommen,

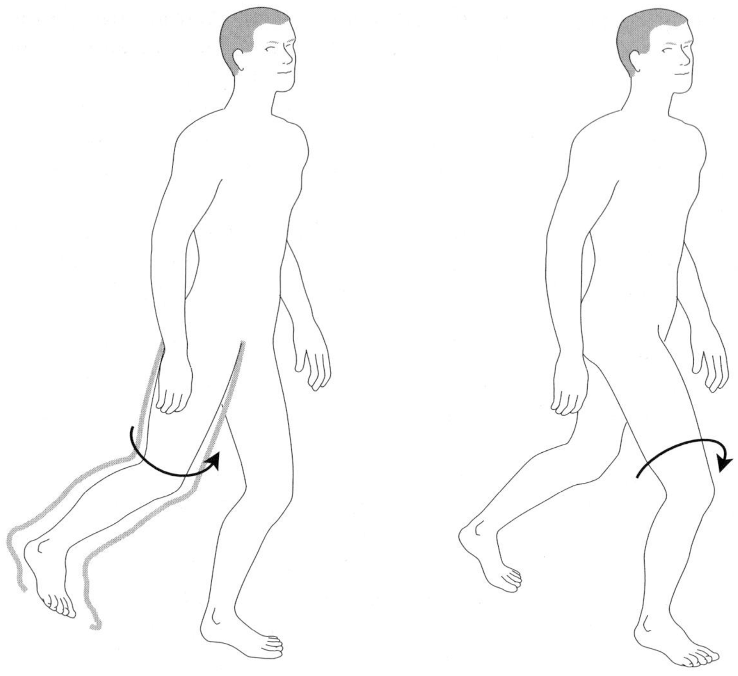

Abb. 1.**16** Beim Gehen dreht sich der Schenkel des Standbeines im Uhrzeigersinn um den Fuß, während der Schenkel des Schwungbeines im Gegenuhrzeigersinn um das Becken rotiert.

daß die Beschleunigung bei der Bestimmung von Muskel- und Gelenkkräften während der Standphase ignoriert werden kann. Damit ergibt sich wieder ein statisches Gleichgewichtsproblem, bei dessen Lösung die Kräfte mit mehr als 95prozentiger Genauigkeit berechnet werden können (4). Eine derartige Näherung ist bei der Analyse der Schwungphase des Ganges oder bei der Analyse von Tätigkeiten, die mit starken Beschleunigungen einhergehen, wie etwa dem Werfen, nicht möglich.

In diesen Fällen müssen die Gesetze der Dynamik angewandt werden. Die Kräfte und Momente, die zur Erzeugung der beobachteten Beinbewegung erforderlich sind, werden mit Hilfe der beiden in den Gleichungen 1.1 und 1.2 formulierten Grundprinzipien der Dynamik ermittelt. Dazu müssen jedoch zunächst die Beschleunigung und die Winkelbeschleunigung sowie die Masse und die Trägheitsmomente aller Beinsegmente gemessen werden. Anschließend können die Kräfte mittels der Bewegungsgleichungen als Produkte der Masse und Beschleunigung und die Momente als Produkte des Trägheitsmoments und der Winkelbeschleunigung ermittelt werden. Im Falle des Bewegungsapparats wird die Masse durch die Summe der Muskelkräfte, der Gelenkkräfte, der Schwerkräfte und etwaiger äußerer Kräfte beschleunigt. Als äußere Kraft wirkt bei sportlichen Aktivitäten, wie etwa beim Hochsprung, die Bodenreaktionskraft.

In den meisten Fällen brauchen Masse und Trägheitsmoment für die menschlichen Körperteile nicht ermittelt zu werden, da diese physikalischen Größen in wissenschaftlichen Untersuchungen schon bestimmt wurden (5). Angaben zur Beschleunigung und Winkelbeschleunigung findet man in Studien aus Bewegungsanalyselaboratorien (6). Bei jeder neuen klinischen Fragestellung jedoch müssen die Beschleunigung und die Winkelbeschleunigung der jeweiligen Segmente während der betreffenden Aktivität empirisch ermittelt werden.

Bei der Untersuchung von dynamischen Aktivitäten sind auch die äußeren Kräfte zu bestimmen. Beim Gehen, Laufen oder Springen beispielsweise ist die äußere Kraft die Reaktionskraft des Bodens, die einen nach oben gerichteten Druck auf den Fuß ausübt. Bodenreaktionskräfte können mittels druckempfindlicher Geräte (Druckmeßplatten), die sich im Boden befinden, über den die Person geht, läuft oder springt, gemessen werden. Bei Tätigkeiten der oberen Extremitäten wie beim Werfen eines Balles oder Schwingen eines Tennisschlägers sind zudem Masse und Trägheitsmoment des geworfenen oder geschwungenen Gegenstandes zu messen.

Als Beispiel für ein dynamisches Problem soll die Kraft untersucht werden, die von den Muskeln am Hüftgelenk zu drei unterschiedlichen Zeitpunkten während der Schwungphase des normalen Ganges ausgeübt werden muß. Die Abfolge der Beinpositionen während der Schwungphase ist in Abbildung 1.**16** dargestellt. Die Positionen des Beines werden in gleichen Zeitintervallen beobachtet. Da das Zeitintervall bekannt ist und die Winkel der Beinsegmente in jeder Position gemessen werden können, läßt sich die durchschnittliche Winkelgeschwindigkeit während des Intervalls berechnen. Dann kann die Winkelbeschleunigung mittels der Änderung der Winkelgeschwindigkeit von einem Beobachtungspaar zum nächsten ermittelt werden (mittlere Winkelbeschleunigung gleich Änderung der Winkelgeschwindigkeit zwischen zwei Beobachtungspaaren dividiert durch die dazu benötigte Zeit). Die so ermittelten Geschwindigkeiten und Beschleunigungen sind in Abbildung 1.**17** dargestellt.

Es soll davon ausgegangen werden, daß sich das Bein während der Schwungphase des Ganges als starrer Körper bewegt. Diese Annahme ist durchaus berechtigt, da die Bewegung am Kniegelenk während der Schwungphase minimal ist. Aufgrund dieser Annahme können etwaige Unterschiede zwischen der Winkelbeschleunigung des Ober- und Unterschenkels vernachlässigt werden, so daß nur die Masseneigenschaften des gesamten Beines betrachtet werden müssen. Die Masseneigenschaften des Beines je nach Größe und Alter der betreffenden Person können der Literatur entnommen werden. Im Falle des hier betrachteten Problems

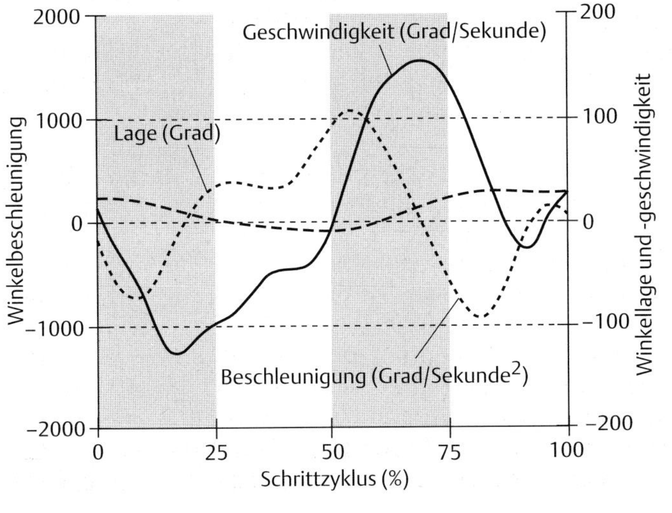

Abb. 1.**17** Graphische Darstellung der Lage, Geschwindigkeit und Beschleunigung der Hüftgelenkflexion und -extension als Funktion der Schrittzyklusphase.

beträgt das Trägheitsmoment 0,7 kg · m^2 (5).

Da nun die Winkelbeschleunigungen in allen Intervallen und das Trägheitsmoment des Beines bekannt sind, kann das Moment um das Bein anhand des Prinzips (Gleichung 1.2) ermittelt werden, wonach die Summe der Momente, die zur Erzeugung einer Winkelbeschleunigung eines Körpers notwendig ist, gleich dem Trägheitsmoment des Körpers multipliziert mit der Winkelbeschleunigung ist. Auf das Bein wirken zwei Kräfte, welche die zur Winkelbeschleunigung notwendigen Momente erzeugen können. Eine Kraft, die ein Moment erzeugt, ist die Schwerkraft, die auf die Masse des Beines wirkt. Zu beachten ist, daß die Länge des Hebelarms dieser Kraft um den Drehpunkt des Hüftgelenks während der Schwungphase des Beines variiert. Der Hebelarm ist zu Beginn der Schwungphase – während der Hüftgelenkextension – und wieder am Ende der Schwungphase (kurz vor Aufsetzen der Ferse) – während der Hüftgelenkflexion – am längsten. In der Mitte der Schwungphase ist der Hebelarm der Schwerkraft gleich Null, da ihre Wirkungslinie vertikal gerichtet ist und durch den Drehpunkt des Hüftgelenks verläuft.

Das von der Schwerkraft erzeugte Moment erreicht daher zu Beginn und am Ende der Schwungphase seinen Höchstwert und fällt in der Mitte der Schwungphase bis auf Null ab. In der ersten Hälfte der Schwungphase, also während der Hüftgelenkextension, bewirkt das Moment der Schwerkraft im Hüftgelenk eine Flexion und während der zweiten Hälfte der Schwungphase, während der Hüftgelenkflexion, eine Extension.

Die andere Kraft, die ein Moment um das Hüftgelenk erzeugt, ist die Muskelkraft. Die zur Erzeugung des Moments erforderliche Muskelkraft ist gleich dem Moment dividiert durch den Hebelarm des Muskels um das Hüftgelenk. Die Muskeln, die eine Hüftgelenkflexion bewirken, sind insbesondere während des ersten Teils der Schwungphase aktiv, da sie dem Bein eine Winkelbeschleunigung erteilen. Während der späteren Schwungphase sind die Muskeln aktiv, die eine Hüftgelenkextension bewirken, da sie als Vorbereitung für das Aufsetzen der Ferse eine Verlangsamung der Winkelbeschleunigung des Beines bewirken.

Es sei auf die Kombination des Moments der Schwerkraft und des Moments dieser Muskeltätigkeiten hingewiesen. In der ersten Hälfte der Schwungphase bewirkt das Moment der Schwerkraft eine Hüftgelenkflexion, womit das Moment der Hüftbeuger eine Winkelbeschleunigung des gebeugten Beines bewirkt. Das gleiche gilt für die zweite Hälfte der Schwungphase, da die Schwerkraft ein zunehmend größeres Moment in entgegengesetzter Richtung erzeugt und somit das Moment verstärkt, das von den Hüftextensoren zur Verlangsamung der Winkelbeschleunigung des Beines in Bewegungsrichtung erzeugt wird.

Nun soll die Situation kurz vor Beginn der Schwungphase analysiert werden, wenn das Bein eine Winkelbeschleunigung von 9 Radiant/Sekunde^2 erfährt (Abb. 1.**16**). In Physik und Technik werden der Einfachheit halber Winkel nicht in Grad, sondern in Radiant gemessen. Ein Kreis von 360 Grad ist gleich 2π Radiant; daher *entspricht ein Radiant etwa 57,3 Grad*. Durch Verwendung des Radiant als Winkeleinheit wird im Vergleich zur Gradschreibweise die Berechnung der Kreisbogenlänge wesentlich vereinfacht, wie noch in Kapitel 2 deutlich werden wird.

Das Moment, das für eine Beschleunigung des Beines (mit einem Trägheitsmoment von 0,7 kg · m^2) um 9 Radiant/Sekunde^2 notwendig ist, beträgt (nach Gleichung 1.2)

$$\text{Moment} = 0{,}7\ \text{kg} \cdot \text{m}^2 \times 9 \frac{\text{Radiant}}{\text{s}^2}$$

$$\text{Moment} = 6{,}3 \frac{\text{kg} \cdot \text{m}^2}{\text{s}^2} = 6{,}3\ \text{N} \cdot \text{m}$$

da ein Newton als 1 Kilogramm mal Meter/Sekunde^2 definiert ist. Dieses Moment ist das Netto-Moment, das durch die Schwerkraft (G) und die Muskelkraft (M) erzeugt wird. Da beide Kräfte Momente erzeugen, die eine Flexion im Hüftgelenk bewirken, ist das resultierende Moment die Summe der Momente, die von der Schwerkraft und der Muskelkraft erzeugt werden:

$$\text{Moment} = (G \times d_G) + (M \times d_M)$$

wobei d_G und d_M die Hebelarme der Schwerkraft bzw. der Muskelkraft sind.

Da das Bein eine Masse von 12 Kilogramm hat, beträgt die Schwerkraft 118 Newton. In der hier betrachteten Position des Beines hat der Hebelarm der Schwerkraft eine Länge von 0,15 Meter. Aufgrund der anatomischen Verhältnisse am Hüftgelenk hat der Hebelarm des Haupthüftbeugers, des Musculus iliopsoas, eine Länge von 0,03 Meter. Nun können diese Werte in die letzte Gleichung eingesetzt und die Größe der Muskelkraft ermittelt werden:

$$\begin{aligned}\text{Muskelkraft} &= \frac{\text{Moment}}{G \times d_G} \times \frac{1}{d_M} \\ &= \frac{6{,}3\ \text{N} \cdot \text{m}}{118\ \text{N} \times 0{,}15\ \text{m}} \times \frac{1}{0{,}03\ \text{m}} \\ &= 11{,}9\ \text{N}\end{aligned}$$

Wegen des großen Moments der Schwerkraft ist zur Beschleunigung des Beines in der Schwungphase also nur eine geringe Muskelkraft erforderlich.

Literatur

1. Crowninshield, R. D., Johnston, R. C., Andrews, J. G., Brand, R. A.: A biomechanical investigation of the human hip. J Biomech 11 (1978) 75 – 85.
2. Cooney, W. P. III, Chao, E. Y. S.: Biomechanical analysis of static forces in the thumb during hand function. J Bone Joint Surg 59A (1977) 27 – 36.
3. Crowninshield, R. D., Brand, R. A.: A physiologically based criterion of muscle force prediction in locomotion. J Biomech 14 (1981) 793 – 801.
4. Patriarco, A. G., Mann, R. W., Simon, S. R., Mansour, J. M.: An evaluation of the approaches of optimization models in the prediction of muscle forces during human gait. J Biomech 14 (1981) 513 – 525.
5. Braune, W., Fischer, O.: Determination of the moments of inertia of the human body and its limbs. Springer-Verlag, Berlin 1988.
6. Sutherland, D. H., Olshen, R. A., Biden, E. N., Wyatt, M. P.: The development of mature walking. Mac Keith Press, Oxford 1988.

2. Mechanik des Stütz- und Bewegungsapparates

Alle Organismen müssen, um in ihrer Umwelt überleben zu können, Arbeit verrichten. Arbeit und die Fähigkeit, Arbeit zu leisten (was man als Energie bezeichnet), sind für das Verständnis der mechanischen Abläufe von Lebewesen von grundlegender Bedeutung. Beispielsweise ist es erforderlich, Arbeit zu verrichten und Energie aufzuwenden, um eine Bewegung auszuführen. Alle Körpermuskeln, einschließlich die des Herzens, sind – ganz einfach ausgedrückt – Maschinen, die Arbeit leisten. Die von den Muskeln geleistete Arbeit wird dann über den Bewegungsapparat auf die Umwelt übertragen.

2.1 Arbeit infolge von Kraft

Der Begriff Arbeit dient zur Quantifizierung spezifischer Tätigkeiten. Wenn eine Person beispielsweise, wie in Abbildung 2.1 dargestellt, eine Treppe hochgeht, gewinnt sie dabei drei Meter an Höhe. Dafür sind Muskeltätigkeit und die damit verbundenen chemischen Veränderungen erforderlich. Mechanisch ließe sich diese Tätigkeit folgendermaßen beschreiben: die Person bewegt ihr Gewicht in vertikaler Richtung um drei Meter und gleichzeitig in horizontaler Richtung um vier Meter. Natürlich ist mit dem vertikalen Anstieg um 3 Meter eine andere Intensität der Muskelaktivität verbunden als mit der Vorwärtsbewegung um 4 Meter. Dieser Unterschied läßt sich am besten mit dem Begriff Arbeit beschreiben.

Mechanisch *kann Arbeit definiert werden als Bewegung durch eine Kraft über eine Strecke*, wobei der Angriffspunkt dieser Kraft eine Verschiebung erfährt. Die Kraft und die Verschiebung müssen die gleiche Richtung haben. In dem Beispiel vom Treppensteigen wird die Person durch die Bodenreaktionskraft bewegt, die einen nach oben gerichteten Druck auf das Körpergewicht ausübt. Der Angriffspunkt dieser Bodenreaktionskraft muß um 3 Meter nach oben und 4 Meter nach vorne verschoben werden. In der Aufwärtsbewegung stimmt die Richtung der Kraft mit der Richtung der Bewegung überein. Die von der Kraft verrichtete Arbeit wird in diesem Beispiel berechnet als Produkt aus der Kraft und dem Weg, der in Richtung der Kraft zurückgelegt wird:

$$\text{Arbeit} = \text{Kraft} \times \text{Weg} \qquad (2.1)$$

Im Falle der Vorwärtsbewegung verschiebt die Bodenreaktionskraft ihren Angriffspunkt senkrecht zur Richtung der Kraft. Für diese Aktivität wird keine Arbeit benötigt. Dies mag zwar kompliziert erscheinen, doch lassen sich die zugrundeliegenden Zusammenhänge leicht veranschaulichen. Man kann sich beispielsweise auf einem Fahrrad ohne Muskeltätigkeit rollen lassen. Je weniger das Fahrrad durch Luftwiderstand und Reibung verlangsamt wird, desto länger ist der zurückgelegte Weg. In diesem Fall ist die Reaktionskraft, die durch das den Boden berührende Rad verursacht wird, ebenfalls nach oben gerichtet, also senkrecht zur Bewegungsrichtung. Aber zur Verschiebung des Angriffspunktes der Reaktionskraft in horizontale Richtung ist keine Arbeit erforderlich. Allerdings kann ein Rad nicht bergauf rollen. Denn die Kontaktkraft des Rades hat eine vertikale Komponente, und die Anhebung des Angriffspunktes dieser Kraftkomponente in vertikale Richtung beim Bergauffahren erfordert Arbeit.

Im folgenden soll die Muskelaktion eines Patienten untersucht werden, der an einem Trainingsgerät seine Beinmuskeln trainiert (Abb. 1.**15**). Wenn das Gerät – statt einer isometrischen Kontraktion – Bewegung zuläßt, üben die ischiokruralen Muskeln auf die Tibia eine Kraft aus, deren Richtung mit der Wirkungslinie der ischiokruralen Muskeln übereinstimmt (Abb. 2.**2**). Wenn sich die Muskeln kontrahieren, verschieben sie den Angriffspunkt ihrer auf die Tibia wirkenden Kraft in die gleiche Richtung wie die Wirkungslinie der Kraft. Die Muskeln verrichten Arbeit, weil sie durch ihre Kontraktion den Angriffspunkt der Kraft verschieben. Die Arbeit ist gleich der Muskelkraft multipliziert mit dem Weg, um den der Angriffspunkt der Kraft verschoben wird.

Im allgemeinen stimmt bei der Muskelkontraktion die Richtung der Verschiebung mit der Richtung der Muskelkraft überein. Wenn ein Gewichtheber eine Masse von 200 Kilogramm um 0,75 Meter anhebt, müssen seine Arme eine vertikal gerichtete Kraft ausüben, die gleich dem Gewicht der Masse von 200 Kilogramm ist (Abb. 2.**3**). Diese Kraft beträgt

$$\text{Kraft} = 200\ \text{kg} \times 9{,}8\ \text{m/s}^2$$
$$= 1960$$

Um die Hantel anzuheben, muß die Kraft über eine Strecke von 0,75 Meter wirken. Der Gewichtheber muß daher folgende Arbeit (nach Gleichung 2.1) verrichten:

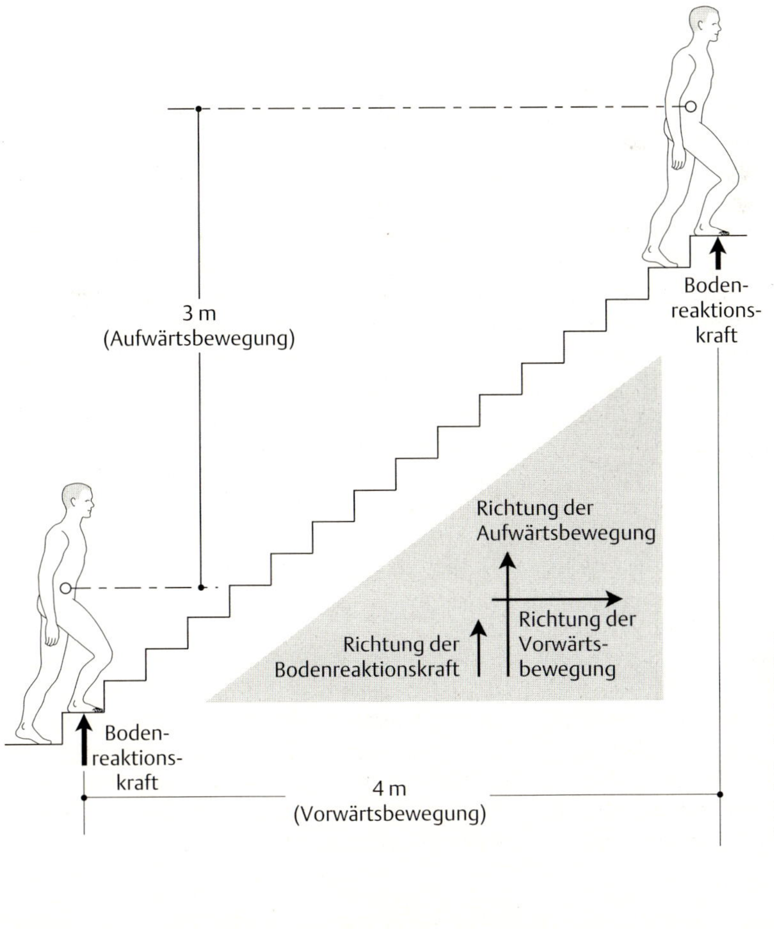

Abb. 2.**1** Beim Treppensteigen bewegt sich eine Person durch Muskelaktivität 3 Meter hoch und 4 Meter vorwärts. Für die Aufwärtsbewegung ist eine völlig andere Muskeltätigkeit erforderlich als für die Vorwärtsbewegung.

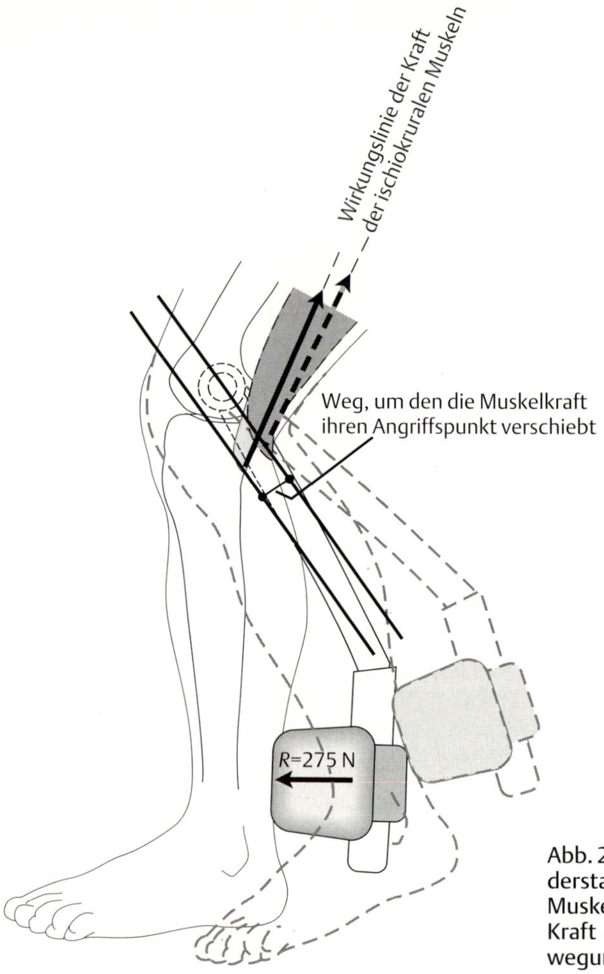

Abb. 2.**2** Um das Knie gegen einen äußeren Widerstand zu beugen, müssen sich die ischiokruralen Muskeln kontrahieren (ihre Länge verkürzen). Die Kraft der kontrahierten Muskeln, die zu einer Bewegung des Beines führen, leistet Arbeit am Bein.

$$\begin{aligned}\text{Arbeit} &= 1960\ \text{N} \times 0{,}75\ \text{m}\\ &= 1470\ \text{N} \cdot \text{m}\\ &= 1470\ \text{J}\end{aligned}$$

Wie in Kapitel 1 erwähnt wurde, wird das Drehmoment in der Einheit Newtonmeter gemessen. Der Begriff Drehmoment umfaßt allerdings nicht die Bewegung durch eine Kraft, da es sich um einen statischen Effekt handelt. Dem gegenüber steht der Begriff Arbeit, der die Bewegung durch eine Kraft einschließt. Nach dem Internationalen Einheitensystem (SI-System) werden Arbeit, Energie und Wärmemenge in *Joule (J)* gemessen.

2.2 Energiespeicherung

Der Begriff Arbeit steht in engem Zusammenhang mit dem Begriff Energie.

> Energie ist die Fähigkeit, Arbeit zu verrichten.

Daher ist Energie eng mit dem Begriff Speicherung verbunden. Arbeit resultiert aus der Freisetzung von Energie. Biologische Systeme speichern Energie in chemischer Form. Wenn der Organismus Arbeit verrichten muß (also beispielsweise einen Muskel kontrahieren muß), setzt er chemische Energie frei und wandelt sie in eine

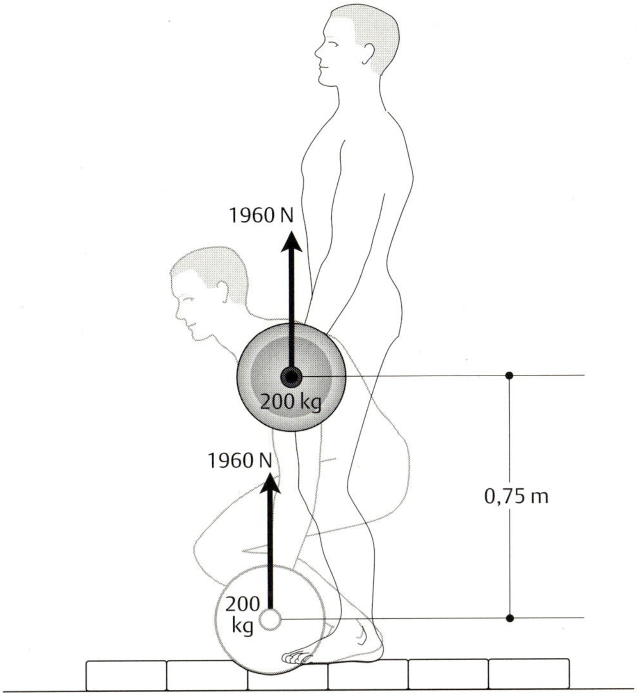

Abb. 2.3 Der Gewichtheber bewegt eine Masse von 200 Kilogramm um 0,75 Meter nach oben. Die verrichtete Arbeit ist gleich dem Gewicht der Masse multipliziert mit der Verschiebung des Schwerpunktes nach oben.

Muskelkontraktion um. Durch die Muskelkontraktion entsteht dann mechanische Arbeit.

Es gibt viele Formen der Energiespeicherung, die jeweils eigene Bezeichnungen haben. Bereits erwähnt wurde die chemische Energie, die die wichtigste Form der Energiespeicherung von Organismen ist. Andere Formen der Energiespeicherung sind die potentielle Energie, die kinetische Energie und die Spannungsenergie.

Potentielle Energie ist die Energie, die durch Anheben eines Gewichts über eine Bezugsebene gespeichert wird.

Hebt der Gewichtheber die Hantel mit einer Masse von 200 Kilogramm, wird die bei Anheben des Gewichts aufgewandte Arbeit in der Hantel gespeichert. Dies ist leicht nachvollziehbar, wenn man sich vor Augen führt, daß die Hantel Arbeit leisten kann, wenn sie auf die Bodenmatte gesenkt wird. Die Hantel kann eine genau vertikal nach unten gerichtete Kraft von 1960 Newton über die gesamte Höhendifferenz von 0,75 Meter zwischen der angehobenen Position und der Matte ausüben. Beim Absenken der Hantel verrichtet also die Hantel Arbeit an dem Gewichtheber. Im Gegensatz dazu muß der Gewichtheber beim Anheben der Hantel Arbeit an der Hantel ausführen.

In angehobener Position besitzt die Hantel das Potential, Arbeit zu verrichten, wobei die Arbeit gleich dem Gewicht multipliziert mit seiner Höhe über der Matte ist. Jedes Gewicht, das über eine Bezugsebene emporgehoben wird, besitzt potentielle Energie:

$$\text{potentielle Energie} = \text{Gewicht} \times \text{Höhe} \qquad (2.2)$$

Wenn nun der Gewichtheber die Hantel nicht ablegt, sondern sie einfach fallen läßt, besitzt die Hantel genau in dem Augenblick, bevor sie auf der Matte aufschlägt, keine potentielle Energie mehr, da sie sich nicht mehr oberhalb der Matte

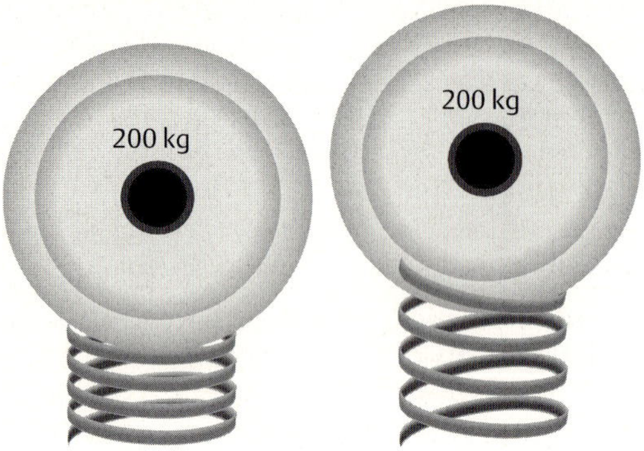

Abb. 2.4 Wenn eine Masse von 200 Kilogramm auf eine Feder herabgelassen wird, drückt sie die Feder zusammen. Die Schwerkraft (das Gewicht) der Masse von 1960 Newton wird bei Berührung der Feder vermindert, und die Masse gibt somit ihre potentielle Energie ab. Ein Teil dieser potentiellen Energie wird in der Feder gespeichert.

befindet. Sie hat aber eine Geschwindigkeit in vertikaler Richtung. Aufgrund dieser Geschwindigkeit ist die Hantel in der Lage, gegen die Bodenmatte zu drücken, während die Matte dagegendrückt, um den Fall der Hantel abzubremsen. Die daraus resultierende Verformung der Matte beim Aufprall der Hantel bedeutet, daß die Hantel Arbeit an der Bodenmatte verrichtet hat.

Unmittelbar vor dem Aufprall auf der Matte besitzt die Hantel also *Energie aufgrund ihrer Geschwindigkeit. Diese Energieform wird als kinetische Energie bezeichnet.* Die kinetische Energie (oder Bewegungsenergie) wird folgendermaßen berechnet:

$$\text{kinetische Energie} = 1/2 \times \text{Masse} \times \times \text{Geschwindigkeit}^2 \quad (2.3)$$

Woher stammt nun diese kinetische Energie? Sie resultiert aus der potentiellen Energie der Hantel, kurz bevor diese losgelassen wird. Der Betrag der kinetischen Energie in der Hantel unmittelbar vor dem Aufprall auf der Matte ist gleich dem Betrag der potentiellen Energie der Hantel, bevor sie fallen gelassen wird. Die potentielle Energie der Hantel beträgt (nach Gleichung 2.2)

$$\text{potentielle Energie} = 1960\ \text{N} \times 0,75\ \text{m} = 1470\ \text{J}$$

Zur Berechnung der kinetischen Energie muß die Geschwindigkeit der Hantel kurz vor dem Aufprall auf der Matte ermittelt werden. Für einen freifallenden Körper, der unter dem Einfluß der Schwerkraft beschleunigt wird, gilt

$$\text{Geschwindigkeit}^2 = 2 \times \text{Erdbeschleunigung} \times \times \text{Weg} \quad (2.4)$$

Berücksichtigt man, daß die Hantel über eine Strecke von 0,75 Meter mit einer Beschleunigung aufgrund der Schwerkraft von 9,8 m/s^2 fällt, so kann die Geschwindigkeit nach Gleichung 2.4 berechnet werden:

$$\text{Geschwindigkeit}^2 = 2 \times 9,8 \frac{\text{m}}{\text{s}^2} \times 0,75\ \text{m} = 14,7 \frac{\text{m}^2}{\text{s}^2}$$

$$\text{Geschwindigkeit} = \sqrt{14,7 \frac{\text{m}^2}{\text{s}^2}} = 3,834\ \text{m/s}$$

Die kinetische Energie der Hantel unmittelbar vor dem Auftreffen auf der Matte beträgt (nach Gleichung 2.3)

$$\text{kinetische Energie} = \frac{1}{2} \times 200\ \text{kg} \times \left(3,834 \frac{\text{m}}{\text{s}}\right)^2 = 1470\ \text{m} \cdot \frac{\text{kg} \cdot \text{m}}{\text{s}^2}$$

Wie bereits erwähnt wurde, ist ein Newton 1 Kilogramm mal Meter/Sekunde^2.

Beim Aufprall der Hantel auf der Bodenmatte verformt sich die Matte und drückt gegen die Hantel, womit ihre Bewegung zum Stillstand kommt. Die Hantel hingegen drückt auf die Matte und bewirkt somit ihre Deformation, verrichtet also Arbeit an der Matte. Im deformierten Zustand ist die Matte in der Lage, ihre ursprüngliche Gestalt wiederzugewinnen, selbst wenn sie dazu die schwere Hantel leicht hochdrücken muß.

Die Fähigkeit eines Körpers, aufgrund seiner Verformung Arbeit zu verrichten, wird als Spannungsenergie bezeichnet

Diese Energieform wird in Kapitel 4 ausführlicher behandelt. An dieser Stelle genügt es, sich die Spannenergie als Energie vorzustellen, die in einer Feder gespeichert wird, wenn diese verformt wird (Abb. 2.**4**). Wenn die Hantel auf die Feder abgelegt wird, drückt sie die Feder zusammen und verrichtet dabei Arbeit gegen den Widerstand der Feder. Wird die Hantel angehoben, dehnt sich die Feder in ihre ursprüngliche Form aus und ist in der Lage, Arbeit zu leisten. Somit hat die Feder in zusammengedrückter Form die Fähigkeit, aufgrund ihrer Verformung Arbeit zu verrichten.

Ein weiteres Beispiel, an dem sich die Rolle der Energie verdeutlichen läßt, ist ein traumatisches Ereignis, z. B. ein Sturz. Im Stehen besitzt eine Person potentielle Energie, da sich ihr Gewicht im Vergleich zum Liegen in einer höheren Lage befindet (Abb. 2.**5**). Während der Körperschwerpunkt in der ersten Position 0,8 Meter über dem Boden liegt, ist er in der zweiten Lage nur 0,3 Meter vom Boden entfernt. Das Gewicht der Person betrage 700 Newton. Die Differenz der potentiellen Energie zwischen den beiden Positionen kann folgendermaßen berechnet werden:

$$\text{potentielle Energie} = (700\ \text{N} \times 0{,}8\ \text{m}) - (700\ \text{N} \times 0{,}3\ \text{m}) = 350\ \text{J}$$

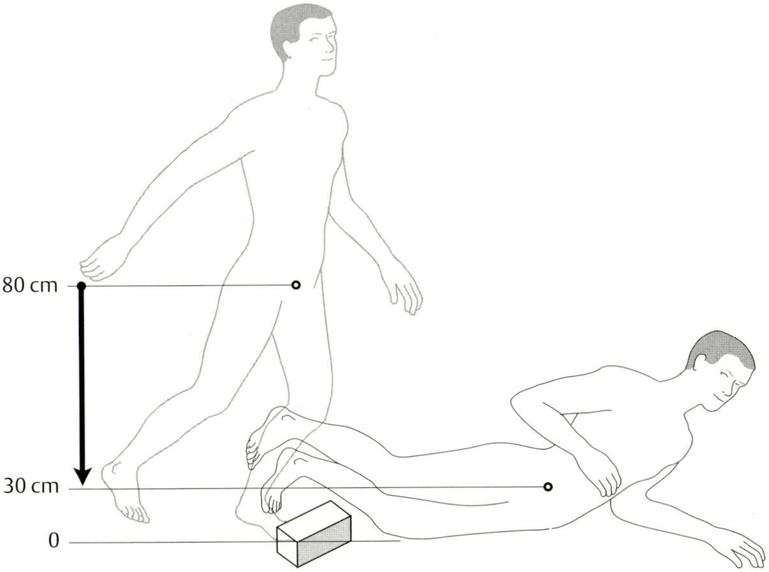

Abb. 2.**5** Eine stehende Person besitzt potentielle Energie, da sich ihr Schwerpunkt über dem Boden befindet. Beim Sturz verlagert sich der Schwerpunkt plötzlich nach unten. Die potentielle Energie wird dann in kinetische Energie umgewandelt, die im Moment des Aufpralls vom Körper der fallenden Person und von der Oberfläche, auf die sie fällt, absorbiert werden muß.

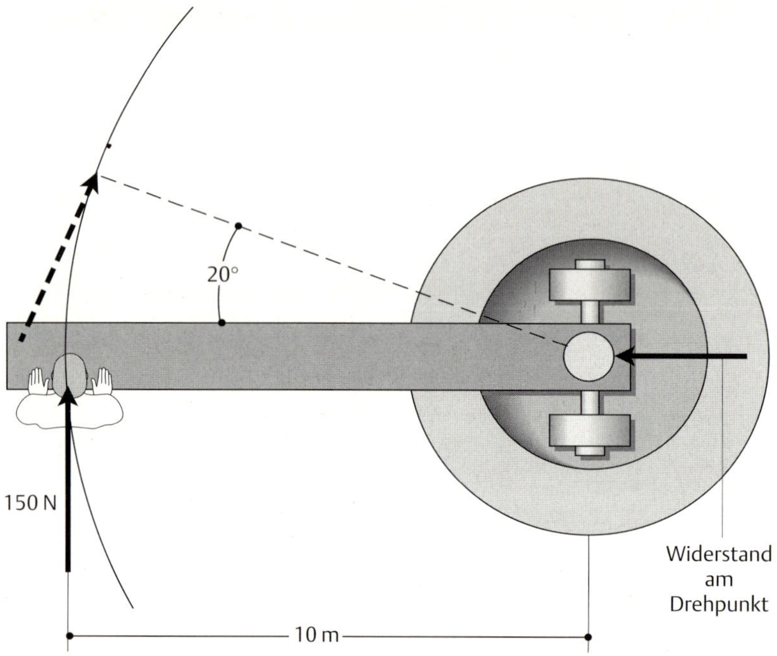

Abb. 2.**6** Eine Person drückt gegen einen sich drehenden Hebel mit einer Kraft von 150 Newton. Der Angriffspunkt der Kraft verschiebt sich entlang einer Kreisbahn. Die von der Person verrichtete Arbeit kann entweder als Produkt aus der angewendeten Kraft und der Länge des Bogens, entlang dem sich der Angriffspunkt der Kraft verschiebt, berechnet werden oder als Produkt aus dem angewendeten Drehmoment (150 Newton mal 10 Meter) und dem Winkel, um den sich das Drehmoment bewegt. Produkt aus dem angewendeten Drehmoment (150 Newton mal 10 Meter) und dem Winkel, um den sich das Drehmoment bewegt.

Im Falle eines Sturzes wird bis zu dem Zeitpunkt, an dem die Person den Boden berührt, die gesamte potentielle Energie in kinetische Energie umgewandelt. Im Moment der Berührung wird die kinetische Energie vom Becken der Person sowie vom Boden absorbiert. Dies führt zur Deformation des Beckens und des Bodens, wodurch in beiden Strukturen Spannungsenergie entsteht. Je nach Größe der im Becken entstehenden Spannenergie bleiben die knöchernen Strukturen des Beckens möglicherweise nicht intakt.

2.3 Arbeit und Energie infolge von Momenten

Als Arbeit wird die Bewegung eines Körpers durch eine Kraft längs eines Weges bezeichnet, wobei die Kraft und die Bewegung die gleiche Richtung haben. Was aber geschieht, wenn die Kraft einen Körper nicht auf einem geradlinigen Weg bewegt? Dies soll zunächst an einem einfachen Beispiel veranschaulicht werden, bei dem die Kraft auf einer kreisförmigen Bahn bewegend wirkt (Abb. 2.**6**). Auf einen 10 Meter langen Hebel wird eine Kraft von 150 Newton angewandt, um ihn gegen den Widerstand am Drehpunkt zu bewegen. Die Kraft bewegt den Hebel um einen Winkel von 20 Grad. Da sowohl die Kraft als auch die Verschiebung ihres Angriffspunktes an jedem Punkt der Kreisbahn tangential zur Bahn sind, ist die Arbeit immer noch gleich der Kraft mal dem Weg, um den sich der Angriffspunkt der Kraft verschiebt.

Die Kraft verschiebt ihren Angriffspunkt um 20 Grad beziehungsweise um einen Radiant von 0,349 längs des Kreisbogens.

Wie in Kapitel 1 bereits erwähnt wurde, läßt sich die Länge eines Kreisbogens durch Verwendung von Radiant als Einheit des ebenen Winkels leicht berechnen. Die Länge eines Bogens ist der Radius des Kreises multipliziert mit dem Winkel des Bogens (in Radiant). Der Weg, um den sich der Angriffspunkt der Kraft in unserem Beispiel verschiebt, ist daher

$$\begin{aligned}\text{Weg} &= \text{Bogenlänge}\\ &= \text{Radius} \times \text{Winkel (Radiant)}\end{aligned} \tag{2.5}$$

Die Arbeit einer Kraft, die ihren Angriffspunkt längs eines Winkels mit einem Radiant von 0,349 verschiebt, ist daher

$$\begin{aligned}\text{Arbeit} &= \text{Kraft} \times \text{Radius} \times \text{Winkel}\\ &= 150\ \text{N} \times 10\ \text{m} \times 0{,}349\ \text{Radiant}\\ &= 523{,}5\ \text{J}\end{aligned}$$

Die Kraft multipliziert mit dem Radius ist das Drehmoment, das von der Kraft am Drehpunkt des Hebels erzeugt wird. Zur Berechnung der Arbeit, welche die Kraft verrichtet, indem sie den Hebel in eine Drehbewegung versetzt, kann daher auch folgende Gleichung herangezogen werden:

$$\text{Arbeit} = \text{Drehmoment} \times \text{Winkel} \tag{2.6}$$

wobei der Winkel in Radiant gemessen wird.

Diese Beziehung soll an einem weiteren Beispiel mit dem Sportgerät dargestellt werden. Anstelle einer isokinetischen Übung (Abb. 2.**2**) macht der Patient eine isotonische Übung, wobei das Trainingsgerät am Kniegelenk einen Drehmomentwiderstand von 50 Newtonmeter erzeugt. Wenn der Patient das Knie gegen diesen Widerstand um einen Winkel von 75 Grad (1,31 Radiant) beugt, beträgt die Arbeit, die von den ischiokruralen Muskeln zur Bewegung des Hebelarmes des Sportgeräts verrichtet wird, (nach Gleichung 2.6)

$$\begin{aligned}\text{Arbeit} &= 50\ \text{N} \cdot \text{m} \times 1{,}31\ \text{Radiant}\\ &= 65{,}5\ \text{J}\end{aligned}$$

2.4 Positive und negative Arbeit

Ein Muskel kann durch seine Verkürzung Arbeit verrichten und dabei eine gegen seine Ansatzstellen gerichtete Kraft ausüben. Dazu existiert auch ein biologisches Gegenstück, bei dem der Muskel ebenfalls Kraft gegen seine Ansatzstellen ausübt, die Ansatzstellen aber auseinanderweichen. Wenn die Ansatzstellen eines Muskels näher zusammenkommen (konzentrische Muskelkontraktion), verrichtet der Muskel Arbeit am Skelett. Weichen die Ansatzpunkte auseinander (exzentrische Muskelkontraktion), so leistet das Skelett Arbeit am Muskel. Der erste Fall, also wenn der Muskel Arbeit leistet, wird als *positive Muskelarbeit* bezeichnet. Im zweiten Fall, bei dem Arbeit am Muskel verrichtet wird, spricht man von *negativer Muskelarbeit*.

Die biomechanische Bedeutung der konzentrischen Muskelkontraktion liegt darin, daß sie dem Menschen Tätigkeiten ermöglicht, wie zum Beispiel sich fortzubewegen, zu klettern, Gegenstände anzuheben sowie Werkzeuge und Maschinen zu benutzen bzw. zu bedienen. Aufgrund der exzentrischen Muskelkontraktion ist der Mensch in der Lage, zum Beispiel Treppen hinunterzugehen, ein Gewicht auf den Boden abzusenken und Energie im Fall zu absorbieren.

Bei der exzentrischen Muskelkontraktion wird nur ein geringer Teil der negativen Muskelarbeit im Muskel selbst gespeichert. Abgesehen von der fast vollständigen Dehnung des Muskels wird die Arbeit größtenteils verteilt. Muskeln können während der exzentrischen Kontraktion große Energiemengen aufnehmen, da sie während einer großen Bewegung große Kräfte ausüben können.

2.5 Messung der Arbeitseffizienz

Die Lebensgrundlage aller Organismen ist die Umwandlung von chemischer Energie in mechanische Energie. Die parallel ablaufenden Vorgänge der Zellverjüngung und des Zellwachstums sowie der Metabolisierung von Nahrung zur Umwandlung gespeicherter chemischer Energie in Wärme sind abhängig von der mechanischen Zirkulation von Blut und Sauerstoff. Die mechanischen Vorgänge, die während der alltäglichen Tätigkeiten ausgeführt werden, sind daher mit Energieverbrauch verbunden. Zu unterscheiden ist hierbei zwischen dem Energieverbrauch, der unmittelbar durch die Tätigkeit (beispielsweise Gehen) bedingt ist, und dem Energieverbrauch, der mit der Aufrechterhaltung der Homöostase (beispielsweise Atmung, Durchblutung, Aufrechterhaltung der Körpertemperatur und Zellernährung) verbunden ist.

Da die gesamte Energieumwandlung im Körper mit der Oxidation von Nährstoffen einsetzt, kann der Körperstoffwechsel durch Messung der Sauerstoff- (und Kohlendioxid-)mengen in der eingeatmeten und ausgeatmeten Luft überwacht werden. Der Energieverbrauch einer ruhenden Person beispielsweise beträgt etwa 17 Kalorien/Minute/Kilogramm Körpermasse, was einem Sauerstoffverbrauch von etwa 3,4 Milliliter Sauerstoff/Minute/Kilogramm Körpermasse entspricht (1). Dies kann mit dem Energieverbrauch einer Person verglichen werden, die mit einer natürlichen, frei gewählten Geschwindigkeit (die üblicherweise als freie Geschwindigkeit bezeichnet wird) von etwa 80 Meter/Minute geht. Diese Person verbraucht etwa 12 Milliliter Sauerstoff/Minute/Kilogramm Körpermasse. Ein geeignetes Maß für die Gangeffizienz ist der Energieverbrauch, der für das Zurücklegen eines Meters notwendig ist. Analog dazu läßt sich der Benzinverbrauch eines Autos beschreiben. Wird der Benzinverbrauch durch die Masse des Autos dividiert, so erhält man in analoger Weise den Literverbrauch pro zurückgelegtem Kilometer pro Kilogramm.

Ein durchschnittlicher männlicher Erwachsener, der mit einer freien Geschwindigkeit von 80 Meter/Minute geht, verbraucht 0,15 Milliliter Sauerstoff/Meter/Kilogramm. Wenn ein Mensch schneller oder langsamer geht, als es seiner freien Geschwindigkeit entspricht, steigt der Energieverbrauch in der Regel deutlich an (1). Da Menschen nicht schnell genug gehen, als daß der Luftwiderstand die Energieeffizienz in signifikantem Maße beeinflussen würde, stellt sich die Frage, welche anderen Ursachen für dieses Phänomen verantwortlich sind. In Kapitel 1 wurde dargelegt, daß die Schwerkraft dazu beiträgt, das Bein während der Schwungbeinphase des Ganges zu beschleunigen und zu verlangsamen. Um die Beine schneller oder langsamer zu bewegen, als es dem natürlichen Rhythmus infolge der Schwerkraft (vergleichbar mit einem schwingenden Pendel) entspricht, sind größere Muskelkräfte erforderlich, und zwar zum einen für das erhöhte Beuge- oder Flexionsmoment im Hüftgelenk, um das Bein zu Beginn der Schwungphase zu beschleunigen, und zum anderen für das erhöhte Dehnungs- oder Extensionsmoment am Ende der Schwungphase, um das Bein zu verlangsamen. Ähnliche Verhältnisse herrschen beim langsamen Gehen. Größere Muskelkräfte sind zur Abbremsung der Beschleunigung des Beines zu Beginn der Schwungphase und zur stärkeren Verlangsamung am Ende der Schwungphase erforderlich. Somit ist der Anstieg des Energie- und Sauerstoffverbrauchs bei langsamer oder schneller Gehgeschwindigkeit darauf zurückzuführen, daß im Vergleich zum Gehen in optimaler Geschwindigkeit mehr Muskelaktivität notwendig ist.

Desgleichen verursacht eine Behinderung, die zu einer Gangasymmetrie führt, einen Anstieg der zum Gehen notwendigen mechanischen Energie, wie das folgende Beispiel verdeutlicht. Ein Patient, der Schmerzen im rechten Fuß hat und mit einer „normalen" freien Geschwindigkeit geht, verkürzt zur Verminderung seiner Schmerzen die Standphase des rechten Fuß und verlängert die Standphase des schmerzfreien linken Fußes. Die Schwungphase des rechten Beines ist notwendigerweise verlängert und erfordert daher eine ähnliche Muskelkontrolle wie das soeben beschriebene langsame Gehen. Das linke Bein hat eine kürzere Schwungphase, die mit dem Muster des schnellen Gehens vergleichbar ist. Jede der veränderten Schwungaktivitäten ist mit einem zusätzlichen Energieaufwand verbunden. Auch wenn der Patient mit „normaler" freier Geschwindigkeit geht, steigt der Energieaufwand in der Schwungphase jedes Beines. Andere Ursachen für einen gesteigerten Sauerstoffverbrauch sind Abweichungen der Beinstruktur und mangelnde funktionale Muskelkontrolle der Beinsegmente. Beispielsweise wurde ein erhöhter Sauerstoffverbrauch bei Patienten mit asymptomatischer angeborener Hüftluxation sowie bei Patienten mit einem künstlichen Hüftgelenk festgestellt (2). In beiden Fällen ist zumindest in einem Teil der Gliedmaßen eine größere Muskelkraft für die Bewegungssteuerung erforderlich. Die erhöhten Muskelkräfte erzeugen mehr Arbeit und führen daher zu einem gesteigerten Energieverbrauch.

Bei den zahlreichen Rehabilitationsverfahren, die eine Normalisierung des Gangmusters bezwecken, kann der Sauerstoffverbrauch als ein empfindlicher Indikator für den Normalisierungsgrad verwendet werden. Wie allgemein anerkannt ist, kann eine Person beliebig lange gehen, solange der Energieverbrauch 50 Prozent der aeroben Kapazität der Person nicht übersteigt. Auf dieser Grundlage können Behandlungsverfahren, die es dem Patienten ermöglichen, seinen Energieverbrauch unterhalb dieses Wertes halten, absolut gesehen, als zufriedenstellend betrachtet werden.

2.6 Gang

Die biomechanische Ganganalyse trägt in vielerlei Hinsicht zu einem besseren Verständnis der Fortbewegung bei. Das Gehen gehört zu den wichtigsten menschlichen Funktionen, und die Beeinträchtigung der Gehfähigkeit bedarf häufig einer Behandlung. Während viele Informationen über die Gangqualität durch einfache Beobachtung gewonnen werden, geht es hier um die denjenigen Aspekte, die durch Messung oder Analyse quantifiziert werden können.

Funktional läßt sich das Gehen als Aktivität beschreiben, mit der eine Person in einer allgemein aufrechten und stabilen Körperhaltung von Position A zu Position B gelangt. Die Mechanik des Ganges kann man sich als ein Kraftsystem zwischen Boden und Füßen vorstellen, das den Körper entlang seiner beabsichtigten Bahn führt. Mit diesem Kraftsteuerungssystem zwischen Boden und Füßen ist ein Kraft-Balance-System verbunden, das für die gewünschte aufrechte Haltung des Rumpfes und des Kopfes verantwortlich ist. Die folgenden Ausführungen befassen sich ausschließlich mit dem Steuerungssystem, das mit der Bodenreaktionskraft zusammenhängt.

Die Bodenreaktionskraft hat drei wichtige Funktionen: Fortsetzung der Bewegung in die gewünschte Richtung, Minimierung der Körperbewegung senkrecht zur Bewegungsrichtung und Aufrechterhaltung des Körperschwerpunktes in möglichst konstanter Höhe. Durch diese dritte Funktion wird der Energieaufwand des Ganges minimiert, da für das Anheben und Absenken des Körperschwerpunktes bei jedem Schritt Energie verbraucht würde, die aber nicht zur Vorwärtsbewegung des Körpers beitragen würde.

Nun sollen die Kräfte und Momente analysiert werden, die mit diesen drei Funktionen jeweils verbunden sind. Die

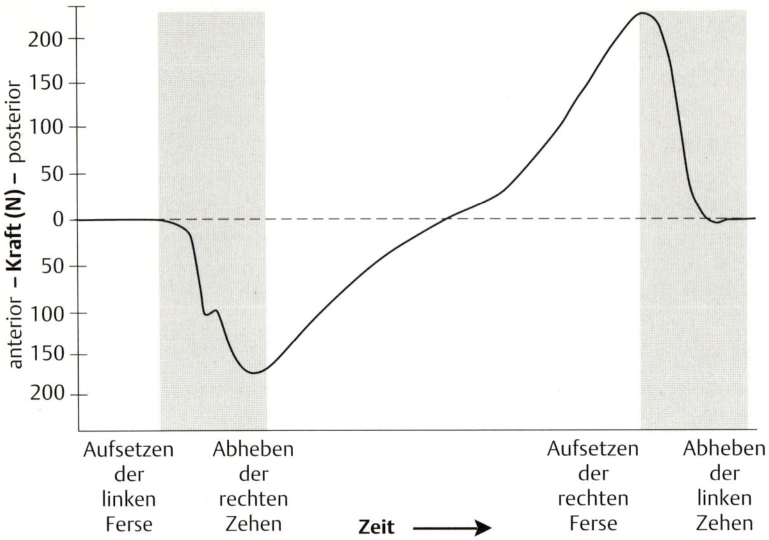

Abb. 2.7 Die nach vorne und hinten gerichteten horizontalen Komponenten der Bodenreaktionskraft wurden während der Standbeinphase des Ganges aufgezeichnet. Auch wenn die Person mit einer konstanten Geschwindigkeit geht, besitzt die Komponente der Bodenreaktionskraft in horizontaler Richtung sowohl anteriore als auch posteriore Komponenten. Die durchschnittliche Kraft für jedes Bein ist gleich Null.

Vorwärtsbewegung wird durch eine Veränderung der Vorwärtskomponente der Geschwindigkeit ausgelöst. Voraussetzung für diese Vorwärtsbeschleunigung ist, daß eine vorwärts gerichtete resultierende Bodenreaktionskraft auf die Füße wirkt. Wenn die Person mit einer freien Geschwindigkeit von 80 Meter/Minute (1,33 Meter/Sekunde) losgeht, kommt es innerhalb von 0,25 Sekunden zu einer Geschwindigkeitsänderung von 0 Meter/Sekunde auf 1,33 Meter/Sekunde. Eine resultierende Horizontalkraft ist erforderlich, die gleich der Körpermasse multipliziert mit der durchschnittlichen Beschleunigung ist. Die durchschnittliche Beschleunigung ist die Änderung der Geschwindigkeit (1,33 Meter/Sekunde) dividiert durch die dafür erforderliche Zeit (0,25 Sekunden). Bei einer Person mit einer Körpermasse von 70 Kilogramm beträgt die erforderliche Kraft (nach Gleichung 1.1)

$$\text{Kraft} = 70\ \text{kg} \times \frac{1{,}33\ \text{m/s}}{0{,}25\ \text{s}}$$
$$= 372\ \text{N}$$

Nach der Beschleunigung bewegt sich der Körper mit einer konstanten Geschwindigkeit weiter vorwärts. Da es zu keiner weiteren Beschleunigung in der Vorwärtsrichtung kommt, beträgt die resultierende Kraft, die während des Schrittzyklus auf den Fuß in der Vorwärtsrichtung wirkt, solange Null, bis die Person anhält oder die Richtung ändert. Das bedeutet, die Summe der über die Zeit gemittelten anterior gerichteten Bodenreaktionskraft beim Lösen der Zehen und der über die Zeit gemittelten posterior gerichteten Bodenreaktionskraft bei Aufsetzen der Ferse ist gleich Null.

Eine Graphik des Kraft-Zeit-Verlaufs der anterior und posterior gerichteten horizontalen Komponenten der Bodenreaktionskraft, die in einer Gangstudie eines Patienten während der Phase der konstanten Geschwindigkeit ermittelt wurden, ist in Abbildung 2.7 zu sehen. Die durchschnittliche anteriore Kraft ist gleich der Fläche unterhalb der Kurve dividiert durch die Zeit der Kraftanwendung. Das gleiche gilt für die posteriore Kraft. Beim

Vergleich dieser beiden Flächen stellt man fest, daß sie gleich groß sind; dies bedeutet, daß die durchschnittliche anteriore-posteriore Kraft gleich Null ist. Bei normalem Gang trifft dies auf beide Beine zu.

Das gleiche Argument kann für die geringfügige Geschwindigkeitsveränderung in medial-lateraler Richtung angeführt werden, wenn die Person geradeaus geht. In einem vollen Schrittzyklus muß die durchschnittliche Kraft für beide Beine in dieser Richtung Null sein (Abb. 2.**8**). Wie man bei Betrachtung des rechten Beines des Patienten feststellt, weisen die medial-lateralen Kräfte eine deutliche Asymmetrie auf, da der Patient eine medial gerichtete Kraft ausüben muß, um erst die Bewegung des Körperschwerpunktes zur rechten Seite abzubremsen und dann den Körperschwerpunkt rechtzeitig für die Standphase des linken Beines zur linken Seite zu verlagern. Diese medial gerichtete Kraft wird durch eine lateral gerichtete Kraft aufgehoben, wenn der Schwerpunkt für den nächsten Zyklus wieder über dem rechten Bein liegt. Es sei auch auf die Größe der medial-lateralen Kräfte für beide Beine hingewiesen. Diese Kraftkomponenten verursachen nämlich die Varus- und Valgusmomente am Knie-, Hüft- und oberen Sprunggelenk.

Um einen möglichst effizienten Gang zu erzielen, muß die vertikale Bewegung des Körperschwerpunktes zwischen den Schritten auf ein Minimum reduziert werden. Denn jegliche Muskelanstrengung zur Anhebung des Schwerpunktes ist verschwendet, wenn der Schwerpunkt anschließend wieder gesenkt wird. Diese Energie kann zwar zum Teil durch Kompensationsmechanismen auffangen werden; doch ist dazu die Beschleunigung und Verzögerung der Schwerpunktverschiebung notwendig. Wird der Schwerpunkt also während des ersten Teils der Standbeinphase des Ganges angehoben, vermindert sich dabei geringfügig die Vorwärtsgeschwindigkeit. Wird der Schwerpunkt während des letzten Teils der Standbeinphase gesenkt, so kommt es zu einer leichten Steigerung der Vorwärtsgeschwindigkeit (3).

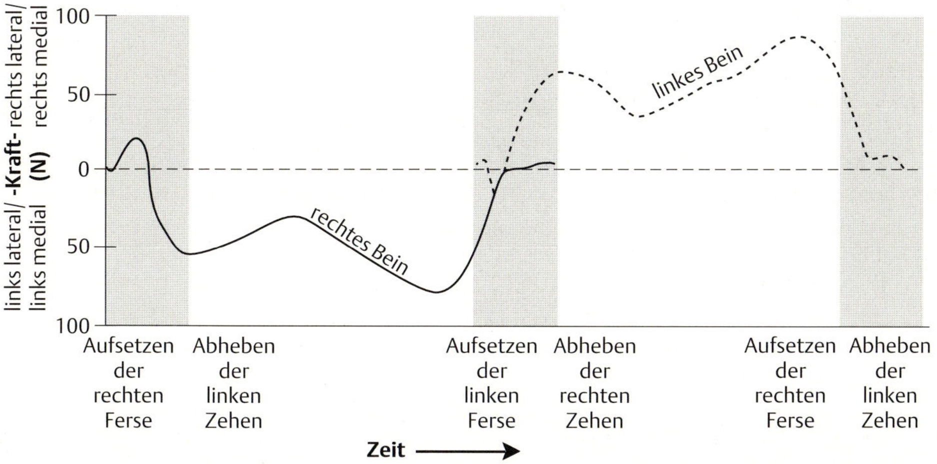

Abb. 2.**8** Zum gleichen Zeitpunkt, an dem die anterior und posterior gerichteten horizontalen Komponenten der Bodenreaktionskraft gemessen wurden (Abb. 2.7), wurden auch die medial-lateralen Kräfte aufgezeichnet. Obwohl die Person geradeaus ging, sind Komponenten der Bodenreaktionskraft sowohl in medialer als auch in lateraler Richtung festzustellen. Die durchschnittliche Kraft für beide Beine ist gleich Null.

2.7 Gelenkmomente, die durch die Bodenreaktionskraft hervorgerufen werden

Bei der Analyse der vertikal, anterior oder lateral gerichteten Bewegung wurde die Bodenreaktionskraft, die während der Standbeinphase des Ganges auf den Fuß einwirkt, bisher in Form ihrer drei orthogonalen Komponenten beschrieben. Bei der Untersuchung der Momente am Hüft-, Knie- und oberen Sprunggelenk kann man die Bodenreaktionskraft als Einzelvektor (Summe der Komponenten) im Raum betrachten, der im Kontaktzentrum zwischen Fuß und Boden entsteht und räumlich in Richtung des Standbeines weist. Beim Gehen beträgt die Bodenreaktionskraft gewöhnlich das 0,85- bis 1,15-fache des Körpergewichts. Sie ist somit wesentlich größer als die Schwerkraft, die direkt auf das untere Bein einwirkt (etwa ein Sechstel des Körpergewichts). Um einen Näherungswert des Drehmoments am Knie-, Hüft- oder oberen Sprunggelenk zu ermitteln, kann man die Schwerkraft am Bein vernachlässigen und nur das Moment betrachten, das von der Bodenreaktionskraft an einem dieser Gelenke erzeugt wird.

Zu Beginn der Standbeinphase wirkt die Bodenreaktionskraft posterior und lateral zum Kniegelenk (Abb. 2.**9**). Um also ein Einknicken des Knies zu verhindern, muß am Kniegelenk ein Dehnungsmoment und ein Varusmoment erzeugt werden. Das Dehnungsmoment wird durch den

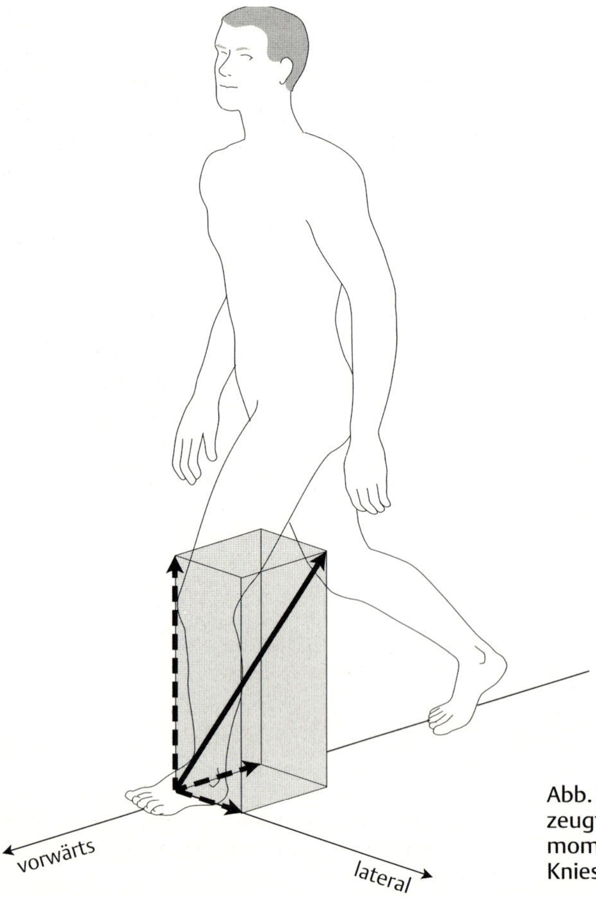

Abb. 2.**9** Zu diesem Zeitpunkt des Schrittzyklus erzeugt die Bodenreaktionskraft am Knie ein Flexionsmoment, da sie hinter dem Rotationszentrum des Knies verläuft.

M. quadriceps erzeugt, der über das Lig. patellae an seinem Ansatz an der Tibia zieht. Wenn die Wirkungslinie der Bodenreaktionskraft zu diesem Zeitpunkt des Schrittzyklus 0,1 Meter hinter dem Rotationszentrum des Kniegelenks verläuft und die Gegenkraft 700 Newton beträgt, ergibt sich ein Beuge(r)moment von 70 Newtonmeter. Um dieses Moment mit einem Dehnungsmoment gleicher Größenordnung auszugleichen, muß die am Kniescheibenband erzeugte Kraft, die in einer Entfernung von 0,05 Meter vom Berührungspunkt im Kniegelenk wirkt, gleich

$$\text{Kraft}_{\text{Lig Pat}} = \frac{70\ \text{N} \cdot \text{m}}{0{,}05\ \text{m}} = 1400\ \text{N}$$

sein. Das von der Bodenreaktionskraft erzeugte Valgusmoment wird durch ein Varusmoment, das durch die Gelenkkontaktkraft hervorgerufen wird, ausgeglichen (siehe Kapitel 3, Seite 57).

2.8 Dezelerationstrauma der Halswirbelsäule

Die Beschleunigung und Verzögerung des Rumpfes erfolgt in der Regel durch die relativ langsame Einwirkung einer mäßigen Kraft. Dies trifft beispielsweise auf die Disziplinen der Leichtathletik zu. Bei Kontaktsportarten hingegen treten Situationen auf, in denen die Kräfte, die den Rumpf beschleunigen bzw. abbremsen, zu schweren Verletzungen führen können. Ein berühmt-berüchtigtes Beispiel ist das Halswirbelsäulentrauma, das American-Football-Spieler mitunter bei Angriffen mit dem Kopf erleiden (4). Dieselbe Verletzung kann auch durch einen Kopfsprung in ein flaches Gewässer verursacht werden, wenn der Kopf zuerst gegen den Boden stößt. Auch Eishockeyspieler, die mit dem Kopf voran in die Seitenbanden rutschen, werden Opfer dieses Verletzungsmechanismus. Die Verletzungen sind in diesen Fällen auf die Kräfte zurückzuführen, die in der Halswirbelsäule zur Abbremsung des Rumpfes entstehen.

Ein Verteidiger beim American Football, der den ballführenden Spieler angreift (Abb. 2.**10**), beispielsweise, hat im Moment des Aufpralls seinen Kopf gesenkt, wodurch die lordotische Krümmung der Halswirbelsäule aufgehoben ist. Er stößt mit dem oberen Teil des Helms gegen den Oberschenkel des anderen Spielers. Zum Zeitpunkt des Zusammenstoßes bewegt sich der Verteidiger mit etwa 5 Meter pro Sekunde, der andere Spieler hat etwa dieselbe Geschwindigkeit. Während der folgenden 20 Millisekunden kommt zuerst der Helm und etwa 3 bis 4 Millisekunden später der Kopf des Verteidigers zum Stillstand.

Der Weg bis zur Beendigung der Vorwärtsbewegung des Kopfes beträgt etwa 3 Zentimeter; dies ist der Weg, um den sich die Polsterung im Helm zusammendrücken läßt. Zur Berechnung der mittleren Kraft, die zur Abbremsung des Kopfes erforderlich ist, kann Gleichung 2.4 herangezogen werden. Da der Abbremsweg (0,03 Meter) und die Abnahme der Geschwindigkeit über diesen Weg (5 Meter /Sekunde) bekannt sind, kann die mittlere Dezeleration berechnet werden:

$$\text{mittlere Dezeleration} = \frac{\text{Geschwindigkeit}^2}{2 \times \text{Weg}} = \frac{(5\ \text{m/s})^2}{2 \times 0{,}03\ \text{m}} = 417\ \text{m/s}^2$$

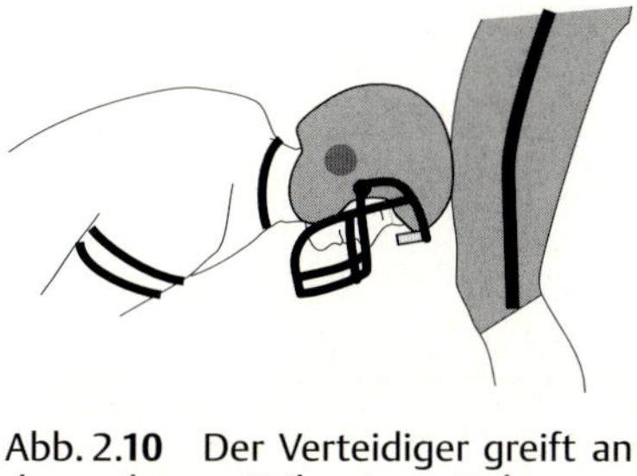

Abb. 2.**10** Der Verteidiger greift an und prallt mit dem oberen Teil seines Helmes gegen das Bein des ballführenden Spielers.

Nun kann die mittlere Kraft berechnet werden, die zur Abbremsung des Kopfes notwendig ist. Die Masse des Kopfes beträgt etwa 5 Kilogramm. Gemäß Gleichung 1.1 ist die mittlere Kraft die Masse des Kopfes multipliziert mit der mittleren Dezeleration:

$$\text{mittlere Kraft} = 5\ \text{kg} \times 417\ \text{m/s}^2 = 2085\ \text{N}$$

Nach Abbremsung des Kopfes schränkt der Schädel die Bewegung des ersten Halswirbels ein, der wiederum durch die übrigen Halswirbel in Richtung Kopf gedrückt wird. Der siebte Halswirbel (C7) wird in seiner Bewegung durch C6 behindert, aber vom Rumpf auch in Richtung des Kopfes gedrückt. Dadurch entsteht eine Kompressionskraft an C7, da er sich tendenziell langsamer bewegt als der Rumpf. Umgekehrt geht von C7 eine Kraft auf den Rumpf aus, um die Geschwindigkeit des Rumpfes abzubremsen.

Aufgrund des Helmpolsters hat der Kopf einen Abbremsweg von 3 Zentimeter. In aufrechter Position kann sich die Halswirbelsäule etwa um 2 Zentimeter komprimieren, bevor es zu einer Verbiegung und einer akuten lokalen Hyperflexion kommt. Damit verfügt der Rumpf über einen Abbremsweg von nur insgesamt 5 Zentimeter, bevor es zu einer Verletzung der Halswirbelsäule kommt. Zur Kompression der Halswirbelsäule um 2 Zentimeter ist eine Kraft von etwa 5000 Newton erforderlich. Jede größere Kraft verursacht eine Verletzung der Bandscheiben oder Wirbelkörper und führt zu einer Verbiegung der Halswirbelsäule.

Nun soll die Änderung der Geschwindigkeit des Rumpfes ermittelt werden, wenn der Rumpf einen Weg von 5 Zentimeter zurücklegt und die Halswirbelsäule eine mittlere Abbremskraft von 2500 Newton erzeugt. Die mittlere Abbremskraft erhält man, indem der Durchschnitt der maximalen Kraft, die die Halswirbelsäule erzeugen kann (5000 Newton), und der anfänglichen Kraft (0 Newton) berechnet wird. Die Masse des Rumpfes des Verteidigers betrage 35 Kilogramm. Nach Gleichung 1.1 ist die mittlere Abbremsung des Rumpfes gleich der mittleren Abbremskraft des Rumpfes dividiert durch die Masse des Rumpfes:

$$\text{mittlere Dezeleration} = \frac{2500\ \text{N}}{35\ \text{kg}} = 71{,}4\ \text{m/s}^2$$

Aufgrund dieser durchschnittlichen Abbremsung, die während der Bewegung des Rumpfes um 5 Zentimeter eintritt, wird die Geschwindigkeit (nach Gleichung 2.4) reduziert um

$$\text{Geschwindigkeit}^2 = 2 \times 71{,}4\ \text{m/s}^2 \times 0{,}05\ \text{m} = 7{,}14\ \text{m}^2/\text{s}^2$$

$$\text{mittlere Abnahme der Geschwindigkeit} = 2{,}7\ \text{m/s}$$

Zu dem Zeitpunkt also, an dem die Halswirbelsäule maximal komprimiert ist, ohne daß es zu einer Verletzung kommt, hat der Rumpf seine Geschwindigkeit nur etwa um die Hälfte reduziert. Außerdem hat sich die Geschwindigkeit des ballführenden Spielers nur unwesentlich vermindert. Dies bedeutet, der Rumpf komprimiert die Halswirbelsäule über ihren kritischen Punkt hinaus – mit katastrophalen Folgen.

Literatur

1. Inman, V. T., Ralston, H. J., Todd, F.: Human walking. Williams & Wilkins, Baltimore 1981 (S. 62–69).
2. Otis, J. C., Lane, J. M., Kroll, M. A.: Energy cost during gait in osteosarcoma patients after resection and knee replacement and after above-the-knee amputation. J Bone Joint Surg 67A (1985) 606 – 611.
3. Inman, V. T., Ralston, H. J., Todd, F.: Human walking. Williams & Wilkins, Baltimore 1981 (S. 39).
4. Otis, J. C., Burstein, A. H., Torg, J. S.: Mechanisms and pathomechanisms of athletic injuries to the cervical spine. In Torg, J.S.: Athletic injuries to the head, neck, and face. 2nd ed., Mosby Year Book, St. Louis 1991 (S. 438–456).

3. Gelenkstabilität

3.1 Definitionen der Gelenkstabilität

3.1.1 Gelenkstabilität in der Bewegungsebene

Da der Stütz- und Bewegungsapparat für die Steuerung der Bewegung zuständig ist, kann jeder Faktor, der die Bewegung der Diarthrosen beeinflußt, entscheidende Auswirkungen auf die Leistungsfähigkeit des Skelettsystems haben. Der Begriff Gelenkstabilität ist eng mit dem Begriff Gelenkbeweglichkeit verknüpft.

Ganz allgemein kann Gelenkstabilität definiert werden als die Fähigkeit eines Gelenks, über den gesamten Bewegungsspielraum hinweg eine adäquate funktionelle Position einzunehmen.

Ein Gelenk ist also stabil, wenn es bei Bewegungen innerhalb des normalen Bewegungsspielraums mit den erforderlichen funktionellen Lasten ohne Schmerzen beansprucht werden kann und auf seinen knorpeligen Gelenkflächen Gelenkkräfte von normaler Intensität hervorruft.

Stabile Gelenke zeichnen sich durch mehrere besondere Eigenschaften aus. Die Gelenkkörper berühren sich an den knorpeligen Gelenkflächen. Bei normalen, stabilen Gelenken treten anscheinend keine Randbelastungen auf. Stabile Gelenke haben für jede bestimmte funktionelle Belastung eine Gleichgewichtsstellung. Bei allmählich steigenden funktionellen Belastungen kommt es nicht zu unvermittelten, starken Änderungen der Position des Gelenkkontaktes. Auch kleine Richtungsänderungen der funktionellen Lasten rufen keine starken, plötzlichen Änderungen der Gelenkkontaktposition hervor. Wenn beispielsweise ein Flexionsmoment auf das Kniegelenk wirkt, sollte ein kleines tibiales Drehmoment keine plötzliche, große Drehbewegung hervorrufen.

3.1.2 Gelenkstabilität in der Transversalebene

Einige Gelenke, beispielsweise das Hüftgelenk, zeichnen sich durch eine große Beweglichkeit in nahezu allen Richtungen aus. Die Bewegung anderer Gelenke, zum Beispiel des Kniegelenks, läuft vorwiegend in einer Hauptrichtung ab, etwa in der Ebene der Vorwärtsbewegung. Die oben aufgeführte Definition der Gelenkstabilität gilt für alle Bewegungsrichtungen; das heißt, die Stabilitätskonzepte gelten nicht nur in der Hauptrichtung, sondern auch in den anderen Richtungen. Das Kniegelenk zum Beispiel gestattet große Flexions- und Extensionsbewegungen, aber nur begrenzte Varus- und Valgusdrehbewegungen beziehungsweise Innen- und Außenrotationen. Daher kann der Stabilitätsbegriff, der für die Bewegungsebene definiert wurde, zur Anwendung auf die Transversalebene modifiziert werden.

In dieser Ebene ist ein Gelenk stabil, wenn es zwischen den artikulierenden Flächen eine adäquate minimale Kontaktkraft im gesamten funktionellen Bewegungsspielraum des Gelenks erzeugt. Gelenkstabilität ist die Fähigkeit, laterale Translations- und Rotationsbewegungen so zu kontrollieren, daß der Kontakt innerhalb des nichtperipheren, zentral gelegenen Bereichs des Gelenkknorpels gewahrt wird, aber dennoch eine funktionelle Beweglichkeit in der normalen Bewegungsebene möglich ist.

Mit Hilfe dieser Stabilitätsdefinitionen können nun instabile Gelenke erkannt werden. Ein Kniegelenk, das wegen einer großen, anomalen posterioren Beweglichkeit der Tibia relativ zum Femur keine volle Flexionsbewegung ausführen kann, ist instabil ebenso wie ein Kniegelenk, das wegen einer anomalen Tibiarotation nicht voll gebeugt werden kann. Ein Kniegelenk ist auch instabil, wenn der Mittelbereich der Patella bei der Kniebeugung mit dem lateralen Randbereich der Fossa intercondylaris des Femurs artikuliert.

3.2 Mechanismen der Gelenkstabilität

3.2.1 Mechanismen in der Bewegungsebene

Der passivste Stabilisierungsmechanismus zur Einschränkung der Gelenkbewegung besteht darin, daß die Lage der Gelenkkontaktkraft durch die Krümmung der Gelenkkontaktflächen bestimmt wird. Wie in Kapitel 1 (Seite 10) angemerkt wurde, entstehen bei Berührung zweier Gelenkflächen Druckkräfte, die im Winkel von 90 Grad zu den Kontaktflächen ausgerichtet sind. Wegen des äußerst geringen Reibungskoeffizienten zwischen den Gelenkflächen sind die Kontaktkraft und die Berührungsfläche sowohl bei unbewegten als auch bei sich bewegendem Gelenk senkrecht zueinander ausgerichtet. Wie auch bereits in Kapitel 1 festgestellt wurde, hängt die Richtung der Gelenkkraft bei jeder funktionellen Beanspruchung von dem Betrag und der Richtung der funktionellen Last und der dafür benötigten Muskelkraft ab. Für jede Tätigkeit (siehe Abbildungen 1.**12b**, 1.**14** und 1.**15**) gibt es daher eine funktionelle Last und eine entsprechende Muskelkraft, für die zusammen ein bestimmter Betrag und eine bestimmte Richtung der Gelenkkraft erforderlich ist.

Im folgenden soll untersucht werden, wie die Gelenkkraft hervorgerufen wird. Am einfachsten und direktesten kann die Gelenkkraft durch Kompression der beiden artikulierenden Gelenkflächen erzeugt werden. In Abbildung 3.**1a** ist ein hypothetisches Gelenk und die erforderliche Gelenkkraft dargestellt. Nun stellt sich die Frage, ob die notwendige Gelenkkraft allein durch den Gelenkdruck aufgebracht

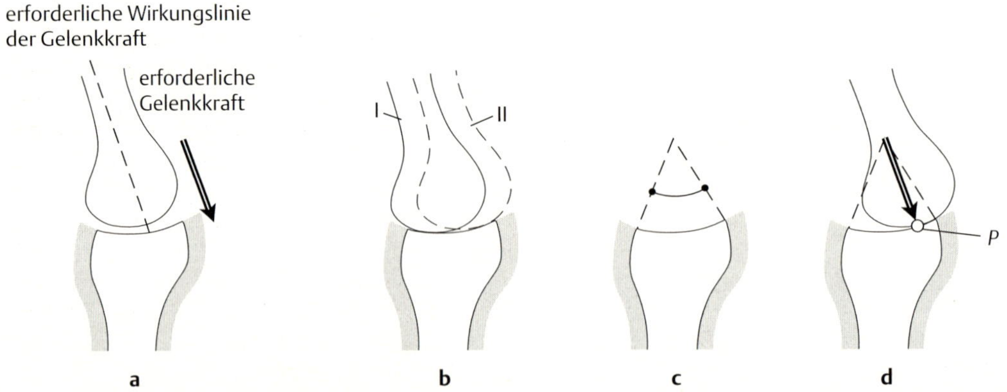

Abb. 3.1 **a** Das Gelenk muß bei konstantem Flexionswinkel die hier dargestellte Gelenkkraft erzeugen. **b** Für den erforderlichen Flexionswinkel kann das Gelenk alle stabilen Positionen zwischen Position I und Position II einnehmen. **c** Mögliche Ausrichtungen der Gelenkkraft, die allein durch den Gelenkkontakt hervorgerufen werden können. **d** Das Gelenk sucht die Kontaktposition, in der die Senkrechte auf den Berührungsflächen am Kontaktpunkt (*p*) in der erforderlichen Richtung verläuft.

werden kann. Wie in Abbildung 3.**1b** zu sehen ist, werden bei der Bewegung des oberen Gelenkanteils von Position I zu Position II alle definitionsgemäß potentiell stabilen Kontaktflächen abgedeckt. In Abbildung 3.**1c** sind Linien eingezeichnet, die senkrecht auf den Gelenkflächen an den äußeren Punkten des stabilen Gelenkkontaktbereichs stehen. In diesen Extrempositionen können die Gelenkflächen Gelenkkräfte in den angegebenen Richtungen bewirken. Diese am Berührungspunkt senkrecht zu den Gelenkflächen stehenden Geraden stellen die Grenzen der möglichen Ausrichtungen der Gelenkkräfte dar. Bei Betrachtung der erforderlichen Gelenkkraft stellt man fest, daß sie innerhalb der Begrenzungen der beiden Extremausrichtungen fällt. Wenn die Gelenkflächen wie in Abbildung 3.**1d** ausgerichtet sind, läßt der Kontaktpunkt (*p*) eine Gelenkdruckkraft zu, die mit der Richtung der erforderlichen Gelenkkraft übereinstimmt. Folglich kann das Gleichgewicht durch eine Gelenkkraft hergestellt werden, die ausschließlich durch die Gelenkdruckkraft erzeugt wird. Das Gelenk arbeitet unter stabilen Verhältnissen, da es alle genannten Stabilitätsbedingungen erfüllt.

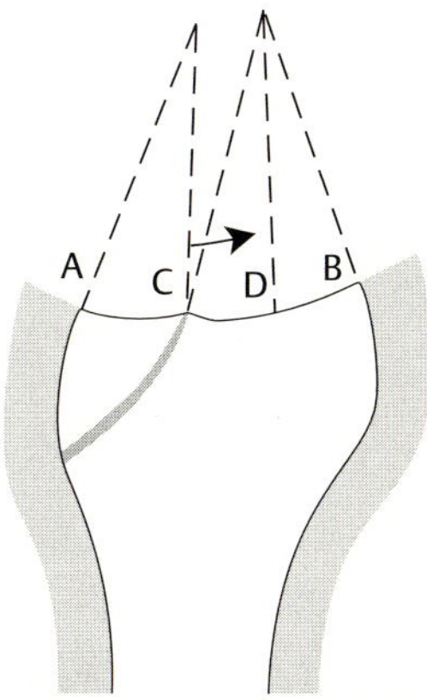

Abb. 3.**2** Ein Gelenk mit einer Diskontinuität. Der Ausrichtungsspielraum ist durch die Linien *A* und *B* begrenzt. Eine geringfügige Änderung des Gelenkkontakts in Position *C* hat eine große Verschiebung der Berührungsfläche von *C* nach *D* zur Folge. Die Ausrichtung in Position *D* unterscheidet sich nur geringfügig von der Ausrichtung in Position *C*.

In diesem Beispiel wird das Gelenk durch die Krümmung seiner Kontaktflächen stabilisiert. Dies ist ein passiver Mechanismus. Die Gelenkkrümmung kann nicht unvermittelt oder willkürlich geändert werden kann. Das Gelenk sucht unwillkürlich eine Kontaktposition, in der eine adäquat ausgerichtete Gelenkkraft erzeugt werden kann. Bei geringer Gelenkbewegung ohne abrupte Änderung der funktionellen Belastung kommt es infolge der geringfügigen Richtungsänderung der Gelenkkraft zu kleinen Bewegungen der Gelenkflächen, da sie eine Kontaktposition entlang des Krümmungsradius anstreben.

Gelenke, die infolge einer Fraktur abrupte Änderungen der Oberflächenkrümmung aufweisen, sind unter Umständen nicht stabil. In Abbildung 3.**2** ist ein Gelenk dargestellt, dessen normale Gelenkkrümmung sich nach Ausheilung einer Kompressionsfraktur verändert hat. Nach wie vor reicht der Radius der möglichen Ausrichtungen der Gelenkkraft von Position *A* bis Position *B*. Verschiebt die Gelenkkraft aber während eines funktionellen Zyklus ihren Ansatzpunkt und damit ihre Ausrichtung von Position *C* zu Position *D*, so kommt es zu einer plötzlichen Bewegung der Gelenkflächen, da die Kontaktflächen von *C* nach *D* springen. Trotz artikulierender Gelenkflächen können geringe Veränderungen der Gelenkflächen, beispielsweise Vorsprünge oder andere Diskontinuitäten, das Gelenk dennoch instabilisieren. In diesem Fall führt die Instabilität bei geringen oder allmählichen Veränderungen der funktionellen Last zu starken oder unvermittelten Veränderungen der Gelenkposition.

Die durch die Gelenkflächenkrümmung bedingte Stabilität ist je nach Gelenk sehr unterschiedlich. Wegen des großen Innenwinkels des Acetabulums kann das

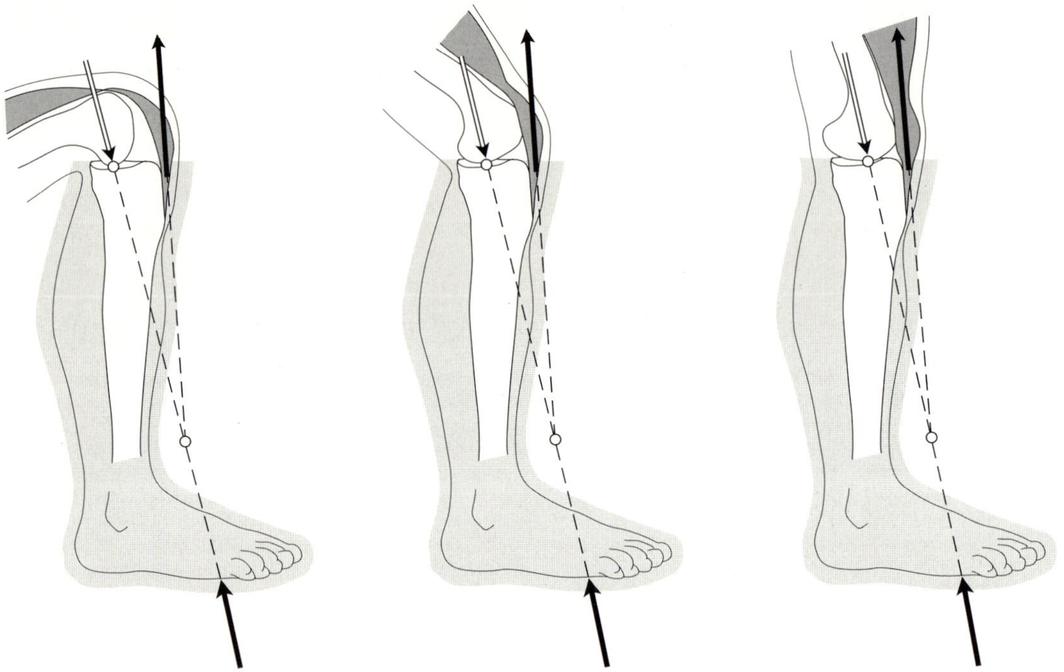

Abb. 3.**3** Bei konstanter funktioneller Belastung verschieben sich Richtung und Angriffspunkt der Gelenkkraft ungeachtet der Kniegelenkstellung nur geringfügig, da sich die Wirkungslinie der Muskelkraft nur unwesentlich verändert.

Hüftgelenk bei jeglicher Ausrichtung der erforderlichen Gelenkkräfte Druckkräfte hervorrufen. Während das Schultergelenk zwar in seinem Bewegungsumfang mit dem Hüftgelenk vergleichbar ist, ist der Ausrichtungsspielraum der druckerzeugenden Gelenkkontaktkraft aufgrund des relativ kleinen Innenwinkels der Schulterpfanne wesentlich eingeschränkter.

In den meisten Fällen kann die Gelenkkraft bei statischer Beanspruchung durch eine Gelenkdrucklast erzeugt werden. Die Wirksamkeit dieses Mechanismus ist zum Teil auf die geometrischen Verhältnisse der Ansatzpunkte der Muskeln im Bereich des Gelenks zurückzuführen. Als Beispiel betrachte man das Kniegelenk in voller Flexions-, teilweiser Flexions- und voller Extensionsstellung (Abb. 3.**3**): Eine der beiden Gelenkflächen, das Tibiaplateau, hat eine wesentlich gleichmäßigere Oberflächenkrümmung. Da die Ausrichtung der Gelenkkraft, wie in Kapitel 1 ausgeführt wurde, hauptsächlich von der Richtung der Muskelkraft abhängt, ist es von Vorteil, daß das Lig. patellae relativ zum Tibiaplateau ausgerichtet ist. Die Richtung der Kraft des Lig. patellae relativ zur Tibia ändert sich während der Kniegelenkbewegungen nur geringfügig. Wie aus der Abbildung hervorgeht, wirkt eine konstante Kraft auf den Fuß. Die für das Gleichgewicht erforderliche Gelenkkraft ändert sich in ihrer Ausrichtung relativ zum Tibiaplateau nur wenig. In allen drei Positionen kann die Gelenkkraft durch eine Gelenkdrucklast hervorgerufen werden.

Führt man eine ähnliche Analyse für den Femur durch, so stellt man fest, daß die Richtung der Gelenkkontaktkräfte in bezug auf die distalen Femurkondylen relativ großen Schwankungen unterliegen kann (Abb. 3.**4**). Nun werden – genauso

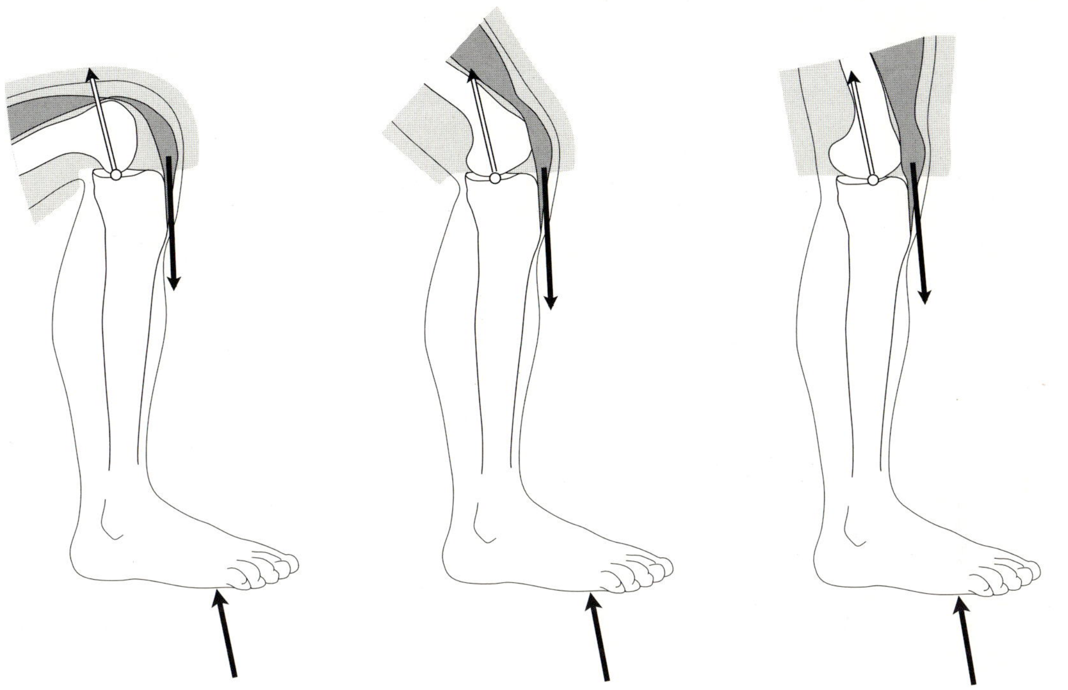

Abb. 3.4 Die am Femur angreifende Gelenkkontaktkraft ändert ihre Ausrichtung relativ zum Femur erheblich. Dies ist größtenteils darauf zurückzuführen, daß sich die Ausrichtung des Lig. patellae in bezug zum Femur während der normalen Gelenkbewegungen ändert.

wie vorher beim Tibiaplateau – die Kraft des Lig. patellae und ihre Ausrichtung relativ zum Femur analysiert. Zu beachten ist dabei, daß sich bei der Knieflexion die Ausrichtung der Patellarsehne in Bezug zur Femurachse erheblich ändert. Bei genauer Beobachtung stellt man jedoch fest, daß diese Kraft im wesentlichen parallel zu der Linie gerichtet ist, die an ihrem Kontaktpunkt mit der Tibia senkrecht zu den Femurkondylen verläuft. Folglich gehen die vielfältigen Gelenkkontaktstellungen auf dem Femurkondylus während der Extensionsbewegung mit ähnlich vielen unterschiedlichen Muskelkraftrichtungen einher und sind damit eng verbunden.

Muskelkräfte haben eine sekundäre gelenkstabilisierende Wirkung. Bei einem Schultergelenk in Abduktionsstellung (Abb. 3.**5**) beispielsweise wird ein Widerstand gegen die funktionelle Adduktionslast durch Kontraktion des M. deltoideus erzeugt. Geringe Änderungen der Richtung und Größe der funktionellen Last bewirken geringe Änderungen der Richtung der Gelenkkraft. Da die Schulterpfanne eine etwas größere Krümmung hat als der Humerus, kommt es zu einer leichten Verschiebung des Humerus, wenn das Gelenk seine stabile Stellung sucht. Wenn die erforderliche Reaktionskraft auf den Humerus schräg von oben einwirkt, gleitet der Humerus auf der Fläche der Schulterpfanne nach inferior und sucht eine neue Gleichgewichtsposition. Damit ändert sich auch die Ausrichtung der Kraft der Deltoideussehne relativ zum Humerus, wobei sich der Betrag dieser Kraft von der Muskelkraft, die zum Ausgleich der Adduktionslast notwendig ist, nur geringfügig unterscheidet. Aufgrund dieser kleinen Änderung der Humerusbelastung ändert sich die erforderliche Gelenkkraft um den gleichen Betrag. Infolge dieser Änderung der erforderlichen Gelenkkraft ist es möglich, ein Gleichgewicht durch die Gelenkkontaktlast herzustellen, ohne daß eine Berührung am äußeren distalen inferioren Rand der Schulterpfanne notwendig wäre.

Dieser Mechanismus verbindet zwei allgemeine Faktoren der Gelenkgeometrie miteinander. Zum einen muß ein Gelenk eine relative Bewegung erfahren, um den Angriffspunkt und damit die Richtung der Gelenkkraft zu ändern. Zum anderen bewirkt die kleine Änderung der relativen Gelenkflächenposition signifikante Änderungen der Ausrichtung der resultierenden Muskelkraft. Wenn sich beispielsweise die funktionelle Belastung des Fingergelenks aus Abbildung 3.**6** ändert, bewegt sich der Kontaktpunkt der Gelenkflächen von superior nach inferior. Ohne Änderung des Flexionswinkels kann es zu einer entsprechend starken Richtungsänderung der resultierenden Muskelkraft kommen. Diese Aussage sollte allerdings von der vorherigen Feststellung bezüglich der relativ konstanten Richtung der Muskelkraft im gesamten Bewegungsumfang unterschieden werden. Die signifikanten Änderungen der Muskelkraftausrichtung werden nicht durch diese großen Rotationen (typischerweise 90 Grad oder mehr) verursacht, sondern vielmehr durch die parallel zur Berührungsfläche gerichtete Bewegung des Kondylus, während das Gelenk eine stabile Position sucht.

Neben der Gelenkoberflächengeometrie und den Muskelkräften bewirken auch die passiven Bandkräfte eine Gelenkstabilisierung. Die Aufgabe, einerseits Gelenk-

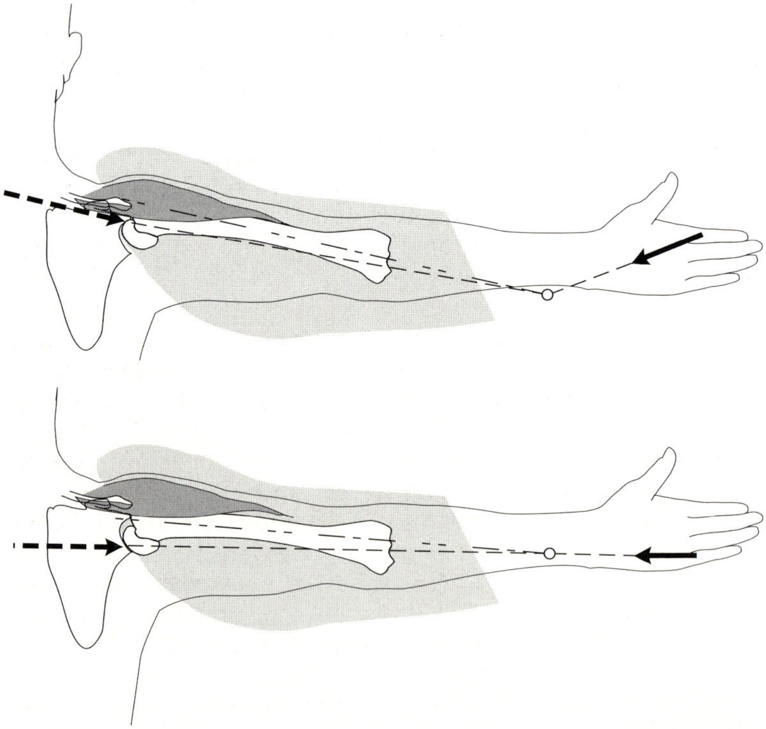

Abb. 3.**5** Bei der hier dargestellten funktionellen Last, also bei abduziertem Arm, wird die Gelenkkraft durch eine Gelenkdrucklast des superioren Teils der Schulterpfanne erzeugt. Bei einer kleinen Änderung der Ausrichtung der funktionellen Last bewegt sich der Humeruskopf nach inferior, womit sich die Ausrichtung des M. deltoideus relativ zum Humerus ändert; ein Gelenkgleichgewicht wird mit einer Gelenkdrucklast auf dem inferioren Rand der Schulterpfanne erreicht.

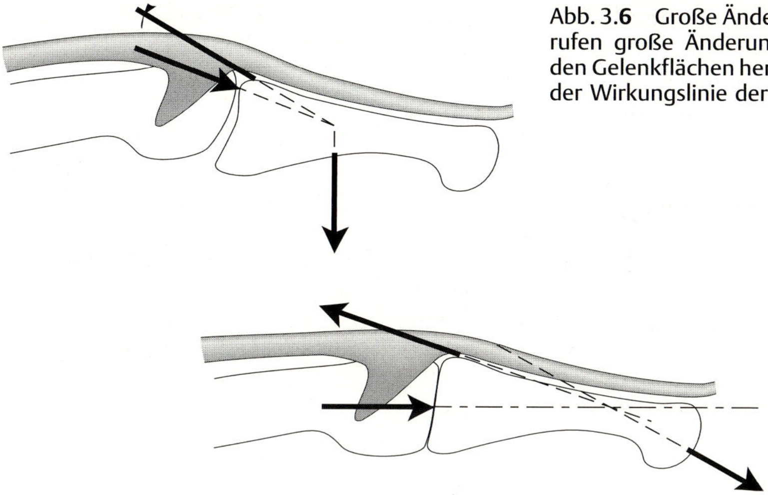

Abb. 3.6 Große Änderungen der funktionellen Last rufen große Änderungen des Kontaktpunktes auf den Gelenkflächen hervor. Dies kann zu Änderungen der Wirkungslinie der Muskelkraft führen.

stabilität zu bewirken und andererseits dennoch eine uneingeschränkte Beweglichkeit zu ermöglichen, stellt besondere Anforderungen an die Bandeigenschaften und -geometrie. Beispielsweise entwickeln die Bänder bei passiver, normaler Gelenkbewegung keine nennenswerte Zugkraft. Jede Kraft, die ein Band zur Gelenkstabilisierung erzeugt, ist auf geringfügige Unterschiede zwischen lastinduzierten und passiv induzierten Gelenkbewegungen zurückzuführen.

Der gelenkstabilisierende Mechanismus der Bänder in der Bewegungsebene beruht auf einer hemmenden Kraft in der Bewegungsrichtung. Dieser Mechanismus läßt sich exemplarisch am Kniegelenk veranschaulichen (Abb. 3.7). In der dargestellten Situation erzeugt die äußere funktionelle Last eine Gelenkkraft, die nicht senkrecht zum Tibiaplateau gerichtet ist, selbst dann nicht, wenn der Femur die Tibia in der Nähe des anterioren Plateaurandes berührt.

Zur Erzeugung der erforderlichen Gelenkkraft gleitet der Femur auf der Tibia nach anterior, wobei das hintere Kreuzband gedehnt und dadurch eine Zugkraft erzeugt wird. Diese Zugkraft des Bandes stellt die fehlende Komponente der Gelenkkraft bereit. Daher bleibt das Gelenk stabil, da es nur eine Bewegung von 2 bis 3 Millimeter erfahren hat und dabei den Kontakt seiner Berührungsflächen gewahrt hat. Auf ähnliche Weise wird durch posteriore Bewegung des Femurs relativ zur Tibia das vordere Kreuzband gedehnt.

Der gelenkstabilisierende Mechanismus, der auf der Bewegung des Kontaktpunktes entlang der Gelenkflächenkrümmung basiert, setzt voraus, daß die Kreuzbänder eine gewisse relative anteriore und posteriore Gelenkbewegung ohne ligamentäre Zugkraft zulassen. Dies bedeutet, daß im Mittelbereich des Gelenkflächenkontakts eine anteroposteriore Kniebewegung ohne Anspannung des Bandes möglich sein sollte. Bei einer Bewegung in eine extreme anteriore oder posteriore Gelenkkontaktstellung sollte die ligamentäre Zugkraft jedoch allmählich zunehmen und eine weitere Gelenkbewegung über den äußersten Punkt des Gelenkflächenkontakts hinaus wirksam verhindern. Zusammenfassend kann festgestellt werden: Für diesen ersten Gelenkstabilisierungsmechanismus ist es wichtig, daß das Band eine „tote" Zone hat, in der das Gelenk je nach Gelenkkrümmung und Richtung der Gelenkkraft ungehindert eine stabile Position einnehmen kann. Fällt

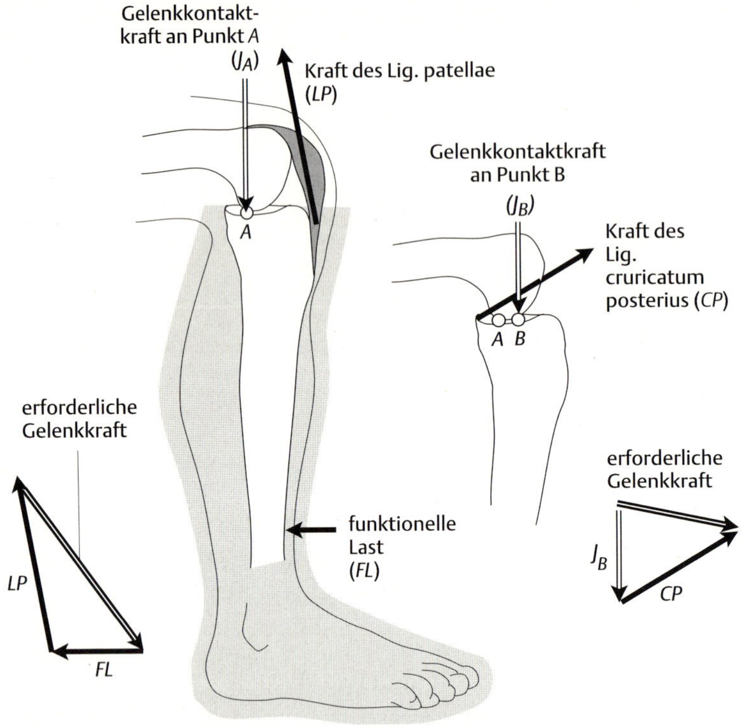

Abb. 3.7 In der dargestellten Kontaktposition (Punkt *A*) kann die Gelenkkontaktkraft nicht die erforderliche Gelenkkraft erzeugen. Wenn der Femur am Kontaktpunkt *B* angelangt ist, dehnt sich das hintere Kreuzband und zieht anterior und proximal an der Tibia. Diese beiden Kräfte (J_B und *CP*) ergeben zusammen die erforderliche Gelenkkraft.

die Gleichgewichtsposition nicht in diesen Mittelbereich, so muß bei zunehmendem Bewegungsausschlag des Gelenks eine ligamentäre Zugkraft entwickelt werden, die direkt zur Gelenkstabilisierung beiträgt. An menschlichen Leichenpräparaten wurden die Zugkräfte, die im vorderen Kreuzband durch simulierte passive und aktive Kniebewegung erzeugt wurden, gemessen (1) (Abb. 3.**8**). Für diese Bewegungen wäre erwartungsgemäß keine Kreuzbandkraft zur Gelenkstabilisierung notwendig. Bemerkenswert ist der große Bewegungsbereich, innerhalb dessen keine Kraft des vorderen Kreuzbandes nachgewiesen wurde.

Es erweist sich als vorteilhaft, wenn die stabilisierenden Bandkräfte möglichst nach der Richtung der relativen Gelenkflächenbewegung ausgerichtet sind. Wenn ein Band eine anteroposteriore Bewegung verhindern soll, muß es primär anteroposterior ausgerichtet sein. Wenn die Zugkräfte des Bandes kein Moment erzeugen sollen, welches das Gleichgewicht stören könnte, muß das Band nahe am Gelenkdrehpunkt verlaufen.

Diese hier als vorteilhaft beschriebenen Eigenschaften weisen die Kreuzbänder des Knies auf. Wenn beispielsweise die Eigenschaften des vorderen Kreuzbandes untersucht werden sollen, werden zunächst alle verbindenden Strukturen des Kniegelenks bis auf das vordere Kreuzband durchtrennt. Dann können Femur und Tibia entlang der Richtung des verbleibenden Bandes auseinander gezogen werden. Das mechanische Verhalten des Bandes wird durch gleichzeitige Messung der Bandlänge und der angreifenden Kraft

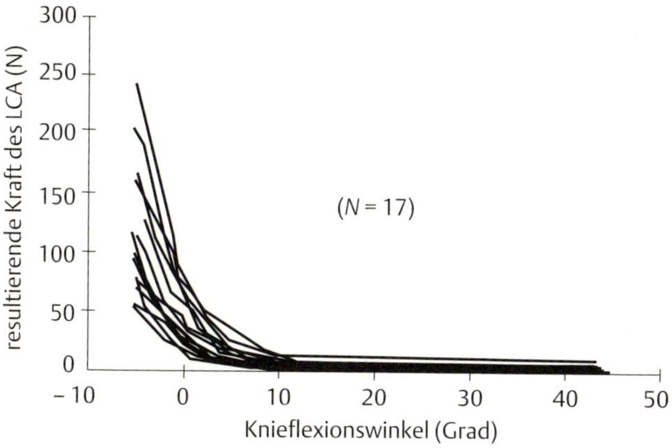

Abb. 3.**8** Diese Kurven, die das Verhältnis zwischen Kreuzbandlast und Kniestellung an einem Leichenpräparat zeigen, wurden unter zwei Belastungsbedingungen ermittelt. Die erste Belastung bestand in einer manuellen Extension des Unterschenkels gegen die Schwerkraft, die zweite in der Streckung des Unterschenkels unter Anwendung einer Zugkraft von 200 Newton auf die Quadrizepssehne (1). (LCA = Lig. cruciatum anterius).

bestimmt (2). Eine typische Last-Verlängerungskurve ist in Abbildung 3.**9** zu sehen. Wie aus dieser Abbildung hervorgeht, muß erst ein Bewegungsausschlag von etwa 5 Millimeter von der anfänglichen Ruhestellung des Kniegelenks aus veranlaßt werden, bevor überhaupt ein geringfügiger Anstieg der ligamentären Zugkraft zu registrieren ist. Dies stimmt mit der klinischen Beobachtung einer schlaffen oder „lockeren" Region im Kniegelenk überein, wodurch eine minimale Veränderung der anterioren und posterioren Kraft einen Ausschlag von bis zu 7 Millimeter im normalen Knie hervorrufen kann (3). Diese schlaffe Region stellt den Bereich der Kontaktpunkte dar, die die Gelenkflächen ungehindert einnehmen können, bevor die Bänder zur Stützung und Stabilisierung des Gelenks aktiviert werden.

Nach dem gleichen Prinzip wie die inneren Kapselbänder in diesem Beispiel arbeiten auch die Seitenbänder. Die Seitenbänder im proximalen Interphalangealgelenk der Hand sind relativ schmale Bänder mit einer ausgeprägten Ausrichtung der Fasern (Abb. 3.**10**). Ist eine große Scherkomponente (parallel zur Gelenkfläche gerichtete Teilkraft) der Gelenkkraft erforderlich, so müssen die Seitenbänder gedehnt werden. Damit wird eine Kraft mit

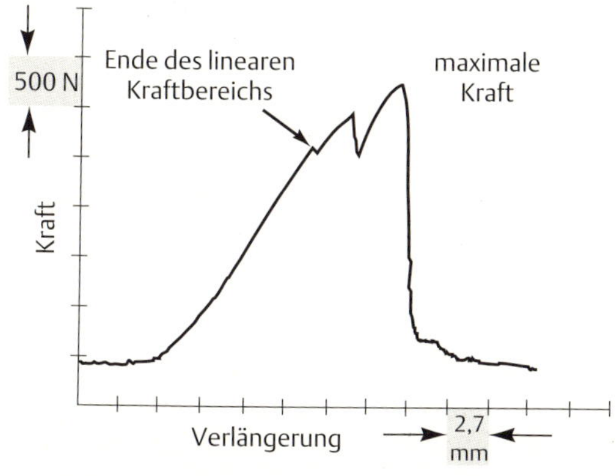

Abb. 3.**9** Zuglast-Verlängerungskurve eines vorderen Kreuzbandes, das einem 22jährigen Verstorbenen entnommen wurde (2).

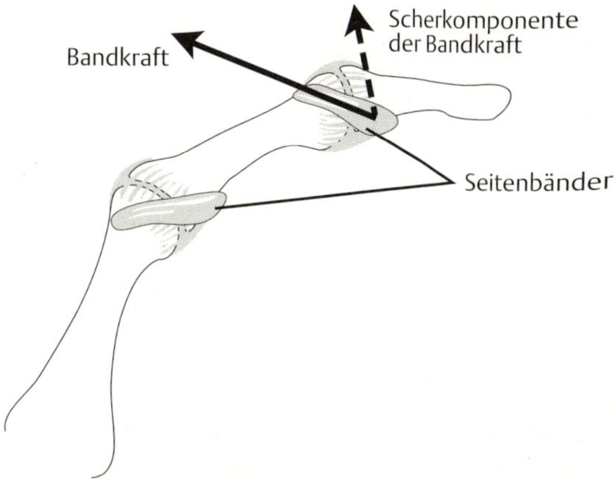

Abb. 3.**10** Scherkräfte am Fingergelenk, die von den Seitenbändern erzeugt werden.

einer großen, parallel zur Gelenkfläche gerichteten Komponente verursacht. Auf diese Weise wirken die Seitenbänder recht ähnlich wie die Kreuzbänder des Knies. Übrigens können die Seitenbänder Scherkräfte in dorsaler und volarer Richtung erzeugen. Bemerkenswert ist die Beziehung zwischen der Lage der induzierten Bandkraft und dem Gelenkdrehpunkt.

3.2.2 Mechanismen in der Transversalebene

Wie in Kapitel 1 dargelegt wurde, ist zur Erfüllung der Gleichgewichtsbedingung ein Gleichgewicht der Kräfte in allen Richtungen erforderlich. Wenn eine medial gerichtete Kraft während des Gehens auf den Fuß einwirkt (Abb. 3.**11**), müssen sowohl ein Moment als auch eine lateral gerichtete Kraft am Kniegelenk auf die Tibia einwirken. Geht man von einem Gleichgewichtszustand der Tibia aus, so muß die laterale Kraft am Knie gleich der medialen Komponente der Bodenreaktionskraft sein, und das auf die proximale Tibia angewandte Valgusmoment muß gleich dem Produkt aus medialer Komponente und Beinlänge sein.

Zuerst soll beschrieben werden, wie das Kniegelenk die lateral gerichtete Kraft auf die Tibia erzeugt. Durch eine medial gerichtete Bodenreaktionskraft wird die Tibia relativ zum Femur nach medial bewegt (Abb. 3.**12**). Dadurch kommt es zu einer geringen Verlagerung der Kontaktregion auf der femorotibialen Gelenkfläche, und zwar von der Mitte des lateralen Plateaus nach lateral. Bedenkt man, daß die Gelenkkraft immer senkrecht zu den Gelenkkontaktflächen gerichtet ist, so stellt man fest, daß die Kontaktfläche nicht mehr parallel zum Boden ausgerichtet ist, sondern geneigt ist. Errichtet man eine Senkrechte auf der Oberfläche, so zeigt sich, daß die Gelenkkraft auch geneigt ist. Diese Kraft kann nun in zwei Komponenten zerlegt werden, wobei die

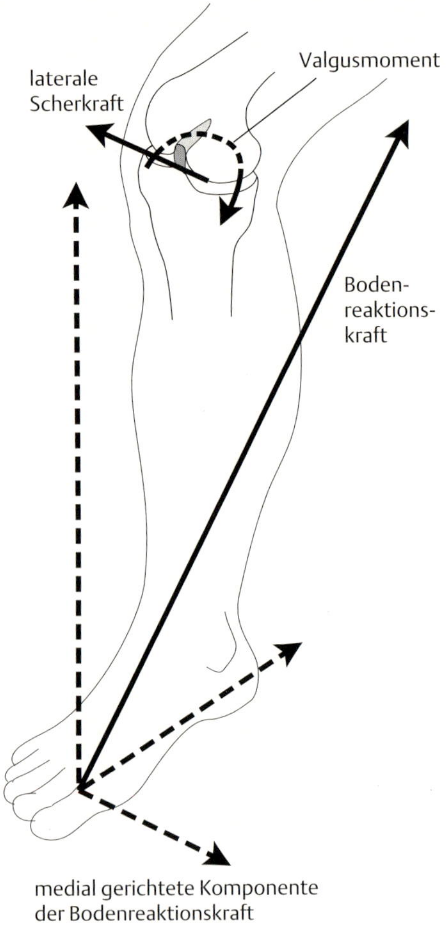

Abb. 3.**11** Während der Standbeinphase des Ganges erzeugt der Femur an der proximalen Tibia sowohl eine laterale Scherkraft als auch ein Valgusmoment, um die Wirkung der medialen Komponente der Bodenreaktionskraft auszugleichen (4).

Horizontalkomponente genauso groß ist wie die medial gerichtete Komponente der Bodenreaktionskraft. Da die Kniegelenkflächen in der Transversalebene eine starke Konformität aufweisen, ist nur eine äußerst geringe laterale Bewegung der Tibia notwendig, um diese Verlagerung der Kontaktregion hervorzurufen.

Alle medialen Verlagerungen der Gelenkflächen gehen mit einer Dehnung der Seitenbänder einher (im Kniegelenk kommt es außerdem zu einer Dehnung der Kreuz-

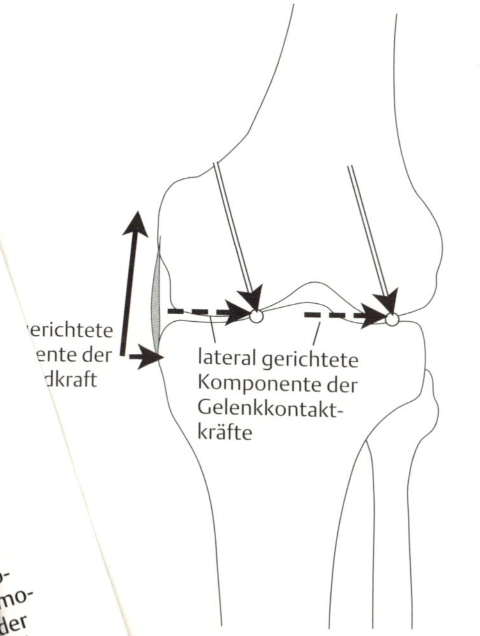

…eine mediale Verschiebung der … Änderung der Gelenkkontakt- … die Tibia nach lateral bewegen.

bänder). Durch die Dehnung der Bänder werden Zugkräfte induziert, die die Gelenkkraft und damit ihre horizontale Komponente erhöhen. Nach der Verlagerung des Gelenks sind die Seitenbänder so ausgerichtet, daß sie eine lateral gerichtete Kraftkomponente an der Tibia erzeugen. Die Gelenkflächen und Bänder arbeiten also zusammen, damit die zur Stabilisierung notwendigen horizontalen Kräfte durch geringe Translationsbewegungen der Gelenkflächen hervorgerufen werden können.

Das Varusbiegemoment, das die mediale Komponente der Bodenreaktionskraft am Kniegelenk erzeugt, wird durch ein im Kniegelenk bewirktes Valgusmoment ausgeglichen. Dieses Valgusmoment wird durch drei Mechanismen erzeugt, die sich zwar von den gerade beschriebenen unterscheiden, aber auch mit den Gelenkflächen und den Bändern zusammenhängen. Diese Mechanismen werden exemplarisch am Kniegelenk während der Standbeinphase des Ganges erläutert. Die Resultierenden der Bodenreaktionskraft, die Kraft im Lig. patellae und die Gelenkkraft sind in Abbildung 3.**13** dargestellt. Zunächst soll das Kontakt- und Druckver-

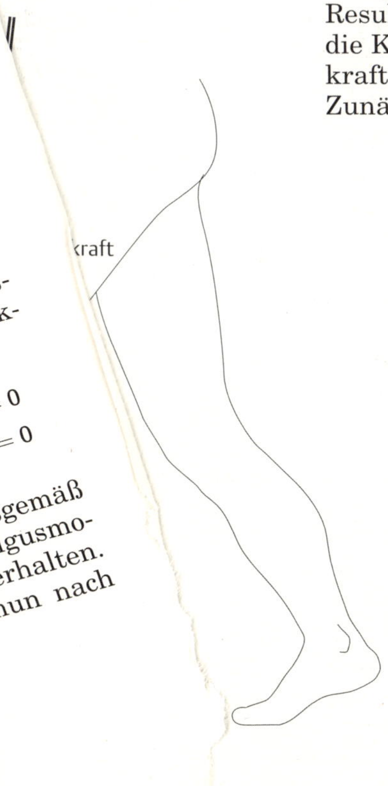

Abb. 3.**13** Resultierende Kräfte, die während des Aufsetzens der Ferse auf die Tibia wirken.

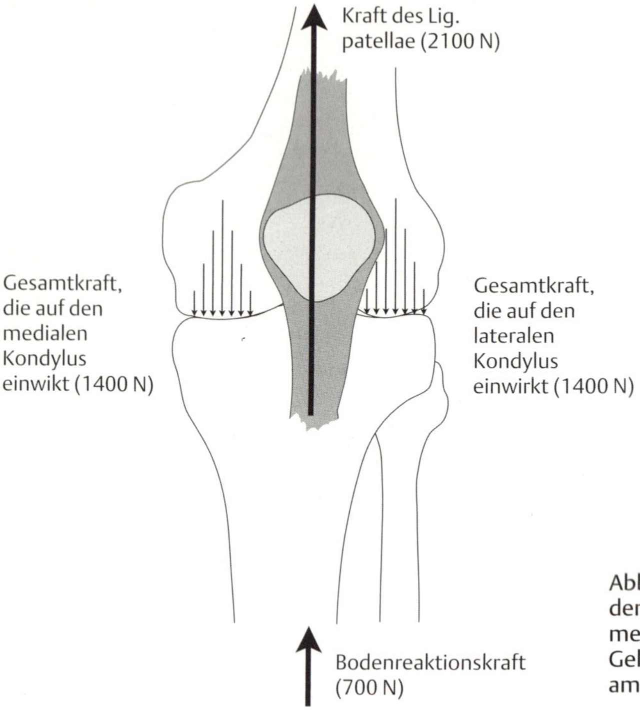

Abb. 3.**14** Ruft keine Komponente der B
denreaktionskraft ein Varus- oder Valgus
ment hervor, so sind die Komponenten
Gelenkkontaktkräfte, die am medialen u
am lateralen Kondylus angreifen, gleich

teilungsmuster des Kniegelenks analysiert werden, wenn kein Varus- oder Valgusmoment vorhanden ist (Abb. 3.**14**). Die Druckverteilung verursacht eine auf die Tibia einwirkende Kontaktkraft, die sich im Gleichgewicht mit der Kraft im Lig. patellae und der Bodenreaktionskraft befindet.

Unter dem Einfluß eines Varusmoments ändert sich die Druckverteilung innerhalb der femorotibialen Kontaktflächen, wobei ein höherer Druck im medialen Kniegelenkkompartiment und ein niedrigerer Druck im lateralen Kompartiment erzeugt wird (Abb. 3.**15**). Diesen Vorgang kann man sich als Verlagerung der resultierenden Kontaktkraft in mediale Richtung vorstellen. Gemäß dem Gleichgewichtsprinzip muß die Summe der Momente, die von der Bodenreaktionskraft, der Kraft im Lig. patellae und der Gelenkkraft erzeugt werden, gleich Null sein. Die Lage der resultierenden Gelenkkontaktkraft, die bisher noch nicht bekannt ist, soll als

ein bestimmter Abstand x vom M
punkt des Lig. patellae festgelegt w
Wie in Gangstudien ermittelt wurd
läuft die Bodenreaktionskraft 0,06
medial zum Mittelpunkt des Lig. p
beziehungsweise $(0{,}06 - x)$ Meter
zur Gelenkkontaktkraft. Außer
die Größe der Bodenreaktionskr
und die Kraft im Lig. patellae (F
kannt.

Nun können die Varus- un
momente um den unbekannte
kontaktpunkt addiert werden:

$[F_{\text{Lig Pat}} \times x \text{ m}] - [F_{\text{BR}} \times (0{,}06$

$[2100 \text{ N} \times x \text{ m}] - [700 \text{ N} \times (0{,}0$

wobei Varusmomente konve
ein positives Vorzeichen u
mente ein negatives Vorzei
Die Momentengleichung k
x aufgelöst werden:

$x = 0{,}015 \text{ m}$

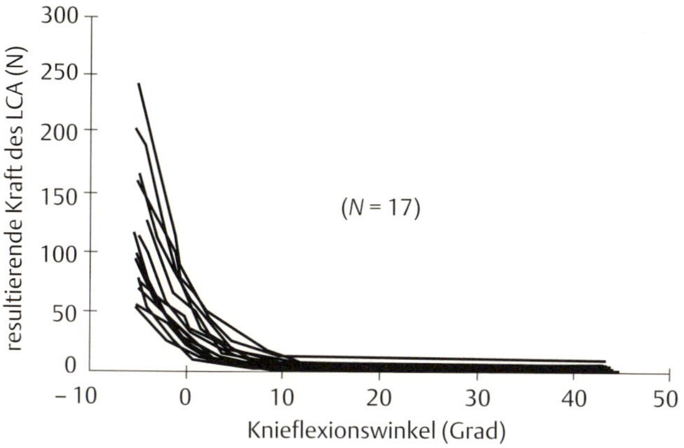

Abb. 3.**8** Diese Kurven, die das Verhältnis zwischen Kreuzbandlast und Kniestellung an einem Leichenpräparat zeigen, wurden unter zwei Belastungsbedingungen ermittelt. Die erste Belastung bestand in einer manuellen Extension des Unterschenkels gegen die Schwerkraft, die zweite in der Streckung des Unterschenkels unter Anwendung einer Zugkraft von 200 Newton auf die Quadrizepssehne (1). (LCA = Lig. cruciatum anterius).

bestimmt (2). Eine typische Last-Verlängerungskurve ist in Abbildung 3.**9** zu sehen. Wie aus dieser Abbildung hervorgeht, muß erst ein Bewegungsausschlag von etwa 5 Millimeter von der anfänglichen Ruhestellung des Kniegelenks aus veranlaßt werden, bevor überhaupt ein geringfügiger Anstieg der ligamentären Zugkraft zu registrieren ist. Dies stimmt mit der klinischen Beobachtung einer schlaffen oder „lockeren" Region im Kniegelenk überein, wodurch eine minimale Veränderung der anterioren und posterioren Kraft einen Ausschlag von bis zu 7 Millimeter im normalen Knie hervorrufen kann (3). Diese schlaffe Region stellt den Bereich der Kontaktpunkte dar, die die Gelenkflächen ungehindert einnehmen können, bevor die Bänder zur Stützung und Stabilisierung des Gelenks aktiviert werden.

Nach dem gleichen Prinzip wie die inneren Kapselbänder in diesem Beispiel arbeiten auch die Seitenbänder. Die Seitenbänder im proximalen Interphalangealgelenk der Hand sind relativ schmale Bänder mit einer ausgeprägten Ausrichtung der Fasern (Abb. 3.**10**). Ist eine große Scherkomponente (parallel zur Gelenkfläche gerichtete Teilkraft) der Gelenkkraft erforderlich, so müssen die Seitenbänder gedehnt werden. Damit wird eine Kraft mit

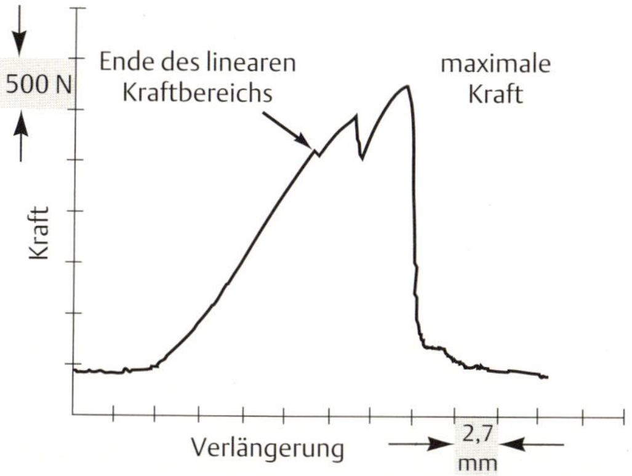

Abb. 3.**9** Zuglast-Verlängerungskurve eines vorderen Kreuzbandes, das einem 22jährigen Verstorbenen entnommen wurde (2).

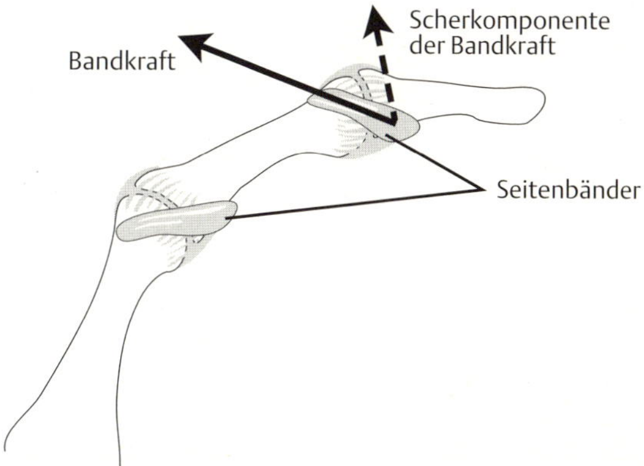

Abb. 3.**10** Scherkräfte am Fingergelenk, die von den Seitenbändern erzeugt werden.

einer großen, parallel zur Gelenkfläche gerichteten Komponente verursacht. Auf diese Weise wirken die Seitenbänder recht ähnlich wie die Kreuzbänder des Knies. Übrigens können die Seitenbänder Scherkräfte in dorsaler und volarer Richtung erzeugen. Bemerkenswert ist die Beziehung zwischen der Lage der induzierten Bandkraft und dem Gelenkdrehpunkt.

3.2.2 Mechanismen in der Transversalebene

Wie in Kapitel 1 dargelegt wurde, ist zur Erfüllung der Gleichgewichtsbedingung ein Gleichgewicht der Kräfte in allen Richtungen erforderlich. Wenn eine medial gerichtete Kraft während des Gehens auf den Fuß einwirkt (Abb. 3.**11**), müssen sowohl ein Moment als auch eine lateral gerichtete Kraft am Kniegelenk auf die Tibia einwirken. Geht man von einem Gleichgewichtszustand der Tibia aus, so muß die laterale Kraft am Knie gleich der medialen Komponente der Bodenreaktionskraft sein, und das auf die proximale Tibia angewandte Valgusmoment muß gleich dem Produkt aus medialer Komponente und Beinlänge sein.

Zuerst soll beschrieben werden, wie das Kniegelenk die lateral gerichtete Kraft auf die Tibia erzeugt. Durch eine medial gerichtete Bodenreaktionskraft wird die Tibia relativ zum Femur nach medial bewegt (Abb. 3.**12**). Dadurch kommt es zu einer geringen Verlagerung der Kontaktregion auf der femorotibialen Gelenkfläche, und zwar von der Mitte des lateralen Plateaus nach lateral. Bedenkt man, daß die Gelenkkraft immer senkrecht zu den Gelenkkontaktflächen gerichtet ist, so stellt man fest, daß die Kontaktfläche nicht mehr parallel zum Boden ausgerichtet ist, sondern geneigt ist. Errichtet man eine Senkrechte auf der Oberfläche, so zeigt sich, daß die Gelenkkraft auch geneigt ist. Diese Kraft kann nun in zwei Komponenten zerlegt werden, wobei die

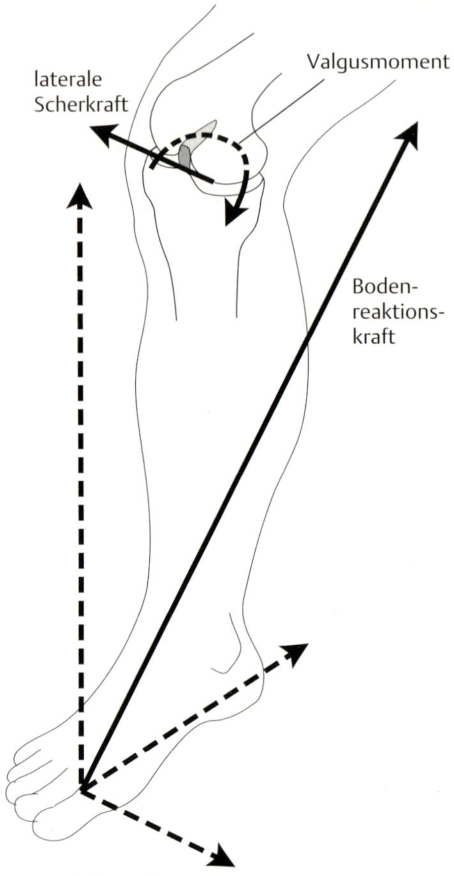

Abb. 3.**11** Während der Standbeinphase des Ganges erzeugt der Femur an der proximalen Tibia sowohl eine laterale Scherkraft als auch ein Valgusmoment, um die Wirkung der medialen Komponente der Bodenreaktionskraft auszugleichen (4).

Horizontalkomponente genauso groß ist wie die medial gerichtete Komponente der Bodenreaktionskraft. Da die Kniegelenkflächen in der Transversalebene eine starke Konformität aufweisen, ist nur eine äußerst geringe laterale Bewegung der Tibia notwendig, um diese Verlagerung der Kontaktregion hervorzurufen.

Alle medialen Verlagerungen der Gelenkflächen gehen mit einer Dehnung der Seitenbänder einher (im Kniegelenk kommt es außerdem zu einer Dehnung der Kreuz-

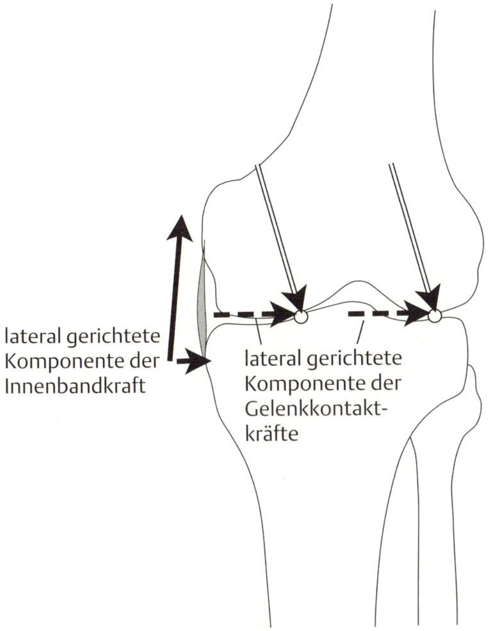

Abb. 3.**12** Eine kleine mediale Verschiebung der Tibia bewirkt eine Änderung der Gelenkkontakt- und Bandkräfte, die die Tibia nach lateral bewegen.

bänder). Durch die Dehnung der Bänder werden Zugkräfte induziert, die die Gelenkkraft und damit ihre horizontale Komponente erhöhen. Nach der Verlagerung des Gelenks sind die Seitenbänder so ausgerichtet, daß sie eine lateral gerichtete Kraftkomponente an der Tibia erzeugen. Die Gelenkflächen und Bänder arbeiten also zusammen, damit die zur Stabilisierung notwendigen horizontalen Kräfte durch geringe Translationsbewegungen der Gelenkflächen hervorgerufen werden können.

Das Varusbiegemoment, das die mediale Komponente der Bodenreaktionskraft am Kniegelenk erzeugt, wird durch ein im Kniegelenk bewirktes Valgusmoment ausgeglichen. Dieses Valgusmoment wird durch drei Mechanismen erzeugt, die sich zwar von den gerade beschriebenen unterscheiden, aber auch mit den Gelenkflächen und den Bändern zusammenhängen. Diese Mechanismen werden exemplarisch am Kniegelenk während der Standbeinphase des Ganges erläutert. Die Resultierenden der Bodenreaktionskraft, die Kraft im Lig. patellae und die Gelenkkraft sind in Abbildung 3.**13** dargestellt. Zunächst soll das Kontakt- und Druckver-

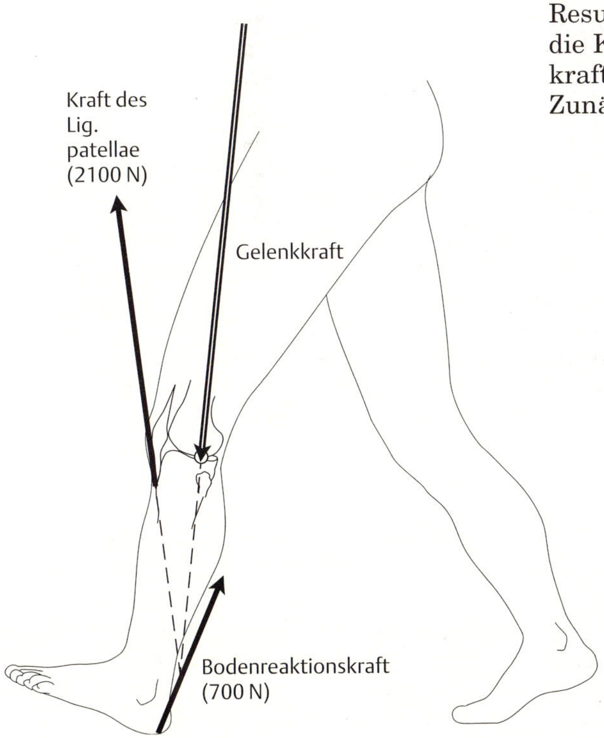

Abb. 3.**13** Resultierende Kräfte, die während des Aufsetzens der Ferse auf die Tibia wirken.

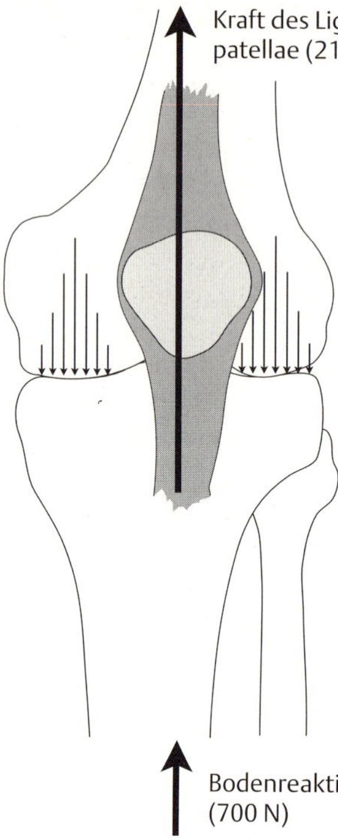

Abb. 3.**14** Ruft keine Komponente der Bodenreaktionskraft ein Varus- oder Valgusmoment hervor, so sind die Komponenten der Gelenkkontaktkräfte, die am medialen und am lateralen Kondylus angreifen, gleich groß.

teilungsmuster des Kniegelenks analysiert werden, wenn kein Varus- oder Valgusmoment vorhanden ist (Abb. 3.**14**). Die Druckverteilung verursacht eine auf die Tibia einwirkende Kontaktkraft, die sich im Gleichgewicht mit der Kraft im Lig. patellae und der Bodenreaktionskraft befindet.

Unter dem Einfluß eines Varusmoments ändert sich die Druckverteilung innerhalb der femorotibialen Kontaktflächen, wobei ein höherer Druck im medialen Kniegelenkkompartiment und ein niedrigerer Druck im lateralen Kompartiment erzeugt wird (Abb. 3.**15**). Diesen Vorgang kann man sich als Verlagerung der resultierenden Kontaktkraft in mediale Richtung vorstellen. Gemäß dem Gleichgewichtsprinzip muß die Summe der Momente, die von der Bodenreaktionskraft, der Kraft im Lig. patellae und der Gelenkkraft erzeugt werden, gleich Null sein. Die Lage der resultierenden Gelenkkontaktkraft, die bisher noch nicht bekannt ist, soll als ein bestimmter Abstand x vom Mittelpunkt des Lig. patellae festgelegt werden. Wie in Gangstudien ermittelt wurde, verläuft die Bodenreaktionskraft 0,06 Meter medial zum Mittelpunkt des Lig. patellae beziehungsweise $(0{,}06 - x)$ Meter medial zur Gelenkkontaktkraft. Außerdem ist die Größe der Bodenreaktionskraft (F_{BR}) und die Kraft im Lig. patellae ($F_{Lig\,Pat}$) bekannt.

Nun können die Varus- und Valgusmomente um den unbekannten Gelenkkontaktpunkt addiert werden:

$$[F_{Lig\,Pat} \times x \text{ m}] - [F_{BR} \times (0{,}06 - x)\text{m}] = 0$$
$$[2100 \text{ N} \times x \text{ m}] - [700 \text{ N} \times (0{,}06 - x)\text{m}] = 0$$

wobei Varusmomente konventionsgemäß ein positives Vorzeichen und Valgusmomente ein negatives Vorzeichen erhalten. Die Momentengleichung kann nun nach x aufgelöst werden:

$$x = 0{,}015 \text{ m}$$

Demnach wird das Gleichgewicht des Kniegelenks in der Transversalebene während der anfänglichen Standbeinphase des normalen Ganges aufrechterhalten, indem die Lage der resultierenden Kontaktkraft 1,5 Zentimeter nach medial verschoben wird.

Zur Verlagerung der resultierenden Kontaktkraft ist eine andere Druckverteilung notwendig, die durch eine kleine Varusrotation der Tibia um den Femur bewirkt wird. Die anfängliche Gelenkflächenbelastung ruft eine Knorpeldeformation von etwa 0,2 Millimeter hervor. Durch Verminderung der lateralen Deformation auf 0,1 Millimeter und Erhöhung der medialen Deformation auf 0,3 Millimeter ergibt sich die erforderliche Änderung der Gelenkkontaktdruckverteilung. Für diese Änderung der Oberflächendeformation ist eine Varusdrehung von weniger als 1 Grad erforderlich.

Untersucht man die Bodenreaktionskraft während eines raschen Richtungswechsels, so gelangt man zu einem scheinbar unmöglichen Ergebnis. Aufgrund einer großen medial gericheten Komponente der Bodenreaktionskraft ist der Vektor der Bodenreaktionskraft weiter von Knie entfernt (0,15 Meter) als beim normalen Gang (0,06 Meter). Die Kraft im Lig. patellae unterscheidet sich nicht von der bei normalem Gang (2100 Newton), da das Flexionsmoment, das durch diese Kraft ausgeglichen werden muß, genauso groß ist wie beim normalen Gang.

Wenn man die Varus- und Valgusmomente um den Gelenkkontaktpunkt ins Gleichgewicht setzt, stellt man allerdings fest, daß die Auflösung der Gleichung nach dem Abstand x einen Kontaktpunkt ergibt, der nicht auf der Kniegelenkfläche liegt:

$$[2100\ \mathrm{N} \times x\ \mathrm{m}] - [700\ \mathrm{N} \times (0{,}15 - x)\mathrm{m}] = 0$$

$$x = 0{,}0375\ \mathrm{m}$$

Da die Tibia nur 60 Millimeter (0,06 Meter) breit ist, greift die „Gelenkkontaktkraft“ nicht an den Gelenkflächen an, sondern 7,5 Millimeter medial zum medialen Tibiarand. Dieses physikalisch unmögli-

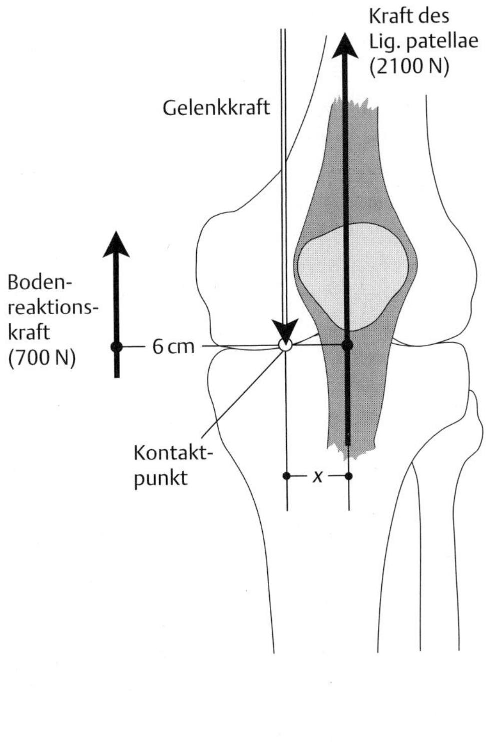

Abb. 3.15 Wenn die Bodenreaktionskraft medial auf das Kniegelenk einwirkt, verlagert sich die Gelenkkraft nach medial. Daher wird das Varusmoment an der Tibia, das von der Bodenreaktionskraft erzeugt wird, durch das Valgusmoment ausgeglichen, das durch die Verlagerung der Gelenkkraft entsteht.

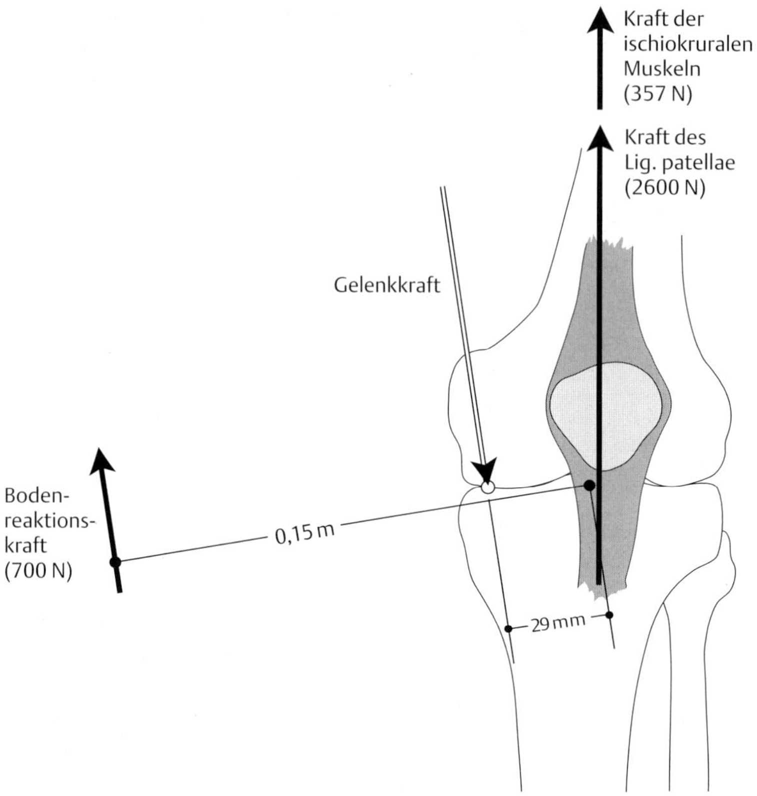

Abb. 3.**16** Wenn die Bodenreaktionskraft bei einer schnellen Richtungsänderung um 0,15 Meter nach medial verlagert wird, kann die Gelenkkraft weiterhin auf den medialen Kondylus einwirken, indem die Kraft des Lig. patellae erhöht und die ischiokruralen Muskeln kontrahiert werden.

che Ergebnis bedeutet, daß das Problem nicht korrekt definiert wurde. Sobald der Gelenkkontaktpunkt den äußersten medialen Punkt der Gelenkfläche erreicht, kann ein weiteres Varusmoment in Wirklichkeit nur durch Erhöhung der Gelenkkontaktkraft erzeugt werden oder, indem das Gelenk solange eine weitere Varusrotation erfährt, bis sich das Außenband dehnt.

Die Erhöhung der Gelenkkontaktkraft stellt daher den zweiten Mechanismus zur Gelenkstabilisierung in der Transversalebene bei Varus- oder Valgusbelastung dar. Auch dieser Mechanismus setzt ein bikondyläres Gelenk voraus, das die Kontaktregionen zwischen dem medialen und dem lateralen Kondylus verschieben kann. Das Moment wird zwar immer noch durch die exzentrische Gelenklast erzeugt, doch ist die Gelenklast nicht einfach die Gleichgewichtsantwort der funktionellen Last und der Muskelkraft. Bei Aktivierung dieses zweiten Mechanismus wird die Gelenkkraft vergrößert, indem das resultierende Moment in der Bewegungsebene (Flexion – Extension) unverändert bleibt, die Gelenkkontaktkraft aber erhöht wird.

In dem hier analysierten Beispiel befindet sich der Unterschenkel während dieser Phase des Schrittzyklus im Gleichgewicht, wenn auf das Kniegelenk ein Extensionsmoment von 105 Newtonmeter auf die Tibia einwirkt. Dieses Moment kann durch die Zugkraft des Lig. patellae von 2100 Newton erzeugt werden (Abb. 3.**13**). Zudem könnte man die Quadrizepskraft willkürlich erhöhen, womit ein weiteres Extensionsmoment entsteht, und dieses zusätzliche, unnötige Extensionsmoment durch ein Moment ausgleichen, das durch

Anspannung der ischiokruralen Muskeln erzeugt wird. Angenommen, eine zusätzliche Kraft von 500 Newton entsteht im M. quadriceps (Abb. 3.**16**): Der Hebelarm der ischiokruralen Muskeln beträgt 0,07 Meter im Vergleich zum Hebelarm des Lig. patellae, der 0,05 Meter lang ist. Nun kann die für ein Extensionsmoment von 105 Newtonmeter erforderliche Kraft der ischiokruralen Muskeln (F_{Isch}) berechnet werden, indem man das Momentengleichgewicht (Gleichung 1.4) heranzieht:

$$105\ \mathrm{N \cdot m} - (F_{Lig\,Pat} \times 0{,}05\ \mathrm{m}) + (F_{Isch} \times 0{,}07\ \mathrm{m}) = 0$$

Nun setzt man für die Kraft des Lig. patellae 2100 Newton plus die zusätzlichen 500 Newton ein:

$$105\ \mathrm{N \cdot m} - (2600\ \mathrm{N} \times 0{,}05\ \mathrm{m}) + (F_{Isch} \times 0{,}07\ \mathrm{m}) = 0$$

Die Auflösung der Gleichung nach der Kraft der ischiokruralen Muskeln ergibt

$$F_{Isch} = \frac{2600\ \mathrm{N} \times 0{,}05\ \mathrm{m} - 105\ \mathrm{N \cdot m}}{0{,}07\ \mathrm{m}} = 357\ \mathrm{N}$$

Nun muß das Gleichgewicht der Varus- und Valgusmomente um den Gelenkkontaktpunkt erneut betrachtet werden (Abb. 3.**16**):

$$(2600\ \mathrm{N} \times x) + (357\ \mathrm{N} \times x) - [700\ \mathrm{N} \times (0{,}15\ \mathrm{m} - x)] = 0$$

Die Auflösung nach x ergibt:

$$x = 0{,}029\ \mathrm{m}$$

Durch Erhöhung der agonistischen und antagonistischen Muskelkräfte kann also die Gelenkstabilität gewahrt werden, indem der Angriffspunkt der Gelenkdruckkraft um 29 Millimeter zur medialen Seite des medialen Kondylus verschoben wird. Dafür muß aber ein Nachteil im Hinblick auf die Größe der Gelenkdrucklast in Kauf genommen werden. Aufgrund der gesteigerten Quadrizepskraft und der zusätzlichen Kraft der ischiokruralen Muskeln ist eine höhere Gelenkdruckkraft zur Wahrung des Gleichgewichts erforderlich. Außerdem wird der mediale Rand des medialen Kondylus belastet.

Der Betrag der Gelenkdruckkraft ist in etwa gleich der vertikalen Komponente der Bodenreaktionskraft plus der Zugkraft des M. quadriceps und der ischiokruralen Muskeln. Folglich wird die Gelenkkraft um 31 Prozent von etwa 2800 Newton auf 3657 Newton erhöht. Des weiteren nimmt die Gelenkrotation wegen der größeren Drucklast auf das mediale Kompartiment um etwa 1 Grad zu. Durch Verlagerung der Gelenklast auf den medialen Abschnitt (wegen des primären Mechanismus der Gelenkstabilisierung) und durch Vergrößerung der Gelenklast (wegen des zweiten Stabilisierungsmechanismus) wurde die Belastung des medialen Gelenkabschnitts von etwa der Hälfte der anfänglichen Gelenkkraft (1400 Newton) auf das mehr als Zweieinhalbfache dieses Wertes erhöht. Für eine Person mit einem Gewicht von 700 Newton entspräche dies einer Belastung des medialen Abschnitts mit mehr als dem Fünffachen des Körpergewichts.

Die Bedeutung dieses Mechanismus der Erhöhung der Gelenkdruckkraft läßt sich am proximalen Interphalangealgelenk (PIP-Gelenk) des Zeigefingers beim Spitzgriff verdeutlichen (Abb. 3.**17**). Bei dieser Funktion wird auf das PIP-Gelenk weder ein Flexions- noch ein Extensionsmoment ausgeübt. Die funktionelle Last besteht aus einer ulnar gerichteten Kraft auf das distale Fingerglied. Zur Stabilisierung des PIP-Gelenks wird sowohl in der Flexor- als auch in der Extensorsehnengruppe eine Zugkraft aufgebaut. Dadurch wird eine ausreichende Gelenkdruckkraft erzeugt, um durch den Gelenkkontakt auf dem medialen Kondylus ein Gleichgewicht herzustellen.

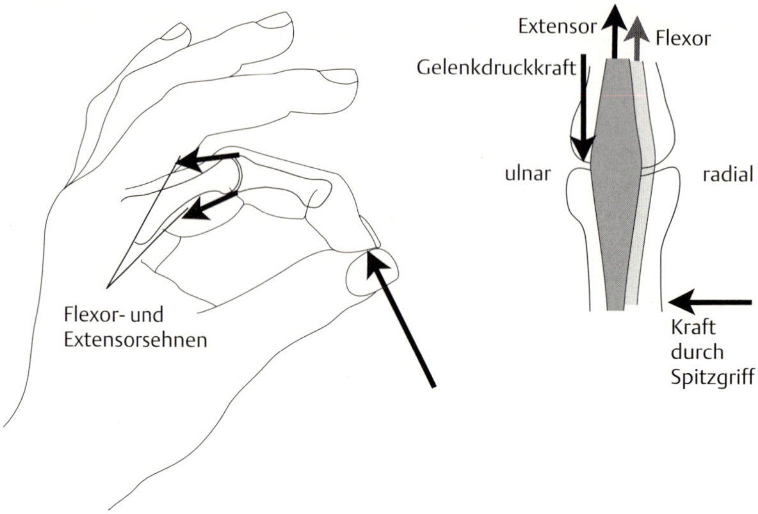

Abb. 3.**17** Wird durch Spitzgriff eine Kraft auf den distalen Phalanx des Zeigefingers ausgeübt, so wird das proximale Interphalangealgelenk durch eine Gelenkdruckkraft stabilisiert. Die Gelenkdruckkraft wird durch das gleichzeitige Wirken des Flexions- und Extensionsmechanismus erzeugt. Die Gelenkkraft ist auf die ulnare Gelenkseite gerichtet und erzeugt so das benötigte Valgusmoment, um das durch den Spitzgriff bewirkte Varusmoment auszugleichen.

In bestimmten Situationen ist die Gelenkstabilisierung durch Lasterhöhung nicht oder nur unzureichend gewährleistet. Beispielsweise wird der Mechanismus nicht aktiviert, wenn die Kraft, die eine Gelenkrotation bewirkt, unerwartet und schnell angreift. Denn die Kontraktion der agonistischen und antagonistischen Muskelgruppen erfordert eine gewisse Reaktionszeit, die unter bestimmten Umständen nicht gegeben ist. Der Lasterhöhungsmechanismus bewirkt eine unzureichende Gelenkstabilität, wenn der Betrag der Muskelkraft, der zum Widerstand der Flexion oder Extension notwendig ist, die maximale Kontraktionsfähigkeit erreicht oder nahezu erreicht. Beispielsweise könnte eine geschwächte Person bei der Ausführung normaler Tätigkeiten oder ein guttrainierter Sportler bei der Ausübung maximaler Aktivitäten nicht über die Muskelkraftreserven verfügen, die für diesen Erhöhungsmechanismus notwendig ist. In diesen Fällen bewirken die großen Varus- oder Valgusmomente zunächst eine Verschiebung des Druckzentrums der Gelenkkontaktkraft in eine extreme Position und anschließend die Trennung der artikulierenden Oberflächen der unbelasteten Kondylen.

Welche Bandbelastung wird verursacht, wenn nun die betreffende Person in dem Beispiel aus Abbildung 3.**16** zur Steigerung der Muskelkräfte keine ausreichenden Kraftreserven besitzt? Angenommen, die Trennung der medialen Gelenkflächen erzeugt nur eine Zugkraft im Außenband. Die Kreuzbänder werden zunächst einmal vernachlässigt, was später begründet werden soll. In der in Abbildung 3.**18** dargestellten Gelenkkonfiguration befindet sich das untere Bein im Gleichgewicht der Momente, wenn die Summe der Momente um den Angriffspunkt der Gelenkkraft im medialen Kompartiment gleich Null ist. Dieser Kontaktpunkt liegt nun medial, womit für die Zugkraft des Außenbandes ein Hebelarm von 0,075 Meter entsteht. Um die Zugkraft des Bandes zu ermitteln, werden nach dem Prinzip des Momentengleichgewichts (Gleichung 1.4) die Momente der Bodenreaktionskraft (F_{BR}), der Kraft des Lig. patellae ($F_{Lig\,Pat}$) und der Kraft des Lig. collaterale fibulare (F_{LCF}) addiert und die Summe gleich Null gesetzt:

$$(F_{BR} \times 0{,}13 \text{ m}) - (F_{Lig\,Pat} \times 0{,}020 \text{ m}) - (F_{LCF} \times 0{,}055 \text{ m}) = 0$$

Nach Einsetzen der Werte für die Bodenreaktionskraft (700 Newton) und der Kraft des Lig. patellae (2100 Newton) kann die Gleichung nach der Kraft des Außenbandes aufgelöst werden:

$$(700 \text{ N} \times 0{,}13 \text{ m}) - (2100 \text{ N} \times 0{,}020 \text{ m}) - (F_{LCF} \times 0{,}055 \text{ m}) = 0$$

$$F_{LCF} = 891 \text{ N}$$

Diese Last ist im Vergleich zu der an Bändern von Leichen ermittelten Kraft (5) recht groß und stellt wahrscheinlich die zulässige Höchstlast für ein junges gesundes Band dar.

Nun kann die Gelenkdrucklast berechnet werden. Sie ist ungefähr gleich der Summe der vertikalen Komponente der Bodenreaktionskraft, der Kraft des Lig. patellae und der Kraft des Außenbandes und beträgt daher 3691 Newton. Damit ist die Gelenkkraft im Vergleich zu ihrem Betrag bei alleiniger Aktivierung des Primärmechanismus der Gelenkstabilität um 891 Newton höher und entspricht daher ungefähr dem Betrag, der für den Gelenkstabilisierungsmechanismus der Laststeigerung erforderlich ist. Die erforderliche Zugkraft von 891 Newton im Innenband kann allein durch Dehnung des Bandes erzeugt werden. Da das Seitenband bei nahezu maximaler Last um 20 Prozent länger ist (5), verlängert sich ein 25 Millimeter langes Band um 5 Millimeter. Diese Verlängerung des Innenbandes entspricht einer Varusrotation von 5 Grad.

Zur Begründung der Annahme, daß die Trennung der Gelenkflächen hauptsächlich eine Spannung im Außenband hervorruft, wird der Beitrag des vorderen Kreuzbandes zur Varusstabilität in dieser Situa-

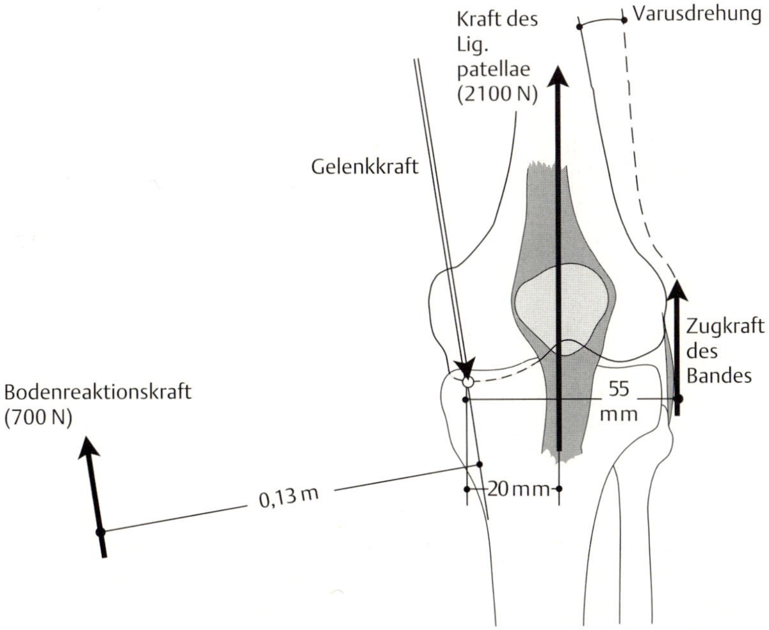

Abb. 3.**18** Ohne Laststeigerung ist wegen der nach medial verlagerten Bodenreaktionskraft eine Zugkraft des Außenbandes erforderlich, um die Tibia im Gleichgewicht zu halten. Bei der hier dargestellten Belastung führt die Tibia eine Varusrotation von 5 Grad aus.

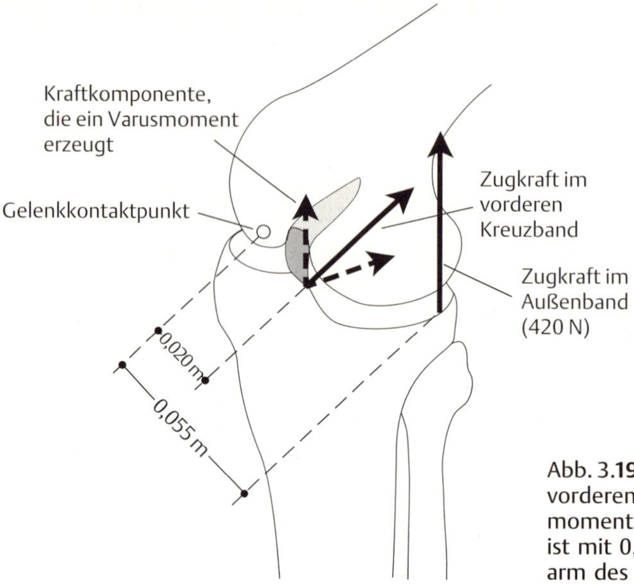

Abb. 3.**19** Nur eine kleine Komponente der Kraft im vorderen Kreuzband wirkt vertikal, um ein Valgusmoment auf die Tibia zu erzeugen. Ihr Hebelarm ist mit 0,02 Meter wesentlich kürzer als der Hebelarm des Außenbandes.

tion bestimmt. Wie aus Abbildung 3.**19** hervorgeht, ist das vordere Kreuzband nicht vertikal ausgerichtet; daher trägt nur eine Komponente seiner Zugkraft (etwa die Hälfte) zur Erzeugung eines Valgusmoments bei. Da sich Ursprung und Ansatzpunkt des vorderen Kreuzbandes näher am Mittelpunkt der Gelenkkontaktfläche befinden als die des Außenbandes, bewirkt die Varusrotation des Unterschenkels eine verhältnismäßig geringere Dehnung des vorderen Kreuzbandes. Aufgrund seiner näheren Lage zum Gelenkkontaktpunkt und seiner schrägen Ausrichtung beträgt die Verlängerung des vorderen Kreuzbandes nur etwa 30 Prozent der Verlängerung des Außenbandes. Wie in Abbildung 3.**9** zu erkennen ist, wird dadurch eine Zugkraft von etwa 400 Newton im vorderen Kreuzband hervorgerufen. Außerdem ist der Hebelarm, über den diese Kraft durch Erzeugung eines Valgusmoments um den Gelenkkontaktpunkt verfügt, 0,020 Meter lang und erreicht damit nur 36 Prozent der Hebelarmlänge des Außenbandes. Die Zugkraft des vorderen Kreuzbandes von 400 Newton greift schräg an der Tibia an und besitzt daher zur Erzeugung eines Valgusmoments nur eine senkrecht zur Tibia wirkende Komponente von 285 Newton. Die geringe Zugkraft zusammen mit dem kürzeren Hebelarm erzeugt nur

$$\begin{aligned} M_{LCA} &= 285\ \mathrm{N} \times 0{,}02\ \mathrm{m} \\ &= 5{,}7\ \mathrm{N \cdot m} \end{aligned}$$

Dieses Moment beträgt weniger als ein Achtel des Valgusmoments, das vom Außenband hervorgerufen wird:

$$\begin{aligned} M_{LCF} &= 891\ \mathrm{N} \times 0{,}055\ \mathrm{m} \\ &= 59{,}0\ \mathrm{N \cdot m} \end{aligned}$$

Bisher wurden drei Mechanismen beschrieben, mit Hilfe derer plane Gelenke wie das Kniegelenk Widerstandsmomente senkrecht zur Hauptbewegungsebene erzeugen. Der erste Mechanismus besteht in der Verlagerung des Gelenkkontaktpunktes, so daß ein Moment durch dieselbe Kraft erzeugt wird, die in der Bewegungsebene das Gleichgewicht herstellt. In dem hier angeführten Beispiel des Knies erfüllt das Lig. patellae diese Doppelfunktion, indem es sowohl Extensions- als auch Valgusmomente um den verlagerten Gelenkkontaktpunkt erzeugt. Durch diesen Mechanismus kann allerdings nur ein bestimmter maximaler Hebelarm erzeugt werden, da zwar der Betrag der Kraft durch die Tätigkeit bestimmt wird, die maximale Verlagerung des Gelenkkontaktpunktes aber durch Größe und Form des Gelenks beschränkt wird.

Übersteigt das erforderliche Valgusmoment die Leistungsfähigkeit dieses Mechanismus, gibt es noch zwei Alternativen. Der M. quadriceps kann eine größere Kontraktionskraft bewirken, wofür aber ein vergleichbarer Anstieg der Kraft der ischiokruralen Muskeln erforderlich ist, damit das Flexionsmoment, das von der Bodenreaktionskraft erzeugt wird, durch ein adäquates Extensionsmoment ausgeglichen wird. Verlagert sich der Gelenkkontaktpunkt nach medial, tragen die größeren Kräfte des Lig. patellae und der ischiokruralen Muskeln zu einem größeren Valgusmoment bei, um das Varusmoment der Bodenreaktionkraft auszugleichen. Für diesen Mechanismus ist ein Aufklappen des lateralen Gelenkanteils nicht erforderlich, sondern lediglich die Verlagerung des Gelenkkontaktpunktes; daher wird im Außenband keine Kraft erzeugt.

Der dritte Mechanismus zur Herstellung eines Varus-Valgus-Gelenkgleichgewichts besteht in der Aufklappung eines Gelenkkompartiments bei der Verschiebung des Gelenkkontaktpunktes auf die gegenüberliegende Seite des Gelenks. In dem hier angeführten Beispiel wurde durch Aufklappen des Gelenks das Außenband gedehnt und damit eine Zugkraft des Bandes erzeugt. Das Moment dieser Kraft um den medial gelegenen Gelenkkontaktpunkt wahrt das Gleichgewicht der Varus-Valgus-Momente.

3.3 Stabilität normaler und anomaler Gelenke

Wie die bisherigen Ausführungen verdeutlichen, hängt die Gelenkstabilität von den Interaktionen der Gelenkflächen, Muskeln und Bandstrukturen ab. Bei der Erläuterung der gelenkstabilisierenden Mechanismen wurden mehrere Begriffe zur Beschreibung der relativen Bewegung verwendet.

> Mit dem Begriff Bewegung ist die Ortsveränderung eines Knochens relativ zu einem anderen gemeint, wobei die Bewegung zwei Komponenten umfaßt: die Translation und die Rotation. Die Translation ist eine relative Bewegung eines Körpers, bei der alle seine Punkte zueinander parallele Bahnen durchlaufen. Führt eine vertikal orientierte Tibia eine Translationsbewegung aus, so ist die Tibia danach immer noch vertikal ausgerichtet. Die Rotation ist die relative Bewegung eines Körpers, bei der sich alle seine Punkte auf konzentrischen Kreisen um einen Punkt bewegen, der sich im oder außerhalb des Körpers befinden kann. Der Begriff der Drehbewegung wurde nach derselben Definition verwendet.

Die Untersuchung der Gelenkstabilität in der Bewegungsebene machte deutlich, welche Bedeutung der anteroposterioren Lage des Gelenkkontaktpunktes bei der Auslösung der Mechanismen zukommt, die von der Gelenkkrümmung, der Muskelkraft und der ligamentären Bewegungshemmung abhängen. Außerdem spielt die relative anteroposteriore Position des Gelenks unter funktioneller Belastung auch eine Rolle in der Definition der Gelenkstabilität.

> Gelenklaxität bei Bewegung in der Flexions-Extensions-Ebene (Sagittalebene) soll daher als die gesamte anteroposteriore Translation definiert werden, die im Gelenk durch Anwendung einer abwechselnd anterior und posterior gerichteten, willkürlich gewählten Kraft mit einer festgelegten Größe bewirkt werden kann.

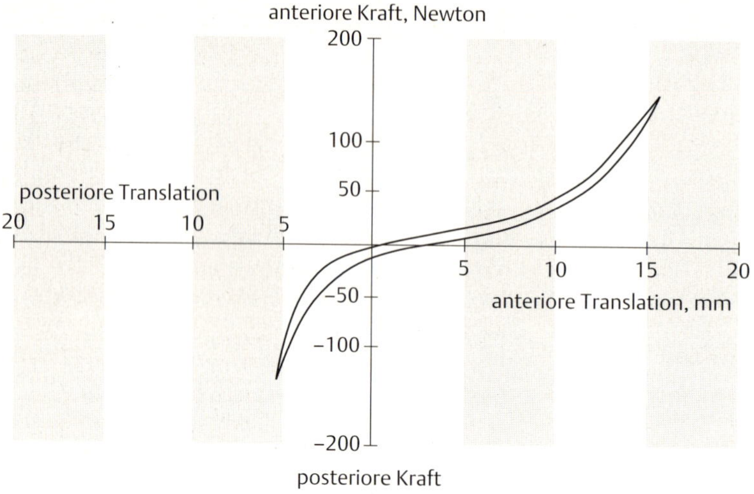

Abb. 3.**20** Bei fehlendem anterioren Kreuzband beträgt die „tote" Zone des 30 Grad gebeugten Knies etwa 5 Millimeter. Bei Einwirken einer geringen Gelenkdruckkraft könnte das Gelenk eine Ruhestellung irgendwo in diesem Bereich einnehmen (6).

Die Bedingungen der Gelenklaxitätsprüfung variieren je nach klinischer Fragestellung. Wenn nur der Beitrag des Bandes zur Gelenkstabilität ermittelt werden soll, wird das Gelenk ohne Belastung (ohne funktionelle Last und ohne an der Extremität angreifende Muskelkraft) geprüft. In vielen Fällen jedoch wird bei der Untersuchung unbelasteter Gelenke die stabilisierende Wirkung der Gelenkflächenkrümmung nicht vollkommen ausgeschaltet. Dies ist insbesondere dann der Fall, wenn die Zugkräfte der Gelenkbänder eine Gelenkkontaktkraft erzeugen. Natürlich kann in Versuchen, die Gelenkkontaktkräfte zulassen oder verursachen, der Stabilitätsbeitrag der Bänder von dem der Gelenkflächenkrümmung nicht unterschieden werden. Auch wenn die hier vorgenommene Definition der Gelenklaxität auf alle Testbedingungen zutrifft, hängt die resultierende Laxität nicht nur von dem gewählten Betrag der anteroposterioren Last ab, sondern auch von allen anderen Prüfbedingungen.

Die Definition der Gelenklaxität gilt auch in der Transversalebene, wobei zwei Größen unterschieden werden, die Translationslaxität und die Rotationslaxität. Die Translationslaxität ist die medial-laterale Translation, die durch eine abwechselnde medial-laterale Last einer willkürlich gewählten Größe verursacht wird.

Alle Bedingungen und Zusammenhänge, die für die anteroposteriore Translationslaxität adäquat sind, gelten auch für die medial-laterale Translationslaxität.

Die Rotationslaxität ist die Änderung des Varus- oder Valguswinkels, der durch ein wechselndes Varus- oder Valgusmoment einer willkürlich gewählten Größe hervorgerufen wird.

Die Bedingungen der Gelenkbelastung wie Muskelanspannung oder Flexionswinkel beeinflussen natürlich sowohl die Translationslaxität als auch die Rotationslaxität in der Transversalebene.

In Zusammenhang mit dem Begriff Gelenklaxität ist der Begriff *Neutralstellung* zu erwähnen. Es ist zweckmäßig, die Gelenkstrukturen, die eine anteriore Stabilität bewirken, von jenen Strukturen zu unterscheiden, die für posteriore Stabilität sorgen. Obwohl anteriore und posteriore Stabilität nur selten durch einzelne, identifizierbare Strukturen gewährleistet werden, ist eine derartige Klassifikation dennoch oft von Vorteil. Bei der Zerlegung der anteroposterioren Bewegung in der Bewegungsebene in eine anteriore und eine posteriore Komponente muß eine Ausgangsstellung, die sogenannte *Neutralstellung*, gewählt werden.

> Die Neutralstellung kann für ein beliebiges Prüfsystem willkürlich definiert werden als die Position, die ein Gelenk einnimmt, wenn es weder anterior noch posterior belastet wird.

Diese Definition ist zwar sinnvoll und genau, legt aber keine eindeutige relative Position der Gelenkflächen fest. Bei dem Kniegelenk mit fehlendem vorderem Kreuzband beispielsweise kann das Gelenk einen unbelasteten Ruhepunkt nach anteroposteriorer Bewegung im Bereich von mehreren Millimeter finden (Abb. 3.**20**). Außerdem bewirkt die Gelenkdruckkraft einen Bewegungsausschlag und daher eine andere Ruhe- oder Neutralstellung des Gelenks. Im allgemeinen hängt die Neutralstellung in hohem Maße von der Gelenkkonfiguration, dem Zustand der verbindenden Weichteile und der Intensität der Gelenkdruckkraft ab.

3.4 Gelenkstabilität bei Bandinsuffizienz

Wie aus den bisherigen Ausführungen hervorgeht, ist die ligamentäre Bewegungseinschränkung zwar ein wichtiger, jedoch kein primärer Mechanismus der Gelenkstabilität. Es wurde dargelegt, daß die Gelenkkrümmung zusammen mit der Gelenkdrucklast und der Muskelkraft als die primären Stabilisierungsmechanismen fungieren. Die häufgsten Verletzungen, die sich auf die Gelenkmechanik auswirken, sind allerdings Verletzungen der ligamentären Strukturen. Es handelt sich um einen relativ einfachen Mechanismus. Die Bänder stellen ein Sekundärsystem dar, das erst in Aktion tritt, wenn die angreifenden Kräfte die Kapazität des Primärsystems übersteigen. Diese Ordnung oder Rangfolge der Stabilitätsmechanismen erschwert die Diagnose von Gelenkläsionen, da die Funktion des ligamentären Sekundärsystems nur gesondert untersucht werden kann, wenn das Primärsystem auf irgendeine Weise ausgeschaltet wird. In vielen Fällen ist dies nicht möglich. Erschwerend kommt hinzu, daß alle wichtigen Gelenke redundante Bandstrukturen haben.

Um das mechanische Verhalten eines Gelenks mit Bandinsuffizienz zu verdeutlichen, soll zunächst das mechanische Verhalten des verletzten Bandes selbst betrachtet werden. Die Last-Verlängerungskurve für das vordere Kreuzband (Abb. 3.**9**) illustriert das Verhalten im normalen, reversiblen Funktionsbereich sowie das Verhalten im geschädigten Bereich. Nach dem anfänglichen reversiblen Bereich treten Diskontinuitäten in der Kurve auf, wobei diese kleinen Diskontinuitäten jeweils ein Versagen isolierter Fasern oder Faserbündel darstellen. Während des anfänglichen flachverlaufenden Anteils der Belastungskurve wurden die Fasern gedehnt und dann nach und nach zur Lastaufnahme beansprucht. Eine ähnliche Abfolge ist im Versagensbereich festzustellen. Die Fasern erreichen ihr maximales Spannungsvermögen und reißen schließlich, woraufhin die Last schrittweise auf die übrigen Fasern umverteilt wird.

Verursacht der Gelenkbelastungsmechanismus eine kontrollierte Überdehnung, wie dies zum Beispiel bei einem Pulk im Rugby geschehen kann, so ist das Versagen möglicherweise auf die Ruptur eines bestimmten Faseranteils des Bandes beschränkt. Dies ist auch in der Last-Verlängerungskurve für das vordere Kreuzband zu sehen, wo die ersten Fasern bei etwa 70 Prozent der maximalen Verlängerung versagen.

Das Problem der orthopädischen Diagnostik wird durch die spezifischen, limitierten Zielsetzungen der Diagnoseverfahren

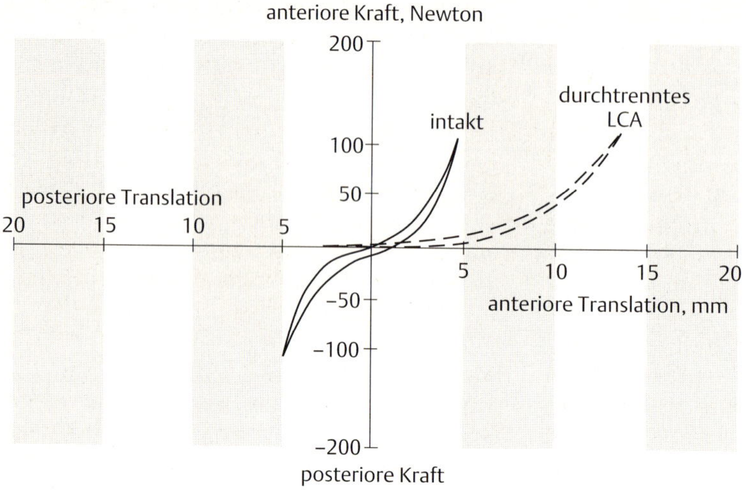

Abb. 3.**21** Die posteriore Translation der Tibia ist mit oder ohne Kreuzband unverändert. Die anteriore Translation unter Einwirkung einer anterioren Kraft von 100 Newton (anteriore Laxität) nimmt nach Durchtrennung des vorderen Kreuzbandes etwa um das Dreifache zu (6). (LCA = Ligamentum cruciatum anterius).

zusätzlich erschwert. Man versucht, das Stabilitätsdefizit, gewöhnlich unter Heranziehung der Konzepte Gelenklaxität und Neutralposition, zu diagnostizieren. Veränderungen der Gelenklaxität gelten gewöhnlich als Hinweis auf eine ligamentäre Schädigung. Veränderungen der Neutralstellung sind nicht so leicht zu erfassen und verfälschen häufig die Messung der Gelenklaxität.

Wie erläutert wurde, kann es vorkommen, daß trotz Schädigung oder „Zerrung" die Straffheit und Kraft der Bänder nur unwesentlich beeinträchtigt sind. Unter klinischen Bedingungen ist es wahrscheinlich unmöglich, eine Verminderung der Bandstraffheit bei Ruptur von zehn Prozent der Fasern festzustellen. Da bei der klinischen Untersuchung die maximale Belastbarkeit des Bandes in den meisten Fällen nicht geprüft werden kann, ist ein Nachweis der veränderten Bandfestigkeit unwahrscheinlich, es sei denn, ein Großteil der Fasern ist gerissen.

Experimentelle Untersuchungen werden im Gegensatz zu klinischen Untersuchungen entweder mit intaktem Bandapparat oder mit selektiv durchtrennten Bändern durchgeführt. In den meisten Laborprüfungen wird eine Simulation der klinischen Untersuchung angestrebt. Im folgenden soll zunächst das experimentelle Gegenstück zum vorderen Schubladentest des Knies näher betrachtet werden. Je nach Knieflexionswinkel tragen hauptsächlich drei Strukturen zur Bandstabilität des Knies in anteroposteriorer Richtung bei. Im Labortest fehlt im Gegensatz zur klinischen Untersuchung die Muskelkraft und folglich die Gelenkdruckbelastung. Unter Berücksichtigung dieses bedeutenden Unterschieds soll im folgenden die Mechanik des vorderen Schubladentests näher betrachtet werden.

Mit dem Schubladentest wird gewöhnlich der Zustand des vorderen Kreuzbandes geprüft. Jedoch bewirken auch die Seitenbänder eine Bewegungseinschränkung in anteroposteriorer Richtung. Wird das Knie in der Laborprüfung einer bestimmten Last, zum Beispiel 100 Newton, ausgesetzt, verschiebt sich die Tibia relativ zum Femur nach vorne und weist je nach Angriffspunkt der Last auch eine gewisse Achsenrotation auf. Der Betrag der anterioren Translation der Tibia hängt von der ursprünglichen Neutralstellung und der Endposition der Tibia unter Belastung ab. Unter Einwirkung einer posterioren Kraft auf die Tibia kommt es ebenfalls zu einer posterioren Translation und einer

Achsenrotation. Wie in Abbildung 3.**21** zu erkennen ist, verläuft ein kleiner Bereich in der Mitte der Last-Translationskurve relativ flach. In diesem Bereich ist die Kniegelenkstellung äußerst belastungsempfindlich.

Wird der Labortest nach Durchtrennung des vorderen Kreuzbandes wiederholt, so verändert sich die Kurve für die anteriore Translation. Aus dem veränderten Kurvenverlauf ist zu schließen, daß es aufgrund der Durchtrennung des vorderen Kreuzbandes zu einer Zunahme der anterioren Translation um etwa 9 Millimeter beziehungsweise um etwa 180 Prozent bei einer Belastung mit 100 Newton kommt. Diese Aussage ist relativ gut abgesichert, da die posteriore Translation des Knies nach Durchtrennung des vorderen Kreuzbandes unverändert bleibt und der Vergleich bei äquivalenten Neutralstellungen des Knies durchgeführt werden kann.

In den beiden Situationen, die im folgenden analysiert werden, sind die Ergebnisse der Laborprüfung wesentlich schwerer zu interpretieren. Im ersten Fall geht es um ein Knie mit intaktem vorderem und hinterem Kreuzband, dessen Last-Translations-Verhalten sich aber von dem vorherigen Knie unterscheidet (Abb. 3.**22**). Auch wenn in diesem Fall noch keine Neutralstellung definiert wurde, bemerkt man doch, daß der mittlere Kurvenanteil einen wesentlich größeren flachen Bereich aufweist als die Kurve, die nach Durchtrennung des vorderen Kreuzbandes in dem vorher beschriebenen Labortest ermittelt wurde (Abb. 3.**20**). Die Bestimmung der anterioren Translation hängt auch hier von der Wahl der Neutralstellung ab.

Angenommen, die Neutralstellung wird durch Anwendung einer posterior gerichteten Kraft von 5 Newton bestimmt: diese Kraft bewirkt die Anspannung des hinteren Kreuzbandes; jede anteriore Translation wird nun von dieser Ausgangsstellung aus gemessen. In dem vorher beschriebenen Beispiel (Abb. 3.**21**) käme es demnach bei einer Belastung mit 100 Newton zu einer anterioren Translation von 5 Millimeter, während im vorliegenden Beispiel (Abb. 3.**23**) eine anteriore Translation von 10 Millimeter festzustellen ist. Geht man lediglich von der großen anterioren Translation in bezug zu der hier definierten Neutralstellung aus, so könnte man zu der falschen Schlußfolgerung gelangen, daß das vordere Kreuzband fehlt. Nach Durchtrennung des vorderen Kreuzban-

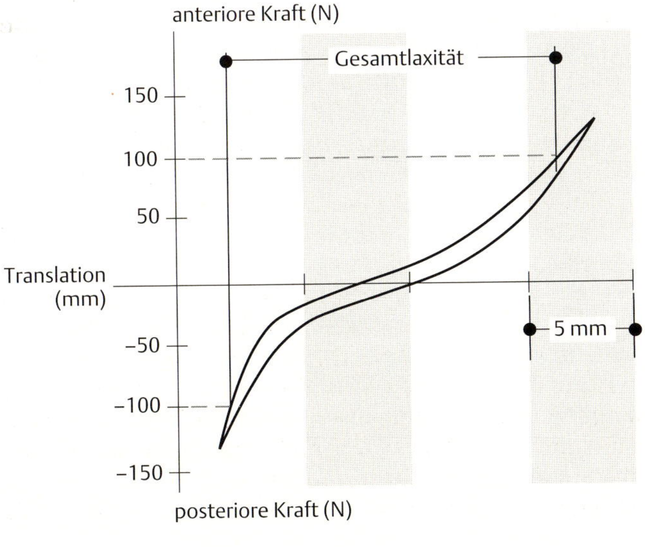

Abb. 3.**22** Ein normales Knie kann eine große Translation aufweisen, wie hier zwischen einer posterioren Kraft von 100 Newton und einer anterioren Kraft von 100 Newton (Gesamtlaxität) gemessen wurde.

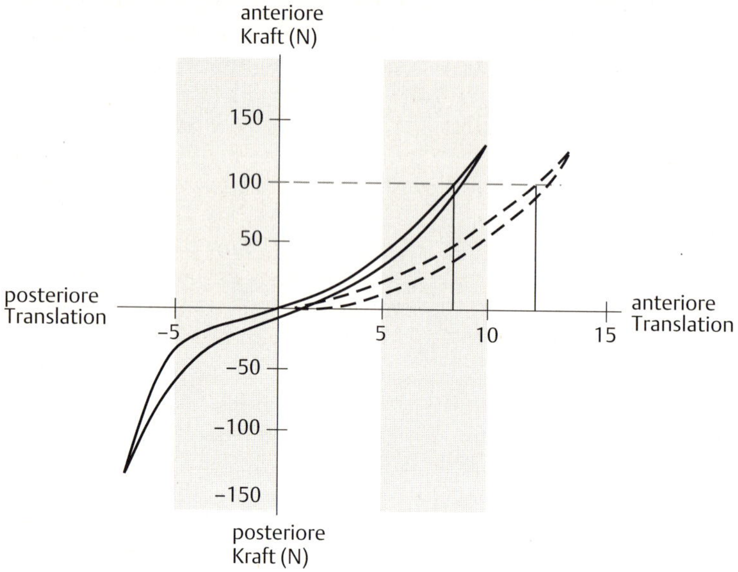

Abb. 3.**23** Kommt es bei dem Knie aus Abbildung 3.**22** zu einer Ruptur des vorderen Kreuzbandes, so nimmt die anteriore Translation der Tibia bei einer anterioren Belastung von 100 Newton um 40 Prozent zu. Man vergleiche dies mit Abbildung 3.**21**, wo es nach der Durchtrennung des vorderen Kreuzbandes zu einem Anstieg der anterioren Translation um 180 Prozent kam.

des führt die Belastung von 100 Newton zu einer Zunahme der Translation um 4 Millimeter. Ausgehend von der Neutralstellung entspricht dies aber nur einem Anstieg der gesamten anterioren Translation von 40 Prozent. Schwankungen dieses Laxitätsbetrags zwischen rechtem und linkem Knie kommen in der klinischen Praxis häufig vor und erschweren die Bestimmung absoluter Standardwerte für Diagnoseverfahren (7).

Im zweiten Fall, an dem die Möglichkeiten und Grenzen der Laborprüfung aufgezeigt werden sollen, geht es um ein Knie mit fehlendem hinterem Kreuzband. Das Last-Translations-Verhalten dieses Knies unter Einwirkung anteriorer und posteriorer Kräfte ist in Abbildung 3.**24** dargestellt. Erwartungsgemäß weisen die Kurven einen längeren, flachen Mittelbereich auf. Zur Messung der anterioren Translation muß wiederum eine Neutralstellung festgelegt werden. Da das hintere Kreuzband fehlt, könnte man die Neutralstellung logischerweise durch geringfügige Belastung, zum Beispiel mit 5 Newton, in anteriorer Richtung bestimmen und die anteriore Translation von dieser Neutralstellung aus ermitteln. Diese Wahl mag zwar für diesen Test logisch erscheinen, erschwert aber den Vergleich des Verhaltens dieses Knies mit den beiden zuvor untersuchten Kniegelenken. Aber auch andere Definitionen der Neutralstellung, zum Beispiel der Punkt auf der Last-Translationskurve, an dem die Kurve die Achse bei einer Last von Null schneidet, oder der Punkt auf der Kurve, an dem die posterior gerichtete Kraft 5 Newton beträgt, oder auch der Mittelpunkt zwischen den Punkten auf der Kurve, an dem die anteriore und die posteriore Kraft jeweils 5 Newton betragen, führen zu unterschiedlichen, willkürlichen Lagen der Neutralstellung. Eine weitere, möglicherweise adäquatere Methode zur Festlegung der Neutralstellung ist die Ermittlung der Gelenkruhestellung bei einer bestimmten Gelenkdrucklast, wobei die ligamentären Kräfte nicht zur Gelenkstabilisierung benötigt werden. Zu diesem Thema gibt es in der Literatur vielfältige Ansichten (8).

Die hier untersuchten Last-Translationskurven stellen das Verhalten des gesamten Gelenks dar. An jedem Bewegungspunkt erzeugen mehrere Strukturen einen Widerstand gegen die einwirkende Last. Das Fehlen oder die Veränderung einer dieser Strukturen führt zu Änderungen eines Kurventeils (beispielsweise Vergrößerung des flachen mittleren Anteils) oder der gesamten Kurve (beispielsweise veränderte Steigung aller Punkte). Die Messung der Gelenkbewegung unter einer festgelegten Gelenkbelastung wird gewöhnlich in Verbindung mit selektiven Banddurchtrennungen durchgeführt, um den Beitrag der einzelnen Bänder zur Bewegungshemmung zu ermitteln. Mit diesem Versuchsverfahren kann nur die Frage beantwortet werden, um welchen Betrag die Gelenkbewegung nach Durchtrennung eines bestimmten Bandes bei einer Belastung von *X* Newton zunimmt. Allerdings hängt die Antwort vollkommen von dem Zustand der übrigen belasteten Bänder und von der induzierten Gelenkkontaktkraft ab.

Eine weitere, häufig auftretende Fragestellung lautet: Welchem Anteil der angewandten Gesamtlast leistet ein bestimmtes Band Widerstand? Für diese Problemstellung ist ein Testverfahren erforderlich, bei dem jedes Band mit einer spezifischen, reproduzierbaren Last beansprucht wird. Dann wird ein Band entfernt und bei gleichbleibender konstanter Belastung der anderen Bänder die Gesamtlast erneut gemessen. Bei diesem Untersuchungsverfahren, einem sogenannten konstanten Verschiebungstest, wird ein intaktes Gelenk in einem Gerät aus seiner Neutralstellung in eine gewünschte Belastungsstellung bewegt. Beispielsweise wird ein Kniegelenk von einer Neutralstellung in eine Valgusrotationsstellung von 10 Grad gebracht und das einwirkende Valgusmoment gemessen. Danach wird das Knie wieder in eine Neutralstellung gebracht und das vordere Kreuzband durchtrennt. Anschließend wird wieder das Moment in der Valgusrotationsstellung von 10 Grad aufgezeichnet. In dieser Stellung wird bei durchtrenntem vorderem Kreuzband ein geringeres Moment aufgezeichnet als bei intaktem vorderem Kreuzband. Die Differenz zwischen den Momenten stellt den Anteil des vorderen Kreuzbandes an dem Widerstandsmo-

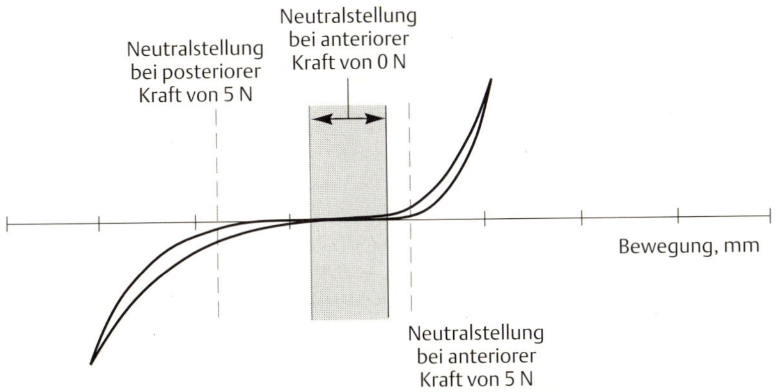

Abb. 3.**24** Nach Durchtrennung des hinteren Kreuzbandes weist die Last-Translationskurve der Tibia einen flachen Mittelbereich auf. Je nach Definition der Neutralstellung anhand des Betrags der anterior oder posterior angewandten Last kann die „Neutralstellung" erheblich variieren.

ment bei einer Valgusrotation von 10 Grad dar.

In den beiden Versuchen verlängern sich das hintere Kreuzband und das Innenband aufgrund der identischen Rotationsstellung um den gleichen Betrag. Da die Verlängerung dieser Bänder in beiden Versuchen gleich ist, sind ihre verursachten Lasten ebenfalls gleich. Damit ist die einzige Änderung in der Gesamtbelastung des Stützapparats des Kniegelenks auf das Fehlen des vorderen Kreuzbandes zurückzuführen. Folglich kann der Lastbeitrag des vorderen Kreuzbandes durch einfache Subtraktion ermittelt werden.

Das Experiment kann nach Durchtrennung des hinteren Kreuzbandes wiederholt werden. Durch Bewegung des Knies aus der Neutralstellung in die Valgusrotationsstellung von 10 Grad wird ein noch niedrigeres Gesamtmoment induziert; durch Subtraktion dieses Moments von dem Moment, das bei intaktem hinterem Kreuzband hervorgerufen wird, erhält man den Beitrag des hinteren Kreuzbandes. Bei fehlendem vorderem und hinterem Kreuzband entspricht das erfaßte Moment bei einer Valgusrotation von 10 Grad dem Beitrag des Innenbandes (unter der Annahme, daß andere Stützstrukturen fehlen).

Bei dieser Untersuchungsmethode spielt die Abfolge, in der die Bänder durchtrennt werden, keine Rolle. Der Beitrag jedes einzelnen Bandes zur Belastbarkeit eines Gelenks kann jedoch nicht durch Anwendung einer Last bis zu einem gewissen Maximum (beispielsweise 100 Newton) festgestellt werden. In diesem Fall ändert sich bei Durchtrennung eines Bandes nicht die induzierte Last von 100 Newton, sondern lediglich die Verteilung dieser Last auf die übrigen Bänder. Dieses experimentelle Verfahren mit konstanter Belastung ist nicht geeignet, um den Lastanteil einzelner Elemente zu ermitteln.

Zur Bestimmung der Lastaufnahme muß die Mechanik der zu untersuchenden Gelenkstabilität kontrolliert werden. Wird zusätzlich die Gelenkdrucklast im Versuch berücksichtigt, so muß diese, wie bereits erwähnt wurde, ebenso wie jedes Band als separater, unabhängiger Faktor betrachtet werden. Der Faktor „Gelenkstabilisierung durch Gelenkdrucklast" weist ebenso wie ein einzelnes Band eine Last-Verschiebungs-Charakteristik für das gesamte Gelenk auf.

Um den Beitrag der Gelenkdrucklast zur Bewegungseinschränkung des Gelenks zu ermitteln, wird ebenfalls eine konstante Last auf das Gelenk zuerst mit und dann ohne Gelenkdrucklast angewendet und dabei der Unterschied der Gelenkbewegung gemessen. Man kann davon ausgehen, daß die Gelenkdrucklast je nach Größe und Lage einen unterschiedlichen Hemmungsgrad bei anteriorer Belastung der Tibia (zum Beispiel mit 100 Newton) bewirkt. Eine Gelenkdrucklast von 500 Newton und eine anteriore Tibiakraft von 100 Newton bewirken aber nicht eine doppelt so starke anteriore Translation des Knies wie eine Gelenkdrucklast von 1000 Newton und eine anteriore Tibialast von 100 Newton. Der Grund dafür ist die nichtlineare Krümmung der Kniegelenkkontaktflächen. Folglich ist darauf zu achten, daß *alle* Prüfbedingungen angegeben werden, insbesondere dann, wenn es um die Gelenkdrucklast geht (8).

Literatur

1. Markolf, K. L., Gorek, J. F., Kabo, J. M., Shapiro, M. S.: Direct measurement of resultant forces in the anterior cruciate ligament: an in vitro study performed with a new experimental technique. J Bone Joint Surg 72A (1990) 557–567.
2. Noyes, F. R., Grood, E. S.: The strength of the anterior cruciate ligament in humans and rhesus monkeys: age-related and species-related changes. J Bone Joint Surg 58A (1976) 1074–1082.

3. Markolf, K. L., Amstutz, H. C.: The clinical relevance of instrumented testing for ACL insufficiency. Clin Orthop 223 (1987) 198–207.
4. Burstein, A. H.: Biomechanics of the knee joint. In Insall J. N.: Surgery of the knee, Churchill Livingstone, New York 1984 (S. 21–39).
5. Kennedy, J. C., Hawkins, R. J., Willis, R. B., Darrylchuk, K. D.: Tension studies of human knee ligaments: yield point, ultimate failure, and disruption of the cruciate and tibial collateral ligaments. J Bone Joint Surg 58A (1976) 350–355.
6. Fukubayashi, T., Torzilli, P. A., Sherman, M. F., Warren, R. F.: An in vitro biomechanical evaluation of anterior-posterior motion of the knee: tibial displacement, rotation, and torque. J Bone Joint Surg 64A (1982) 258–264.
7. Torzilli, P. A., Greenberg, R. L., Insall, J. N.: An in vivo biomechanical evaluation of anterior-posterior motion of the knee. J Bone Joint Surg 63A (1981) 960–968.
8. Markolf, K. L., Bargar, W. L., Shoemaker, S. C., Amstutz, H. C.: The role of joint load in knee stability. J Bone Joint Surg 63A (1981) 570–585.

4. Mechanisches Verhalten von Materialien

Ein Problem, das in der orthopädischen Biomechanik immer wieder auftritt, ist die Einschätzung der Leistungsfähigkeit biologischer und künstlicher mechanischer Strukturen. Bei der Osteosynthese im Rahmen der Frakturbehandlung beispielsweise muß die Belastbarkeit und Funktionstüchtigkeit der Osteosyntheseimplantate und des geschädigten Knochens abgeschätzt werden können. Bei der Versorgung mit einer Totalgelenkendoprothese muß der Chirurg ein Implantat mit ausreichend langer Funktionsdauer auswählen, um den Bedürfnissen des Patienten gerecht zu werden.

Jegliche Prognose der mechanischen Leistungsfähigkeit biologischer oder künstlicher Strukturen setzt voraus, daß bekannt ist, welchen Kräften die Strukturen ausgesetzt sind, welche Beanspruchung die Materialien der betreffenden Strukturen erfahren und inwieweit die Materialien mit diesen Lasten während der erwarteten Funktionsdauer der Struktur belastbar sind. Während es in den ersten drei Kapiteln dieses Buches um die Kräfte ging, die bei der Ausübung funktioneller Tätigkeiten auf die Strukturen des Stütz- und Bewegungsapparats einwirken, befaßt sich dieses Kapitel nun mit der Fähigkeit von Materialien, der dadurch verursachten mechanischen Beanspruchung standzuhalten. In Kapitel 5 wird dann untersucht, wie sich die Belastung von Strukturen in einer Beanspruchung der Materialien, aus denen die Strukturen bestehen, manifestiert.

4.1 Spannung

Kapitel 1 beschäftigte sich mit Strukturen, die sich im Gleichgewicht befanden. Um die Belastung einer Struktur zu ermitteln, wurde die betreffende Struktur oder ein Teil davon als ein freier Körper isoliert betrachtet. Durch Anwendung der Gleichgewichtsgesetze konnten die Kräfte und Momente bestimmt werden, die über die imaginäre Begrenzung des freien Körpers hinaus wirken. Dabei wurde die Begrenzung so gewählt, daß die zu untersuchenden Kräfte und Momente diese überschritten. Für die Konstruktion eines adäquaten freien Körpers war es häufig erforderlich, daß die Begrenzung durch eine feste Struktur verlief, zum Beispiel durch einen Muskel, eine Sehne oder ein Band. Die Grenze des freien Körpers hätte genauso gut durch einen Knochen verlaufen können; somit hätten die Kräfte und Momente im Knochen bestimmt werden können.

Nun gilt es, eine Methode zu entwickeln, anhand der sich die Beanspruchung des Materials der belasteten Struktur ermitteln läßt. Welche Last wirkt beispielsweise während des Gehens auf ein kleines Knochenstück, das auf der lateralen Oberfläche der Tibiadiaphyse lokalisiert ist? Zur Beantwortung dieser Frage muß zunächst einmal ein freier Körper gewählt werden, dessen Begrenzung mit einer Oberfläche des kleinen Knochengewebestücks zusammenfällt (Abb. 4.**1**). Im Gleichgewichtszustand ist die Oberfläche der Tibia einer kombinierten Last aus Kräften und Momenten ausgesetzt. Da das kortikale Knochengewebe an dieser imaginären Grenze einigermaßen gleichmäßig (die mikroskopisch kleinen Gewebekerben sollen hier vernachlässigt werden) und homogen ist (die durch die Havers-Strukturen bedingten Unterschiede in Gewebedichte und -aufbau werden ebenfalls vernachlässigt), kann man davon ausgehen, daß die Lasten auf dieser Oberfläche auch relativ gleichmäßig verteilt sind.

Bei der kleinen Knochengewebeprobe aus Abbildung 4.**1** könnte man erwarten, daß an der Grenze, also an der „exponierten" Oberfläche dieses Knochenstückes, Kräfte angreifen. Wenn das Knochenstück klein genug ist, kann man etwaige Unterschiede zwischen den auf der oberen Fläche einwirkenden Kräften vernachlässigen und annehmen, daß die Kraft auf dieser winzigen Knochenfläche gleichmäßig verteilt ist. Dieser Lastzustand, der auf der winzigen Oberfläche des Knochenstücks in der lateralen Kortikalis der Tibia herrscht, wird als *Spannung* definiert.

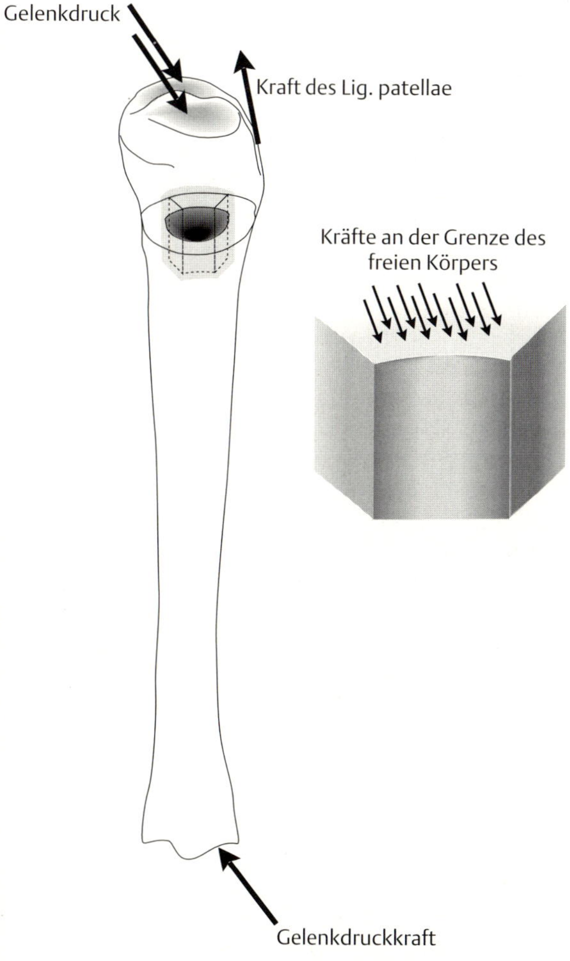

Abb. 4.**1** Die Begrenzung des freien Körpers verläuft durch die Tibia. Die hier angreifenden Kräfte und Momente, die ein Gleichgewicht der Tibia bewirken, sind auf der Oberfläche eines kleinen Knochenstückes gleichmäßig verteilt.

Allgemein ausgedrückt versteht man unter Spannung eine gleichmäßig verteilte Kraft, die auf eine bestimmte kleine Fläche eines definierten Materialblocks einwirkt. Die Spannung ist der Quotient aus dem Betrag einer auf eine Fläche wirkenden Kraft und der Größe dieser Fläche:

$$\text{Spannung} = \text{Kraft}/\text{Fläche} \tag{4.1}$$

Die Einheit der Spannung ist Newton/Meter^2, wobei 1 Newton/Meter^2 mit der SI-Einheit ein Pascal (1 Pa) angegeben wird.

Greift die Kraft wie in dem vorliegenden Beispiel schräg zur Oberfläche des kleinen Tibiaknochenstücks an, so wird die Kraft gewöhnlich in zwei Komponenten zerlegt, und zwar in eine senkrecht und in eine parallel zur Oberfläche gerichtete Teilkraft (Abb. 4.**2**).

Die Spannung, die durch die senkrecht ($F_\perp$) auf die Oberfläche wirkende Kraftkomponente hervorgerufen wird, wird als Normalspannung bezeichnet, während die Spannung, die durch die parallel ($F_\parallel$) zur Oberfläche wirkende Kraftkomponente verursacht wird, Schubspannung heißt:

$$\begin{aligned} \text{Normalspannung} &= F_\perp/\text{Fläche} \\ \text{Schubspannung} &= F_\parallel/\text{Fläche} \end{aligned} \tag{4.2}$$

Diese Definition der Spannung eignet sich als praktisches analytisches Hilfsmittel zur Lösung von Gleichgewichtsproblemen, da sie die an der Begrenzung der freien Körper wirkenden Spannungen mit den

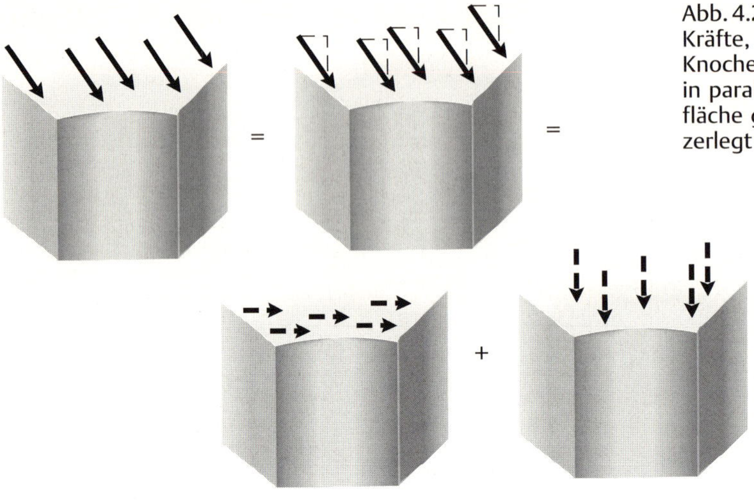

Abb. 4.2 Die schräg gerichteten Kräfte, die auf der Oberfläche des Knochenstückes verteilt sind, können in parallel und senkrecht zur Oberfläche gerichtete Kraftkomponenten zerlegt werden.

Kräften und Flächen in Beziehung setzt. Jedoch ist eine einfache physikalische Messung nicht möglich. Zwar kann man sich vorstellen, an der Begrenzung des freien Körpers einen Schnitt durch die Tibia zu legen, um die dort angreifenden Kräfte zu berechnen, aber es ist nicht möglich, dort eine Meßsonde anzubringen, ohne den Knochen zu zerschneiden und damit das System zu zerstören. Eine Ausnahme ist die Spannungsmessung in Fluiden (Gasen und Flüssigkeiten). In diesen Systemen kann die Normalspannung (die hier gewöhnlich als hydrostatischer Druck bezeichnet wird) durch Eintauchen einer Drucksonde an der gewünschten Stelle gemessen werden. Typische Drücke sind der Luftdruck, der ungefähr 100.000 Pascal bzw. 0,1 Megapascal (MPa) beträgt, wobei die Vorsilbe „Mega" eine Million bedeutet, und der normale diastolische Blutdruck, der etwa 80 Millimeter Quecksilbersäule (mm Hg) bzw. etwa 10.600 Pascal beträgt. Ein Pascal ist ein sehr niedriger Druck und entspricht nur etwa sieben Tausendstel eines Millimeter Quecksilbersäule.

4.1.1 Normalspannung

In diesem Unterkapitel soll anhand der Definition der Spannung die Belastung auf den Fasern einer Muskelsehne ermittelt werden (Abb. 4.**3**). Zur Erzeugung eines Extensionsmoments, das für das Gleichgewicht am Handgelenk notwendig ist, muß der Muskel eine Kontraktionskraft von 50 Newton aufbringen. Diese Zugkraft wird von der Sehne weitergeleitet. Zur Bestimmung der Spannung (der Lasthöhe) in der Sehne wird ein kleiner Teil der Sehne als freier Körper untersucht (Abb. 4.**3**). Bei der Festlegung des freien Körpers werden, wie in der Abbildung zu sehen ist, imaginäre Schnitte durch den Muskelbauch und durch die Sehne vorgenommen.

Die Kraft am Muskelbauch beträgt, wie vorher festgelegt wurde, 50 Newton. Wie hoch ist dann die Spannung auf der Querschnittsfläche der Sehne? Gemäß dem Prinzip des Kräftegleichgewichts (Gleichung 1.3), das auf den aus dem Muskel- und Sehnensegment bestehenden freien Körper angewandt wird, muß die Summe der Kräfte, die parallel zur Längsachse des Muskels und der Sehne gerichtet sind, gleich Null sein:

$$\begin{aligned} \text{Kraft}_{\text{Muskel}} + \text{Kraft}_{\text{Sehne}} &= 0 \\ 50\ \text{N} + \text{Kraft}_{\text{Sehne}} &= 0 \\ \text{Kraft}_{\text{Sehne}} &= -50\ \text{N} \end{aligned}$$

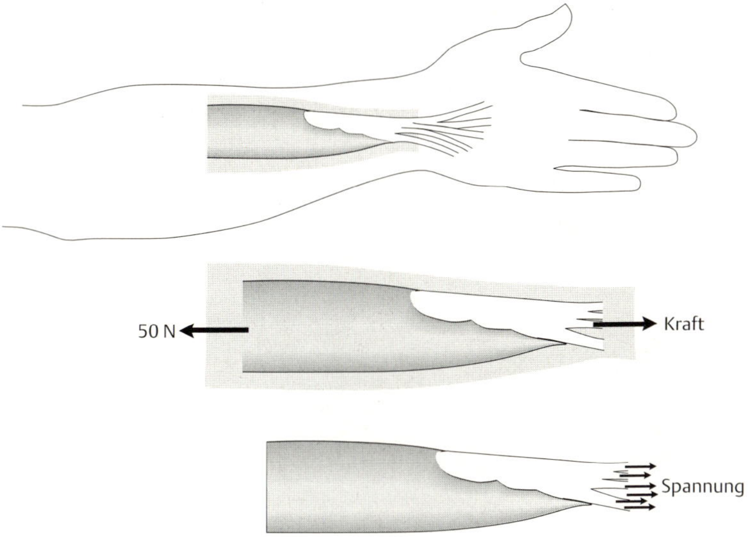

Abb. 4.**3** Ein Muskel, der am Handgelenk ein Extensionsmoment erzeugt, bewirkt eine Kontraktionskraft von 50 Newton. Für das Gleichgewicht des freien Körpers, der aus einem Teil des Muskelbauches und seiner angrenzenden Sehne besteht, ist eine Kraft von 50 Newton in der Sehne erforderlich.

Folglich beträgt die Kraft, die auf den Querschnitt der Sehne einwirkt, auch 50 Newton, ist jedoch der Muskelkraft entgegengerichtet.

Der Querschnitt der Sehne hat eine in etwa rechteckige Form mit den Maßen 1 mal 4 Millimeter. Die Spannung im Querschnitt der Sehne ist die Kraft dividiert durch die Querschnittsfläche:

$$\text{Spannung} = \frac{50\ \text{N}}{0{,}001\ \text{m} \times 0{,}004\ \text{m}} = 12{,}5\ \text{MPa}$$

Da die Sehne über ihre gesamte Länge einen gleichmäßigen Querschnitt aufweist, beträgt die Spannung an der äußeren distalen Querschnittsfläche des nächsten Sehnenabschnitts auch 12,5 Megapascal.

Welche Spannung herrscht aber auf der inneren Längsschnittsfläche der Sehne (Abb. 4.**4**)? Zur Beantwortung dieser Frage wird das Gleichgewichtsprinzip herangezogen, wonach die Summe der Kräfte gleich Null ist. Bei einer Last (Spannung) von 12,5 Megapascal und einer Querschnittsfläche von 1 mal 2 Millimeter (der Hälfte der Fläche der Sehne) beträgt die Kraft, die am proximalen Querschnitt angreift, folglich:

$$\begin{aligned}\text{Kraft} &= \text{Spannung} \times \text{Fläche}\\ &= 12{,}5\ \text{MPa} \times (0{,}001\ \text{m} \times 0{,}002\ \text{m})\\ &= 25\ \text{N}\end{aligned}$$

Aufgrund der Gleichgewichtsbedingung muß diese Kraft genauso groß sein wie die Kraft am distalen Ende der Sehne. Da an der freien äußeren Längsschnittsfläche der Sehne keine anderen Kräfte an-

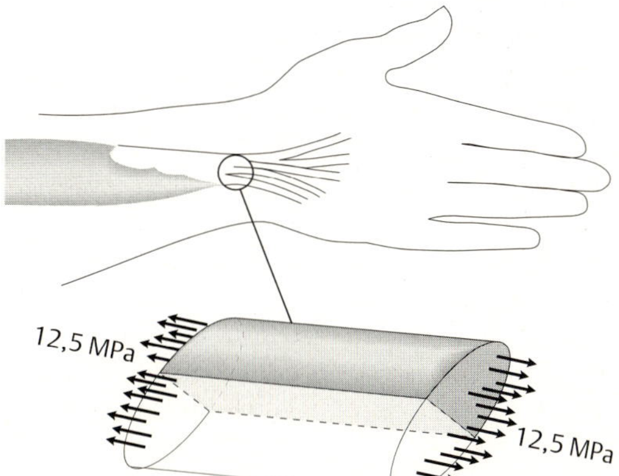

Abb. 4.**4** Die Spannung auf der Längsschnittsfläche des Sehnenabschnitts aus Abbildung 4.3 beträgt Null.

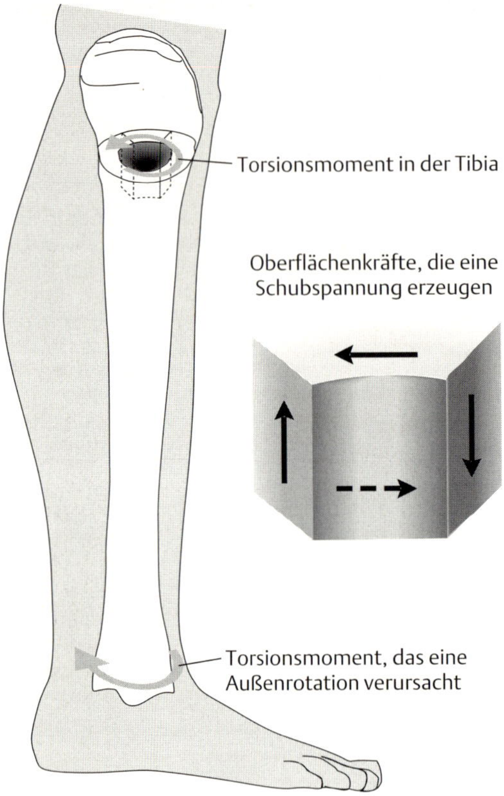

Abb. 4.5 Der Außenrotation des Fußes wirkt im Inneren der Tibia ein Drehmomentwiderstand entgegen, der durch Kräfte erzeugt wird, die parallel zur Horizontalebene der Tibia gerichtet sind. Diese Kräfte rufen eine Schubspannung auf der Querschnittsfläche hervor.

greifen und die Summe der beiden Kräfte, die auf die beiden Querschnittsflächen einwirken, gleich Null ist, kann keine Kraft auf die imaginäre innere Längsschnittsfläche wirken. Folglich muß die Spannung auf der inneren Längsschnittsfläche der Sehne gleich Null sein.

Wie noch an späterer Stelle in diesem Kapitel deutlich wird, ist die Sehne als Material in der Lage, einer Spannung von 12,5 Megapascal ohne Schädigung standzuhalten. Dies gilt natürlich nur für Spannungen auf den *Querschnittsflächen* der Sehne; aufgrund der strukturellen Gegebenheiten können die Längsschnittsflächen einer Sehne bekanntlich praktisch überhaupt keine Spannungen aushalten, da es ansonsten zur Faserabsonderung bzw. Aufsplittung kommt. Man sieht also, daß die Anwendung der Gleichgewichtsprinzipien und der Definition der Spannung zu Ergebnissen führen, die mit dem intuitiven Wissen über das Sehnenmaterial übereinstimmen.

4.1.2 Schubspannung

Wie bereits vorher erwähnt wurde, spricht man von einer Schubspannung, wenn eine parallel zur Oberfläche gerichtete Kraft an einem Material angreift. Bei der Verdrehung (Torsion) von Röhrenknochen um ihre Längsachse entstehen Schubspannungen im Knochengewebe. Diese häufig auftretende Belastungsart, die sogenannte Torsionsbelastung, wird in Kapitel 5 näher beschrieben. Im folgenden wird ein Beispiel analysiert, in dem die Tibia einer Torsionslast ausgesetzt wird (Abb. 4.**5**).

Das durch eine Außenrotation des Fußes induzierte Torsionsmoment ruft Kräfte auf der proximalen Oberfläche des Tibiasegments hervor, die das für das Gleichgewicht im distalen Segment erforderliche Moment erzeugen. Dieses Drehmoment bewirkt eine Innenrotation des Tibiasegments. Die momenterzeugenden Kräfte wirken im Gegenuhrzeigersinn parallel zur Querschnittsfläche der Tibia. Bei der isolierten Betrachtung eines kleinen Knochenstücks (Abb. 4.**5**) stellt man fest, daß die obere Fläche des Stücks einer Teilkraft ausgesetzt ist, die den inneren Drehmomentwiderstand erzeugt. Diese Kraft, die auf die obere Querschnittsfläche wirkt, ruft eine Schubspannung hervor.

Im folgenden soll davon ausgegangen werden, daß sich das kleine Knochenstück im Gleichgewicht befindet. Würde nur eine Kraft auf die obere Fläche des Körpers wirken, wäre die Summe der Kräfte in horizontaler Richtung nicht gleich Null. Zum

Ausgleich der Kraft, die an der oberen Fläche angreift, ist eine gleich große, aber entgegengesetzte Kraft auf der unteren Fläche des Stücks vorstellbar. Die Summe der beiden Kräfte auf der oberen und unteren Fläche erfüllt das Gleichgewicht (Gleichung 1.3) in horizontaler Richtung.

Addiert man gemäß dem Drehmomentengleichgewicht (Gleichung 1.4) die Momente um den Mittelpunkt des Knochenstücks, so stellt man fest, daß die beiden Kräfte jeweils ein Moment im Uhrzeigersinn erzeugen. Folglich kann die Summe der Momente nicht gleich Null sein. Ohne zusätzliche Kräfte kann sich das Stück nicht im Gleichgewicht befinden. Diese zusätzlichen Kräfte greifen auf den Längsschnittsflächen an, und zwar wiederum parallel zu diesen Flächen. Die Richtungen dieser Kräfte, nach oben auf der rechten und nach unten auf der linken Fläche, bewirken ein Moment im Gegenuhrzeigersinn. Da diese Kräfte den gleichen Betrag haben wie die Horizontalkräfte, wird ein Momentengleichgewicht hergestellt. Darüber hinaus wird auch das Kräftegleichgewicht in der Längsrichtung gewahrt, da die beiden Kräfte auf den Längsschnittsflächen gleich groß sind.

Der Definition von Schubspannung zufolge besteht an den Quer- und Längsseiten des würfelförmigen Knochenstücks der Tibia eine Schubspannung. Folglich rufen Torsionsbelastungen von Röhrenknochen eine Schubspannung an den Quer- und Längsschnittsflächen des Knochens hervor. Diese Schubspannungen sind gleich hoch. Wenn auf vier Seiten eines Materialwürfels die gleiche Schubspannung herrscht, spricht man von einer reinen Schubspannung. Dies ist die einfachste Schubspannungskonfiguration, genauso wie die Anspannung der Sehne das einfachste Beispiel für eine Zugspannung ist. Während aber bei einer einfachen Zugspannung die Längsschnittsflächen der Sehne spannungsfrei sind, treten bei einer reinen Schubspannung auch auf den Längsschnittsflächen des Knochens Schubspannungen auf.

Schubspannungen entstehen gewöhnlich in allen Strukturen, die Lasten tragen. In Abbildung 4.**6** ist eine Knochenplatte zu sehen, die mit mehreren Halterungen versehen ist und in Längsrichtung mit einer Last von 500 Newton beansprucht

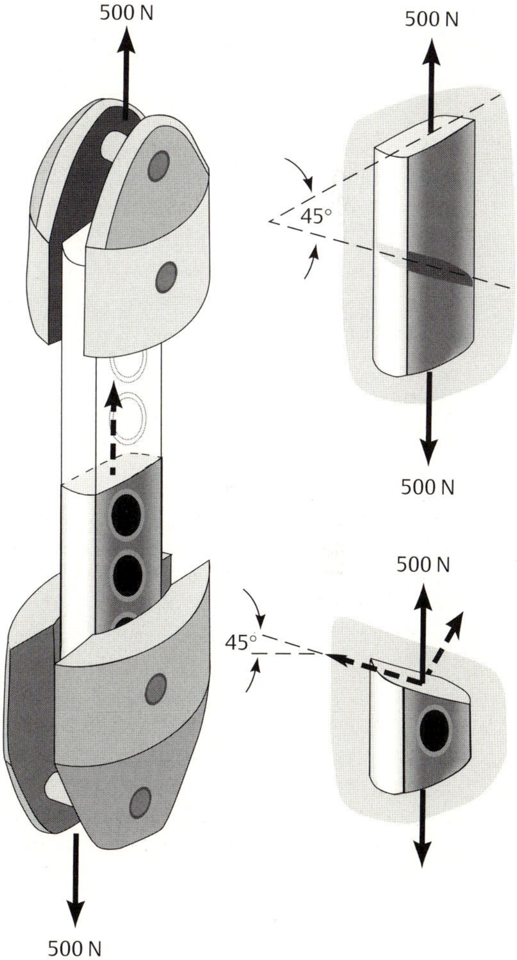

Abb. 4.**6** Eine 316LVM-Edelstahlknochenplatte wird mit Halterungen versehen und dann mit einer Zugkraft von 500 Newton belastet. Aus der unteren Halterung und dem unteren Plattensegment wird ein freier Körper gebildet. Ein zweiter freier Körper wird konstruiert, indem eine Grenze durch die Mitte der Platte im Winkel von 45 Grad zur Längsachse der Platte und eine andere quer durch den unteren Teil der Platte gezogen wird.

wird. Es soll angenommen werden, daß sich das untere Platten- und Halterungssegment im Gleichgewicht befindet. Zur Erfüllung der Gleichgewichtsbedingungen in Längsrichtung (Gleichung 1.3) muß die obere Querschnittsfläche des Segments mit einer Last von 500 Newton beansprucht werden. Die Normalspannung, die durch diese Kraft von 500 Newton erzeugt wird, kann mit Hilfe von Gleichung 4.2 berechnet werden:

$$\begin{aligned}\text{Normalspannung} &= \frac{F_\perp}{\text{Fläche}}\\ &= \frac{500\ \text{N}}{4{,}17\ \text{mm} \times 12\ \text{mm}}\\ &= 10\ \text{MPa}\end{aligned}$$

Die folgenden Ausführungen beziehen sich auf das Segment der Platte, das durch einen imaginären Schrägschnitt durch die Mitte der Platte entsteht (Abb. 4.**6**). Für die Kraft auf der unteren Querschnittsfläche wurde vorher ein Betrag von 500 Newton berechnet. Damit sich das Plattensegment im Gleichgewicht befindet, muß auf der oberen Schrägschnittsfläche eine ausreichend große Spannung herrschen, um eine längsgerichtete Kraft von 500 Newton zu erzeugen. Wie die Zerlegung der Kraft von 500 Newton in eine parallel und eine senkrecht zur Schrägschnittsfläche gerichteten Komponente ergibt, weist die Schrägschnittsfläche gemäß den obigen Definitionen sowohl eine Normalspannung als auch eine Schubspannung auf.

Im folgenden wird die Höhe dieser Spannungen ermittelt. Bei Ausrichtung der Schrägschnittsfläche im Winkel von 45 Grad zur Querschnittsfläche steht die Schrägschnittsfläche zur Querschnittsfläche in folgender Beziehung:

$$\begin{aligned}\text{Fläche}_{\text{schräg}} &= \frac{\text{Fläche}_{\text{quer}}}{\sin 45^\circ}\\ &= \frac{50\ \text{mm}^2}{0{,}707}\\ &= 70{,}7\ \text{mm}^2\end{aligned}$$

Die senkrecht zur Querschnittsfläche gerichtete Kraftkomponente beträgt daher

$$\begin{aligned}\text{Kraft}_\perp &= \text{Kraft} \times \sin 45^\circ\\ &= 500\ \text{N} \times 0{,}707\\ &= 353{,}5\ \text{N}\end{aligned}$$

Folglich beträgt die Normalspannung auf der Schrägschnittsfläche (aus Gleichung 4.2):

$$\begin{aligned}\text{Normalspannung}_{\text{schräg}} &= \frac{353{,}5\ \text{N}}{70{,}7\ \text{mm}^2}\\ &= 5\ \text{MPa}\end{aligned}$$

Dieser Wert ist nur halb so hoch wie die Normalspannung auf der Querschnittsfläche.

Die parallel zur Schrägschnittsfläche gerichtete Komponente hat die gleiche Größe wie die senkrechte Komponente:

$$\begin{aligned}\text{Kraft}_\parallel &= \text{Kraft} \times \cos 45^\circ\\ &= 500\ \text{N} \times 0{,}707\\ &= 353{,}5\ \text{N}\end{aligned}$$

Folglich beträgt die Schubspannung auf der Schrägschnittsfläche auch 5 Megapascal und ist damit halb so groß wie die Normalspannung auf der Querschnittsfläche.

Wann immer ein Körper mit konstantem Querschnitt einer Zuglast ausgesetzt wird, wirken auf die schräg zur Last ausgerichteten Ebenen sowohl Schub- als auch Zugspannungen. Die Zugspannungen erreichen ihr Maximum in der Transversalebene. Schubspannungen sind in der Transversalebene nicht vorhanden. Die größten Schubspannungen treten in Schrägschnitten von jeweils 45 Grad zur Längsachse auf. Die höchsten Schubspannungen sind nur halb so hoch wie die höchsten Zugspannungen.

4.2 Dehnung

In dem gerade beschriebenen einfachen Beispiel war die Spannung relativ leicht zu berechnen. In den meisten Fällen, in denen es um biologische Strukturen geht, ist eine einfache, direkte Berechnung der Spannung aufgrund von Form und Beschaffenheit der Körper allerdings nicht möglich. Beispielsweise können die Strukturen aus mehreren Materialien bestehen und eine derart komplexe Geometrie aufweisen, daß die Gleichgewichtsprinzipien zur Bestimmung der inneren Kräfte nur schwerlich anwendbar sind. Dies trifft mit Sicherheit auf das Beispiel aus Kapitel 1 zu, in dem die Kräfte an einem Gelenk bei Kontraktion mehrerer Muskeln berechnet wurden.

In diesen Fällen ist ein Meßverfahren notwendig, das für die direkte Erfassung der mit der Spannung korrelierenden physikalischen Phänomene geeignet ist. Basierend auf der Tatsache, daß sich ein Körper unter Belastung verformt, wurde ein Verfahren entwickelt, das die Deformation mit der belastungsbedingten Spannungsintensität in Beziehung setzt.

4.2.1 Normaldehnung

Zunächst soll die belastungsbedingte Deformation an einer einfachen Struktur untersucht werden, und zwar an der Edelstahlknochenplatte (Abb. 4.**6**), die bereits bei der Beschreibung der kombinierten Schub- und Normalspannung als Beispiel herangezogen wurde. Wie Abbildung 4.**7** zeigt, ist die Knochenplatte wiederum mit mehreren Halterungen versehen und wird in Längsrichtung belastet. Außer der Last wird nun auch die Dehnung gemessen. Dazu ist ein sogenannter Dehnungsmesser in der Mitte der Platte angebracht, der die Veränderung des Abstandes zwischen seinen beiden Befestigungspunkten an der Platte mißt. Bei Belastung der Platte wird zum einen die Last (auf der vertikalen Achse des Diagramms) und zum anderen die mit dem Dehnungsmesser erfaßte Dehnung (auf der horizontalen Achse) gemessen und aufgezeichnet. Der dabei erstellte Graph ist eine Gerade. Bei einer Last von 500 Newton wird zwischen den Punkten des Dehnungsmessers eine Dehnung von 0,00075 Millimeter bzw. 0,75 Mikrometer (μm) gemessen. Die Vorsilbe Mikro (μ) bedeutet ein Millionstel.

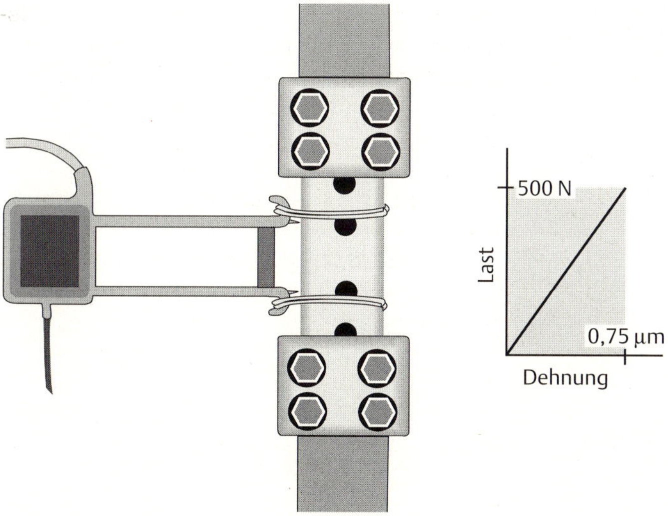

Abb. 4.**7** In der Mitte der Knochenplatte aus Abbildung 4.**6** ist ein Dehnungsmesser angebracht, mit dem die Veränderung des Abstands zwischen den beiden Befestigungspunkten gemessen wird. Das Diagramm daneben zeigt die Belastung der Platte und die resultierende Dehnung (die mit dem Dehnungsmesser erfaßt wurde).

Wenn die Last an diesem Punkt aufgehoben wird, nimmt die Linie den gleichen Verlauf zurück zu ihrem Ursprung. Eine erneute Lastaufgabe bis zu 500 Newton ergibt wieder die ursprüngliche Kurve.

An diesem Experiment können einige allgemeine Sachverhalte und Definitionen aufgezeigt werden. Ausgehend von dem vorherigen Beispiel (Abb. 4.**6**) beträgt die Spannung auf der Querschnittsfläche 10 Megapascal. Bei einer Last von 500 Newton verlängert sich der mittlere Plattenanteil um 0,75 Mikrometer. Diese Verlängerung tritt zwischen den Meßpunkten des Dehnungsmessers auf, die im Abstand von 15 Millimeter (15.000 Mikrometer) angebracht sind (Abb. 4.**7**). Daher kommt es pro Mikrometer der Plattenlänge zu einer Verlängerung von 5×10^{-5} Mikrometer. *Dieses Verhältnis von Verlängerung zur Meßlänge wird als Dehnung definiert.* Bei einem Druckversuch würden die Lasten an der Platte in entgegengesetzter Richtung angreifen, und es würde zu einer Verkürzung der Meßlänge der Platte gekommen. *Das Verhältnis von Verkürzung zur Meßlänge wird als Stauchung definiert.*

Dehnung und Stauchung werden unter dem Begriff *Normaldehnung* zusammengefaßt. Folglich wird die *Normaldehnung* definiert als

$$\text{Normaldehnung} = \frac{\text{Längenänderung}}{\text{Meßlänge}} \qquad (4.3)$$

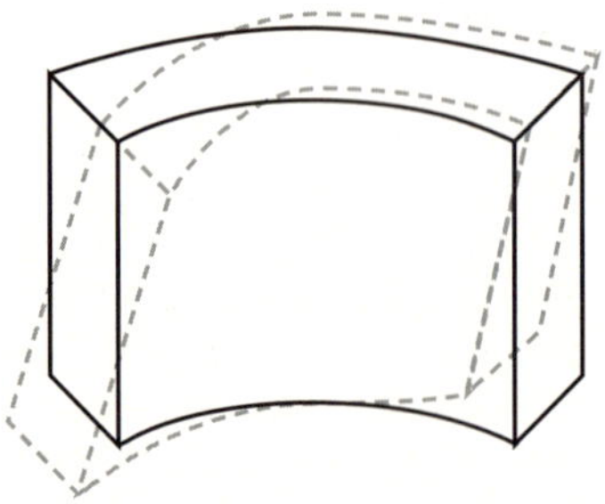

Abb. 4.**8** Das Drehmoment, das an der Tibia angreift (Abb. 4.**5**), verursacht eine Scherung des kleinen Knochenstücks.

wobei die Dehnung als positiver Wert und die Stauchung als negativer Wert ausgedrückt wird. In beiden Fällen hat die Dehnung keine Einheit, da es sich um das Verhältnis zweier Größen in Längeneinheiten handelt. In dem Beispiel erfährt die Knochenplatte aus 316LVM-Edelstahl eine Dehnung (nach Gleichung 4.3) von

$$\text{Dehnung} = \frac{0{,}75\ \mu\text{m}}{15{,}000\ \mu\text{m}} = 50 \times 10^{-6}$$

bei einer Spannung von 10 Megapascal. Da die Dehnung häufig ein sehr kleiner Wert ist, wird sie üblicherweise als Mikrostrain angegeben. In dem Beispiel verursacht die Verlängerung von 0,75 Mikrometer eine Dehnung von 50 Mikrostrain.

4.2.2 Scherung

In dem Beispiel von der auf Torsion beanspruchten Tibia ist zu sehen, daß die distale Tibia bei einer Außenrotation des Fußes unter einer Torsionslast von 10 Newtonmeter relativ zur proximalen Tibia nach außen rotiert. Die Messung der proximalen Tibia relativ zur distalen Tibia ergibt eine Rotationsbewegung von 3 Grad. Das kleine Knochenstück (Abb. 4.**8**) aus der Tibia erfährt eine ähnliche Verdrehung, jedoch in geringerem Maße. Die Längskanten sind nun leicht schräg ausgerichtet, so daß die Seiten des Stückes nicht mehr im rechten Winkel (90 Grad) zueinander stehen.

Diese Winkeländerung zwischen den zwei Seiten des Knochenstückes, die vorher zueinander im Winkel von 90 Grad ausgerichtet waren, wird als Scherung definiert.

In diesem Fall ändern sich die Winkel an den Seiten um 0,05 Grad. Während die Winkeländerung häufig in Grad gemessen wird, gibt man die Scherung stets in Radiant (siehe Kapitel 1) an. Die Winkeländerung von 0,05 Grad entspricht einer Scherung von 0,000915 Radiant (915×10^{-6} Radiant).

4.3 Elastizitätsmodul

Wie bereits erwähnt wurde, besteht bei Be- und Entlastung der Knochenplatte eine konstante lineare Beziehung zwischen Last und Dehnung (Abb. 4.**7**). Anhand dieses Zugversuchs sollen nun einige wichtige Materialeigenschaften aufgezeigt werden. Da die Last-Verlängerungskurve vollkommen reversibel ist, spricht man von einem elastischen Verhalten des Materials.

> Ein Material wird als elastisch bezeichnet, wenn es bei der Entlastung zu keiner dauerhaften Veränderung der Strukturform kommt.

Die gesamte Formänderung, die eine Struktur durch eine Belastung erfährt, wird bei der Entlastung rückgängig gemacht.

Für alle Punkte der Last-Verlängerungskurve (Ab. 4.7) kann man die jeweilige Spannung (Gleichung 4.1) und Dehnung (Gleichung 4.3) berechnen, um anhand dieser Punkte eine Spannungs-Dehnungskurve zu erstellen (Abb. 4.**9**). Diese Kurve läßt eine lineare Beziehung zwischen der ermittelten Spannung und der gemessenen Dehnung erkennen (die Steigung der Linie ist konstant). Im Falle der Edelstahlknochenplatte beispielsweise beträgt dieses Verhältnis

$$\frac{\text{Spannung}}{\text{Dehnung}} = \frac{10\ \text{MPa}}{50\ \text{Mikrostrain}} = \frac{10 \times 10^6\ \text{Pa}}{50 \times 10^{-6}} = 200 \times 10^9\ \text{Pa} = 200\ \text{GPa}$$

wobei die Einheit Gigapascal (GPa) einer Milliarde (10^9) Pascal entspricht. Dieses Verhalten ändert sich nicht, wenn man viele derartige Zug- oder Druckversuche mit verschiedenen Größen und Formen von Edelstahlstrukturen durchführt. Ungeachtet der Größe und Form bleibt das Verhältnis von Zugspannung zur Dehnung stets gleich.

> Das Spannungs-Dehnungsverhältnis hängt daher vom Material und nicht von der Form der Struktur ab. Dieses Verhältnis wird als Elastizitätsmodul bezeichnet und gewöhnlich mit dem Buchstaben E gekennzeichnet:

$$\text{Elastizitätsmodul} = E = \frac{\text{Normalspannung}}{\text{Normaldehnung}} \quad (4.4)$$

Der Elastizitätsmodul ist eine Materialkonstante und ein Maßstab für die Formfestigkeit des Materials unter Einwirkung äußerer Lasten. Ein Material mit höherem Elastizitätsmodul ist steifer und setzt, ungeachtet seiner Form und der Belastung, einer Deformation einen höheren Widerstand entgegen als ein Material mit niedrigerem Elastizitätsmodul.

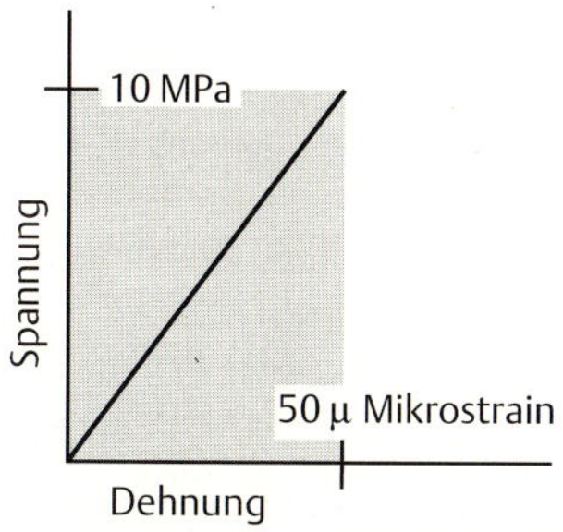

Abb. 4.**9** Der Spannungs-Dehnungs-Graph für die Knochenplatte aus 316 LVM-Edelstahl ist eine Gerade mit einer Steigung von 200 Gigapascal.

Im folgenden geht es wieder um die Sehne (Abb. 4.**3**), die durch eine Zugkraft infolge der Muskelkontraktion belastet wird. Wenn nun die Sehne vorher mit zwei Querlinien im Abstand von 10 Millimeter gekennzeichnet wird, kann man die Trennung der Linien beobachten, während der Muskel einen Zug auf die Sehne ausübt. Wie in dem Beispiel der Knochenplatte wird anschließend eine Kurve erstellt, in der die Last über dem Abstand der beiden Linien aufgetragen wird.

Erreicht die Last 50 Newton, haben sich die Linien um 0,2 Millimeter (200 Mikrometer) voneinander entfernt. Bei einer Querschnittsfläche der Sehne von 4 Quadratmillimeter kann nun der Elastizitätsmodul für das Sehnenmaterial (nach Gleichung 4.4) berechnet werden

$$E_{\text{Sehne}} = \frac{\left(\frac{50\ \text{N}}{4\ \text{mm}^2}\right)}{\left(\frac{0{,}2\ \text{mm}}{10\ \text{mm}}\right)} = \frac{12{,}5\ \text{MPa}}{20.000\ \text{Mikrodehnung}} = 625\ \text{Mpa}$$

Dieser Elastizitätsmodul ist wesentlich niedriger als der von 316LVM-Edelstahl, woraus folgt, daß die Sehne als Material bei weitem nicht so steif ist wie Edelstahl. Beide Materialien sind elastisch, da die Sehnenstruktur und die Knochenplatte bei Entlastung wieder ihre ursprüngliche Länge annehmen.

4.4 Gleitmodul

In dem Beispiel, in dem die Tibia eine Außenrotation erfährt, nimmt die Tibia nach Aufhebung der Torsionslast ihre ursprüngliche Konfiguration wieder an. Wenn die induzierten Schubspannungen im Material wieder gleich Null sind, wird die Verzerrung (die Scherung) auch wieder rückgängig gemacht. Dieses Verhalten wurde als elastisch definiert. Trägt man die Schubspannung über der Scherung während der Be- und Entlastung der Tibia in einem Diagramm auf, so zeigt sich ein lineares, reversibles Verhalten. Daher kommt es bei jeder Änderung der Schubspannung zu einer entsprechenden proportionalen Änderung der Scherung.

Das Verhältnis von Schubspannung zu Scherung wird als Gleitmodul oder Schubmodul bezeichnet und gewöhnlich mit dem Buchstaben *G* gekennzeichnet:

$$\text{Gleitmodul} = G = \frac{\text{Schubspannung}}{\text{Scherung}} \qquad (4.5)$$

Wie der Elastizitätsmodul ist auch der Gleitmodul eine Materialeigenschaft, die als Maß für den Widerstand des Materials gegen eine Verzerrung bei Belastung verstanden werden kann. Eine typische Belastung, die eine Verzerrung hervorruft, ist die Torsionsbelastung; daher ist der Schubmodul ein Vergleichgsmaß für den Widerstand des Materials gegen eine Verzerrung unter Torsionsbelastung.

Für das Segment des Tibiaknochens (Abb. 4.**8**) wurde eine Schubspannung von 3 Megapascal berechnet, was einer Scherung von 0,000915 Radiant entspricht. Daher beträgt der Schubmodul des Knochengewebes

$$G_{\text{Knochen}} = \frac{3\ \text{MPa}}{0{,}000915\ \text{Radiant}} = 3{,}3\ \text{GPa}$$

Erstellt man ein Tibiamodell aus Polymethylmethacrylat (PMMA), einem Material mit einem Schubmodul von 1,1 Gigapascal, würde das gleiche Drehmoment von 10 Newtonmeter eine Drehbewegung induzieren, die dreimal so groß (3,3 GPa/ 1,1 GPa) wie die in der natürlichen Tibia wäre.

4.5 Poissonscher Effekt

Einfache Materialzugversuche zeigen, daß die Dehnung in Lastrichtung auch mit einer Stauchung senkrecht zur Lastrichtung einhergeht. Dieses Phänomen läßt sich an einem Gummiband veranschaulichen. Dehnt man das Gummiband, so vermindert sich gleichzeitig der Querschnitt des Bandes (Querkontraktion). Die Dehnung biologischer Materialien, wie Sehnen, Bänder oder Muskeln, führt zu dem gleichen Ergebnis. Es handelt sich um ein Universalphänomen aller Materialien – ob von Metall, Knochengewebe, Kunststoff, Keramik und auch Flüssigkeiten. Dieses Phänomen wird nach dem französischen Mathematiker Siméon Poisson *Poissonscher Effekt* genannt.

Der Poissonsche Effekt ist die dritte elastische Materialkonstante und wird durch das Verhältnis zwischen der Dehnung senkrecht zur Belastungsrichtung und der Dehnung parallel zur Belastungsrichtung quantifiziert. Wird beispielsweise die bereits erwähnte Edelstahlknochenplatte mit einer Zuglast von 500 Newton beansprucht, ergibt die Messung mit einem tangential zur Platte angebrachten Dehnungsmesser eine Abnahme der Breite von 12 Millimeter um 0,18 Mikrometer. Demnach beträgt die Normaldehnung in Querschnittsrichtung (nach Gleichung 4.3)

$$\text{Dehnung}_{\text{quer}} = \frac{-0{,}18\ \mu\text{m}}{12 \times 10^{-3}\ \text{m}} = -15\ \text{Mikrostrain}$$

Da die Belastung von 500 Newton in der Längsrichtung der Knochenplatte eine Dehnung von 50 Mikrostrain verursacht, kann das Verhältnis der Quer- zur Längsdehnung für Edelstahl berechnet werden. Dieses Verhältnis wird als Poisson-Zahl bezeichnet und hat das Formelzeichen ν:

$$\text{Poisson-Zahl} = \nu = \frac{\text{Dehnung}_{\text{quer}}}{\text{Dehnung}_{\text{längs}}} = \frac{-15\ \text{Mikrostrain}}{50\ \text{Mikrostrain}} = 0{,}3$$

Bei der Angabe der Poisson-Zahl wird das negative Vorzeichen normalerweise weggelassen. In der Regel rechnet man bei den meisten Metallen mit einer Poisson-Zahl von 0,3, einem Wert, der sich von dem anderer Materialarten nur geringfügig unterscheidet. Normalerweise ist die Poisson-Zahl kleiner als 0,5. Damit wird ausgedrückt, daß sich das Volumen eines Materials unter einer Zugbeanspruchung nicht verringert und unter einer Druckbeanspruchung nicht erhöht.

Wie die Längsschnittsflächen der Sehne sind auch die Längsschnittsflächen der Platte spannungsfrei. Obwohl die relativ zur Belastungsachse anders ausgerichteten Ebenen Spannungen aufweisen, geht die Querstauchung der Platte nicht mit einer Spannung einher. Folglich korreliert die Querstauchung nicht mit einer Druckspannung. Die Querstauchung ist nicht auf eine Spannung, sondern vielmehr auf die Längsdehnung zurückzuführen.

4.6 Zusammenhang zwischen den elastischen Eigenschaften

In diesem Kapitel wurden drei elastische Materialkonstanten beschrieben: der Elastizitätsmodul, der Gleitmodul und die Poisson-Zahl. Die Beziehung zwischen diesen Eigenschaften soll an dem Beispiel der Sehne, die unter einer Last von 50 Newton gestreckt wird, dargelegt werden. Dieses Mal wird auf der Oberfläche der Sehne eine Raute so eingezeichnet, daß die Diagonalen der Raute in Längs- und Querrichtung verlaufen (Abb. 4.**10**). Die Belastung bewirkt eine Dehnung der longitudinalen Diagonalen von 20.000 Mikrostrain. Bei der transversalen Diagonalen kommt es wegen des Poissonschen Effekts zu 6000 Mikrostrain (unter Annahme einer Poisson-Zahl der Sehne von 0,3).

Genauso wie es einen Zusammenhang zwischen dem Betrag der Normalspannung (Zugspannung) und der Schubspannung im Quer- und Schrägschnitt gibt (wie vorher in diesem Kapitel beschrieben wurde), besteht auch eine Beziehung zwischen der Normaldehnung und der Scherung. Der Winkel, den das verzogene Quadrat auf der Sehne bei einer Belastung von 50 New-

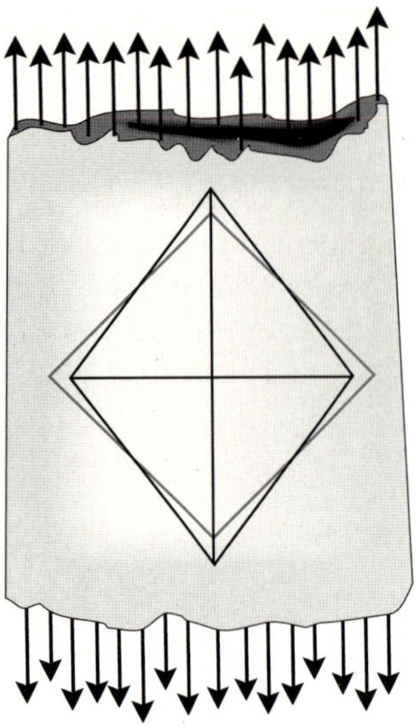

Abb. 4.**10** Eine Raute, die auf der Sehne aus Abbildung 4.**3** aufgetragen wird, veranschaulicht die Verzerrung und Verlängerung unter dem Einfluß der Zuglast.

ton aufweist, kann anhand der Längen der beiden Diagonalen berechnet werden. Die Längenänderung der longitudinalen Diagonale hängt ausschließlich vom Elastizitätsmodul ab:

$$\text{Längenänderung} \propto \frac{1}{E}$$

Die Längenänderung der transversalen Diagonalen hängt ausschließlich von der Poisson-Zahl ab:

$$\text{Längenänderung} \propto \nu$$

Folglich kann die Winkeländerung (also die Scherung) mittels dieser beiden elastischen Konstanten (E und ν) ausgedrückt werden.

Der Schubmodul ist definiert als Verhältnis der Schubspannung zur Scherung (Gleichung 4.5), wobei die Schubspannung, wie anhand eines einfachen Zugversuchs dargelegt wurde, mit der Zugspannung korreliert. Daher muß auch eine Beziehung zwischen dem Schubmodul und der Zugspannung sowie den beiden anderen elastischen Konstanten bestehen. Aber die Zugspannung steht in Zusammenhang mit der Normaldehnung (der longitudinalen Diagonalen) und mit dem Elastizitätsmodul. Ersetzt man in Gleichung 4.5 die Schubspannung durch die Zugspannung und die Scherung durch die beiden anderen Elastizitätskonstanten, so gilt für den Schubmodul:

$$\text{Schubmodul} = \frac{E}{2 \times (1 + \nu)}$$

Demnach hat jedes Material drei elastische Eigenschaften, wobei aber nur zwei dieser Eigenschaften unabhängig von der dritten sind. Werden Elastizitätsmodul und Poissson-Zahl in einem Zugversuch bestimmt, kann der Schubmodul des Materials berechnet werden. Somit ermöglicht eine einfache Zugbelastung des Knochens eine Quantifizierung des Widerstands des Knochens gegen eine Verdrehung bei Torsionsbelastung.

4.7 Spannenergie

In Kapitel 2 wurde Arbeit definiert als *Kraft, die ihren Angriffspunkt entlang eines Weges verschiebt*, und Energie als die *Fähigkeit, Arbeit zu verrichten*. Diese beiden Begriffe sollen nun auf das Beispiel angewandt werden, in dem eine Edelstahlknochenplatte belastet wird. Dabei soll die Arbeit ermittelt werden, die zur Verlängerung des mittleren, 15 Millimeter langen Plattensegments bei einer Belastung von 500 Newton notwendig ist. Angenommen, die obere Querschnittsfläche der Platte ist auf Höhe des Dehnungsmessers fixiert. Wenn nun eine Zugkraft von 500 Newton am Boden der Platte angreift, bewegt sich die untere Querschnittsfläche der Platte auf Höhe des unteren Befestigungspunktes des Dehnungsmessers um 0,75 Mikrometer. Das Kraft-Verlängerungs-Diagramm zeigt, daß die Kraft ihren Angriffspunkt (die untere Querschnittsfläche) verschiebt. Zur Berechnung der Arbeit, die die Zugkraft verrichtet hat, wird jeder Kraftanstieg mit jeder Längenzunahme multipliziert. Dadurch erhält man die Fläche unter der Kraft-Verlängerungskurve.

Somit verrichtet die Zugkraft an der Platte zwischen den Befestigungspunkten des Dehnungsmessers eine Arbeit, die gleich der Fläche des Dreiecks ist, das durch die Kraft-Verlängerungskurve gebildet wird:

$$\text{Fläche des Dreiecks} = \tfrac{1}{2} \times \text{Höhe} \times \text{Basis}$$

$$\begin{aligned}\text{Arbeit} &= \tfrac{1}{2} \times \text{Kraft} \times \text{Verlängerung}\\ &= \tfrac{1}{2} \times 500\ \text{N} \times 0{,}75\ \mu\text{m}\\ &= 0{,}000188\ \text{N} \cdot \text{m}\\ &= 0{,}000188\ \text{J}\end{aligned}$$

Da die Belastung aufgehoben wird, steht diese gespeicherte Energie zur Verfügung, um Arbeit während der Entlastung zu leisten. Die untere Plattenfläche ist aufgrund einer Verlängerung von 0,75 Mikrometer in der Lage, eine Kraft zwischen 500 Newton und 0 Newton freizusetzen. Die in der Platte gespeicherte Energie wird als Spannenergie bezeichnet.

> Alle Körper erfahren bei Belastung eine Verformung; die dadurch gewonnene Energie, die im verformten Körper gespeichert wird, ist die Spannenergie.

Besteht der Körper aus einem elastischen Material, so bezeichnet man die Spannenergie als *elastische Spannenergie*. Die elastische Spannenergie wird zurückgewonnen, wenn der Körper wieder seine ursprüngliche Form annimmt.

Ein biologisches Gewebe speichert die elastische Spannenergie auf besonders effiziente Weise. Dieses Material, das sogenannte Elastin, weist eine eindeutig lineare und reversible Kraft-Verlängerungskurve auf. Diese Eigenschaft des Elastins macht sich ein Lebewesen bei seiner individuellen Fortbewegungsart zunutze. Der Floh benutzt ein Elastinfaserband als Antriebsmittel, das über die Gelenke der hinteren Extremitäten gespannt ist. Bevor er zum Sprung ansetzt, dreht der Floh das Gelenk so, daß die Elastinfasern vollständig gedehnt werden, und hält das Gelenk in einer überstreckten, stabilen Stellung. Durch die Dehnung der Elastinfasern mit einer relativ geringen Muskeltätigkeit wird Spannenergie im Elastin gespeichert. Beim Absprung wird eine geringe Muskelkraft ausgeübt, um das Gelenk durch eine durch die Mitte gehende Bewegung aufzuklappen. Die in den Elastinfasern gespeicherte elastische Spannenergie wird rasch in kinetische Energie umgewandelt, was wesentlich weniger Zeit in Anspruch nimmt als eine Muskelkontraktion. Aufgrund dieses Systems ist der Floh in der Lage, wesentlich schneller und weiter zu springen, als dies durch aktive Muskelkontraktion möglich wäre.

4.8 Statisches Lastverhalten

Mit Hilfe der Kenngrößen Spannung und Dehnung kann die Beanspruchung von Materialien natürlicher und künstlicher Strukturen beschrieben werden. Um die zulässige Beanspruchung hinsichtlich Haltbarkeit, Funktionsfähigkeit und -dauer dieser Strukturen beurteilen zu können, muß die zulässige Beanspruchung von Materialien untersucht werden. Im folgenden soll daher das bei Extrembelastung empirisch ermittelte mechanische Verhalten von Materialien mittels der eingeführten Begriffe beschrieben und kategorisiert werden.

Zunächst soll ein einfacher Zugversuch mit Kortikalisgewebe beschrieben werden. Das Gewebestück wird aus der Kortikalis der Femurdiaphyse entnommen und so geschnitten (Abb. 4.**11**), daß die Längsachse des Entnahmestücks parallel zur Längsachse des Femurs ausgerichtet ist. Dieser Prüfkörper wird in ein Gerät plaziert, das eine Zugkraft ausübt und gleichzeitig den

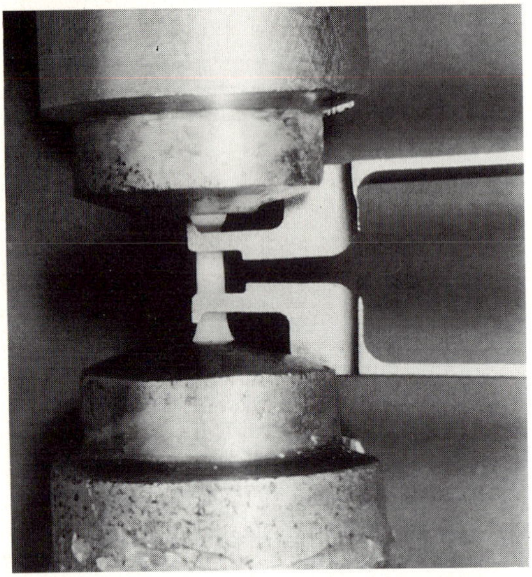

Abb. 4.**11** Eine standardisierte Knochenprobe aus der Femurdiaphyse wird einer Zuglast ausgesetzt; die Längenänderung wird mit einem Dehnungsmesser erfaßt.

Betrag der Kraft und die (durch den Dehnungsmesser erfaßte) Verlängerung des mittleren Prüfkörperabschnitts aufzeichnet. Anhand der Kraft und der Prüfkörperfläche kann die Spannung berechnet werden, und anhand der gemessenen Längenänderung und der Ausgangslänge des Abschnitts zwischen den Befestigungspunkten des Dehnungsmessers kann die Dehnung ermittelt werden. Während der Steigerung der Zugkraft bis zum Riß des Prüfkörpers wird eine Spannungs-Dehnungskurve erstellt (Abb. 4.**12**). Diese Kurve hat unterschiedliche Bereiche: zwei nahezu geradlinige Bereiche mit einem gekrümmten Übergang.

Nun wird ein zweiter Prüfkörper bis zu Punkt *A* auf der Kurve (fast am Ende des ersten linearen Bereichs) belastet. Nach Aufhebung der Belastung zeigt das Knochengewebe ein reversibles beziehungsweise elastisches Verhalten und nimmt seine ursprüngliche Länge vor der Belastung wieder an. Die Belastungskurve, die zwar nicht vollkommen gerade ist, wird näherungsweise als Gerade gezeichnet. Wie bereits vorher erwähnt wurde, wird die Steigung der Linie als Elastizitätsmodul bezeichnet. Ein typischer Wert für den Elastizitätsmodul ist 18 Gigapascal.

Die Prüfergebnisse wurden durch Belastung einer Kortikalisprobe parallel zur Längsachse des Femurs, aus dem die Probe entnommen wurde, erzielt. Wird die Knochenprobe anders ausgerichtet (beispielsweise parallel zur Querachse des Knochens), so kommt man zu ganz anderen Ergebnissen (Abb. 4.**12**). Die Kurve hat nur einen linearen Bereich und einen kurzen Übergang bis zum Bruchpunkt. Während der elastische Anfangsbereich qualitativ ähnlich wie der für die längsgerichtete Probe ist, beträgt die Steigung dieses Bereichs (d. h. der Elastizitätsmodul) aber nur etwa zwei Drittel der Kurvensteigung für die längsgerichtete Probe. Folglich ist der Elastizitätsmodul des Knochengewebes in hohem Maße richtungsabhängig.

Materialien, deren Eigenschaften von der Belastungsrichtung abhängen, heißen anisotrope Materialien.

Darüber hinaus werden Knochenproben unter Torsionsbelastung geprüft, um den Gleitmodul zu bestimmen (*G*). Dazu wer-

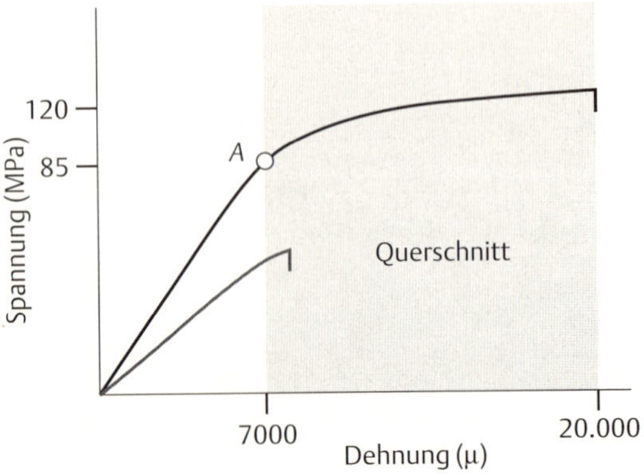

Abb. 4.**12** Zugspannungs-Dehnungsdiagramm von Kortikalisgewebe, das in Längsschnitt- und Querschnittrichtung des Knochens geprüft wird (1).

den kleine zylindrische Prüfkörper in einem Gerät auf Torsion belastet, wobei gleichzeitig die Last und die Winkeländerung der Probe gemessen werden. Der anfängliche geradlinige Bereich der resultierenden Torsionsmoment-Deformationskurve wird zur Berechnung von G herangezogen. Ein typischer Wert des Gleitmoduls von Knochengewebe ist 6,9 Gigapascal.

Zur Stützung oder als Ersatz für krankes oder geschädigtes Knochengewebe werden häufig künstliche Materialien verwendet. Um die Belastbarkeit von Strukturen aus einem derartigen Material zu ermitteln, muß der Elastizitätsmodul des Materials bekannt sein. Im folgenden soll das unterschiedliche Verhalten zweier Kunststoffe untersucht werden, die häufig für Totalgelenkendoprothesen verwendet werden. PMMA wird als tragfähiger Knochenzement für die Verankerung von Implantaten im umgebenden Knochen verwendet. Die Spannungs-Dehnungskurve (Abb. 4.**13**), die für einen Prüfkörper aus PMMA bei Zug- und Druckbelastung erzielt wurde, zeigt, daß die Zug- und Druckanteile der Kurve zwar nicht identisch sind, die Steigungen beider Anteile (die Elastizitätsmoduln) aber übereinstimmen.

Ein weiterer, häufig verwendeter Kunststoff ist ultrahochmolekulargewichtiges Polyethylen (UHMWPE). UHMWPE wird als tragfähiges Material in praktisch allen Totalgelenkersätzen verwendet. Zug- und Druckversuche mit Polyethylenprüfkörpern ergeben hochgradig nichtlineare Spannungs-Dehnungskurven (Abb. 4.**13**). Beide Kurven weisen dennoch einen etwa linearen Anfangsbereich auf. Im Gegensatz zu PMMA hat UHMWPE je nach Verarbeitung unterschiedliche Elastizitätsmoduln. Von besonderer Bedeutung ist die äußerst hohe Abhängigkeit des Moduls von der Materialdichte. Beispielsweise hat die Änderung der Dichte von 0,935 auf 0,955 Gramm/Zentimeter^3 eine Änderung des Moduls von 1,0 auf 1,6 Gigapascal zur Folge. Derartige Dichteunterschiede sind auf die Bestrahlung zur Sterilisation und die anschließende Alterung zurückzuführen.

Wenn Polyethylen bei einer bestimmten Problemstellung so belastet wird, daß relativ niedrige Spannungen, ähnlich wie in dem anfänglichen Kurvenanteil, entste-

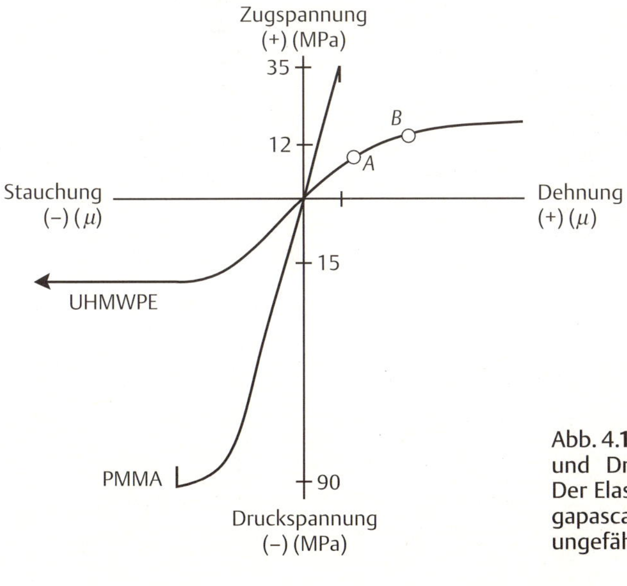

Abb. 4.**13** Spannungs-Dehnungskurven bei Zug- und Druckbelastung von PMMA und UHMWPE. Der Elastizitätsmodul von PMMA beträgt etwa 3 Gigapascal und der Elastizitätsmodul von UHMWPE ungefähr 1 Gigapascal (2, 3).

hen, entspricht die Steigung dieses Anteils dem Elastizitätsmodul. Jedoch ruft die *in vivo*-Belastung von Prothesenkomponenten häufig Spannungen hervor, die über jene im anfänglichen geradlinigen Kurvenanteil hinausgehen. Wie wird der Elastizitätsmodul beispielsweise bestimmt, wenn die Spannungen Werte wie jene zwischen den Punkten *A* und *B* aus Abbildung 4.**13** erreichen?

Die Bestimmung des Elastizitätsmoduls bei nichtlinearem Spannungs-Dehnungsverhalten eines Materials erfolgt in der Regel nach zwei Verfahren. Bei dem ersten Verfahren wird als Elastizitätsmodul die Steigung einer Sekante angenommen, die vom Ursprung bis zu dem betreffenden Punkt reicht (Abb. 4.**14**). Mit dieser Methode wird der Elastizitätsmodul bei niedrigen Spannungen unterschätzt und bei hohen Spannungen überschätzt. Das Verfahren ist für Analysen geeignet, mit denen die Materialbeanspruchung von Implantaten bei stark schwankenden Belastungen vorhergesagt werden soll. Ein typisches Beispiel für die Anwendung dieser Methode ist die Berechnung der Formänderung einer Polyethylen-Tibiakomponente einer Knietotalendoprothese unter normalen Belastungsverhältnissen.

Das zweite Verfahren zur Bestimmung des Elastizitätsmoduls bei nichtlinearem Materialverhalten ist die Tangentenmethode; hierbei wird der Modul als Steigung einer Linie aufgefaßt, die tangential zur Spannungs-Dehnungskurve am fraglichen Punkt gezeichnet wird (Abb. 4.**14**). Diese Annäherung eignet sich für Analysen, die sich mit den Wirkungen kleiner Lastschwankungen um einen relativ hohen Mittelwert befassen. Beispielsweise würde sich diese Methode für die Bestimmung der Spannungsunterschiede eignen, die auf der Kontaktfläche einer Tibiaplateaukomponente aus Polyethylen während der Standbeinphase des normalen Ganges induziert werden.

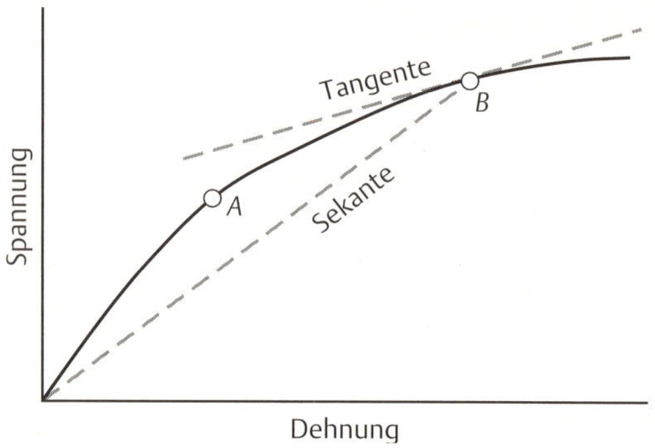

Abb. 4.**14** Der Elastizitätsmodul eines Materials mit nichtlinearem Spannungs-Dehnungsverhalten wird üblicherweise mit Hilfe der Sekanten- oder der Tangentenmethode bestimmt.

Tab. 4.1 Elastizitätsmoduln üblicher orthopädischer Materialien (4)

Material	*E* (GPa)
Al_2O_3	550
Kobaltlegierung	200
Edelstahl	180
Titanlegierung	110
Knochengewebe	18
PMMA	3
UHMWPE	1

Nun können die Elastizitätsmoduln der in diesem Kapitel erwähnten Materialien verglichen werden (Tabelle 4.**1**). Die erheblichen Unterschiede zwischen den Moduln sind auf die recht unterschiedliche Molekularstruktur dieser Materialien zurückzuführen. Edelstahl, zum Beispiel, hat eine geordnete kristalline Struktur, in der die Atome durch starke metallische Bindungen zusammengehalten werden. Polyethylen hingegen besteht aus langen Polymerketten, deren Atome durch starke kovalente Bindungen zusammengehalten werden, während die Ketten selbst durch wesentlich schwächere Wasserstoffbrücken gebunden werden. Der Elastizitätsmodul hängt in entscheidendem Maße von der atomaren oder molekularen Bindung sowie von der atomaren Struktur des Materials ab.

4.9 Hysterese

Bei dynamischer, allmählich steigender Belastung eines Prüfkörpers aus Kortikalisgewebe entsteht eine hochgradig nichtlineare Spannungs-Dehnungskurve (Abb. 4.**15**). Bei einer Belastung des Prüfkörpers bis zu Punkt *A* und darauffolgender Entlastung zeigt der Prüfkörper ein reversibles Verhalten und nimmt wieder seine ursprüngliche Länge an. Jedoch überlappen sich die Belastungs- und Entlastungskurven nicht, sondern bilden eine geschlossene Schleife, die als *Hystereseschleife* bezeichnet wird. Dieses Verhalten ist für biologische Materialien charakteristisch. Eine Hystereseschleife kann als Ineffizienz bei der Speicherung und Freisetzung von Spannenergie beschrieben werden. Wie bereits in diesem Kapitel erläutert wurde, stellt die Fläche unter der Belastungskurve die Spannenergie dar, die während der Belastung in dem Material gespeichert wird. Die Fläche unter der Entlastungskurve entspricht der freigesetzten Spannenergie während der Entlastung. Der Unterschied zwischen den Flächen unter den beiden Kurven, also die Fläche, die von der Hystereseschleife eingeschlossen wird, stellt den Energieverlust des Materials dar. Die Energie wird hauptsächlich durch zwei Vorgänge verbraucht: mechanische Schädigung des Materials und innere Reibung. Im Knochengewebe werden durch jedes Lastspiel beide Vorgänge hervorgerufen. Die Auswirkung der mechanischen Knochenschädigung wird in Kapitel 6 näher behandelt.

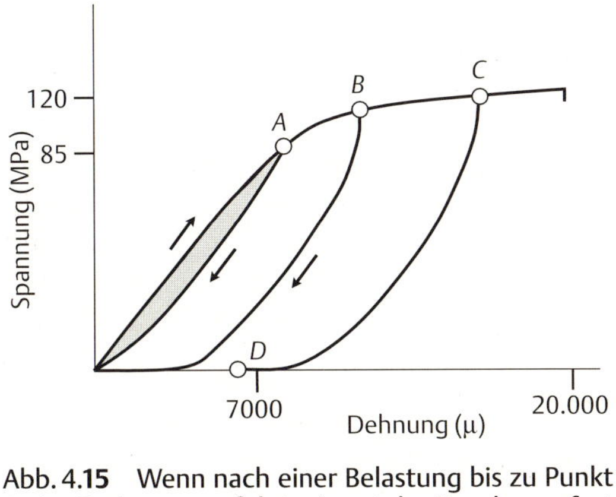

Abb. 4.**15** Wenn nach einer Belastung bis zu Punkt *A* eine Entlastung erfolgt, nimmt der Knochen sofort wieder seine ursprüngliche Länge an, weist dabei aber nicht den gleichen Verlauf auf wie unter Belastung. Wird der Prüfkörper bis Punkt *B* belastet und dann entlastet, so wird die Verlängerung nicht unmittelbar rückgängig gemacht. Es dauert einige Sekunden bei einer Last von Null, bis die Probe wieder ihre ursprüngliche Länge annimmt. Die Belastung bis zu Punkt *C* ruft eine irreversible Längenänderung hervor.

Wie das Knochengewebe ist auch das Verhalten von Kunststoffen durch eine Hysterese charakterisiert. Diese Materialien bestehen gewöhnlich aus sehr langen, verschlungenen Polymerketten, zwischen denen es unter Belastung zu einer starken inneren Reibung kommt. Im Gegensatz dazu haben metallische Materialien in der Regel eine geordnete Kristallstruktur, die weniger Möglichkeiten für eine innere Reibung oder eine Schädigung bei niedriger Spannung bieten. Das Spannungs-Dehnungs-Verhalten von Metallen ist daher in der Regel nicht durch eine Hystereseschleife gekennzeichnet.

4.10 Viskoelastizität

Wenn der Kortikalisprüfkörper über Punkt *A* hinaus bis Punkt *B* in Abbildung 4.**15** belastet und anschließend entlastet wird, bilden die Belastungs- und Entlastungskurve nicht sofort eine geschlossene Schleife. Doch einige Zeit nach der Entlastung nimmt die Knochenprobe wieder ihre ursprüngliche Länge an. *Wenn das Verhalten eines Materials von der Be- und Entlastungsgeschwindigkeit abhängt, ist das Material viskoelastisch.*

Um dieses Phänomen näher zu erläutern, werden drei längsgerichtete Kortikalisproben unterschiedlich schnell mit einer Zugkraft belastet. In Abbildung 4.**16** sind die Kurven für die drei Prüfkörper zu sehen, bei denen es innerhalb von 1 Sekunde,

0,1 Sekunden und 0,01 Sekunden zum Bruch kam. Die Elastizitätsmoduln der drei Prüfkörper unterscheiden sich erheblich und nehmen mit der Belastungsgeschwindigkeit zu. Diese Eigenschaft ist charakteristisch für viskoelastische Materialien, wobei aber die Abhängigkeit des Moduls von der Belastungsgeschwindigkeit je nach Material unterschiedlich ist. Wie beispielsweise die mechanische Prüfung von Bändern ergibt, ist das Bandmaterial im Gegensatz zum Knochenmaterial nur wenig viskoelastisch. Folglich hängt der Elastizitätsmodul des Bandmaterials nicht in signifikantem Maße von der Belastungsgeschwindigkeit des Bandes ab.

Der Vergleich des viskoelastischen Verhaltens von Kunststoffen und Metallen zeigt, daß Kunststoffe typischerweise viskoelastisch sind und ihre mechanischen Eigenschaften mit der Belastungsgeschwindigkeit variieren. Metalle dagegen sind normalerweise nicht viskoelastisch. Ihre mechanischen Eigenschaften ändern sich je nach Belastungsgeschwindigkeit nur unwesentlich. Die unterschiedliche Viskoelastizität von Kunststoffen und Metallen kann ebenso wie die Hysteresisunterschiede auf ihre Molekularstruktur zurückgeführt werden.

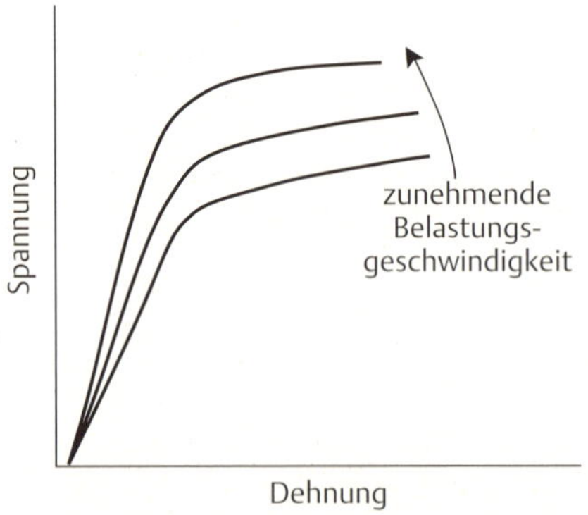

Abb. 4.**16** Drei Spannungs-Dehnungskurven von Kortikalisgewebe, das unterschiedlich schnell mit einer Zugkraft belastet wurde. Mit zunehmender Prüfgeschwindigkeit nimmt die Steigung (der Elastizitätsmodul) des anfänglichen, geraden Anteils zu.

4.11 Festigkeitskriterien

Während in einigen biomechanischen Analysen die durch Belastungen verursachten Deformationen untersucht werden (zum Beispiel die Bewegung von Knochenfragmenten an einer mit einem externen Fixateur versorgten Frakturstelle), dienen andere zur Ermittlung der zulässigen Höchstbelastung (zum Beispiel Bestimmung der Last, die zur permanenten Verformung einer Hüftnagelplatte erforderlich ist). Für die erste Problemgruppe sind Kenntnisse über die elastischen Materialeigenschaften der betroffenen Strukturen notwendig, während für die zweite Problemgruppe Kenntnisse über die Festigkeitskriterien der betroffenen Materialien erforderlich sind.

Zur Charakterisierung der Versagensmöglichkeiten soll der zweite Bereich der Spannungs-Dehnungskurve des Kortikalisprüfkörpers (Abb. 4.**15**) betrachtet werden. Im Gegensatz zum anfänglichen elastischen beziehungsweise reversiblen Bereich führt die Belastung und Entlastung im zweiten Bereich zu bleibenden Materialveränderungen. Wenn die Probe beispielsweise bis zu Punkt *C* belastet und dann entlastet wird, nimmt das Knochengewebe nicht mehr seine Ausgangsgröße an; es bleibt eine permanente Verformung (als Punkt *D* markiert). Diesen Bereich der Spannungs-Dehnungskurve bezeichnet man gewöhnlich als *unelastisch* (oder auch als *plastisch*).

Erreicht das Knochengewebe bei ausreichend hoher Spannung den unelastischen Bereich, so erfährt das Gewebe eine bleibende strukturelle Änderung, die durch eine mechanische Schädigung verursacht wird. Dieser Sachverhalt läßt sich an Knochengewebe veranschaulichen, das auf Druck belastet wird. Das Knochengewebe kann eine Druckspannung von etwa 190 Megapascal aushalten, bevor es den unelastischen Bereich der Spannungs-Dehnungskurve erreicht. Wird die Belastung über diese Spannung hinaus gesteigert, so entstehen makroskopisch sichtbare, schräge Diskontinuitäten, die bei mikroskopischer Untersuchung komplexe Schädigungsformen aufweisen (Abb. 4.**17**). Obwohl Zuglasten ebenfalls strukturelle Änderungen im unelastischen Bereich verursachen, sind diese jedoch nicht so auffällig, da sie auf ultrastruktureller (kristalliner) Ebene auftreten.

Für Knochengewebe und andere Materialien, die sich zuerst elastisch und dann unelastisch verhalten, können Versagenskriterien an zwei verschiedenen Punkten ermittelt werden: am Übergang zwischen elastischem (reversiblem) und unelastischem Verhalten (Beginn dauerhafter Schädigung) sowie am Bruchpunkt des Materials. Zur Lösung einiger Probleme ist es notwendig, daß der Schädigungsbeginn bekannt ist. Zwei typische Beispiele dafür sind die Bestimmung der zulässigen Höchstbelastung der Tibia, bevor es zu „Spannungsfrakturen“ kommt, und die Ermittlung der zulässigen Höchstbelastung einer Hüftnagelplatte, bevor es zu einer dauerhaften Deformation kommt. Die Lösung anderer Probleme wie die Bestimmung des Torsionsmoments, das zur Verursachung einer Torsionsfraktur der Tibia erforderlich ist, oder die Ermittlung der Gelenkkraft, die zur Fraktur eines PMMA-Zementmantels eines Hüftgelenksprothesenschaftes führt, setzt voraus, daß die Bruchfestigkeit des jeweiligen Materials bekannt ist. Diese beiden Festigkeitskriterien werden gewöhnlich in Höhe der Spannungen am betreffenden Übergangspunkt ausgedrückt.

Die Spannung am Übergangspunkt der Spannungs-Dehnungskurve zwischen elastischem und unelastischem Bereich wird als Streckgrenze (allgemein Fließgrenze) bezeichnet. Die Spannung am Bruchpunkt des Materials wird Zugfestigkeit (allgemein Festigkeitsgrenze) genannt.

In Tabelle 4.**2** sind charakteristische Werte dieser Kriterien für die hier erwähnten Materialien aufgeführt.

Nicht alle Materialien weisen unterschiedliche Werte der Fließ- und Festigkeitsgrenze auf. Wenn PMMA beispielsweise auf

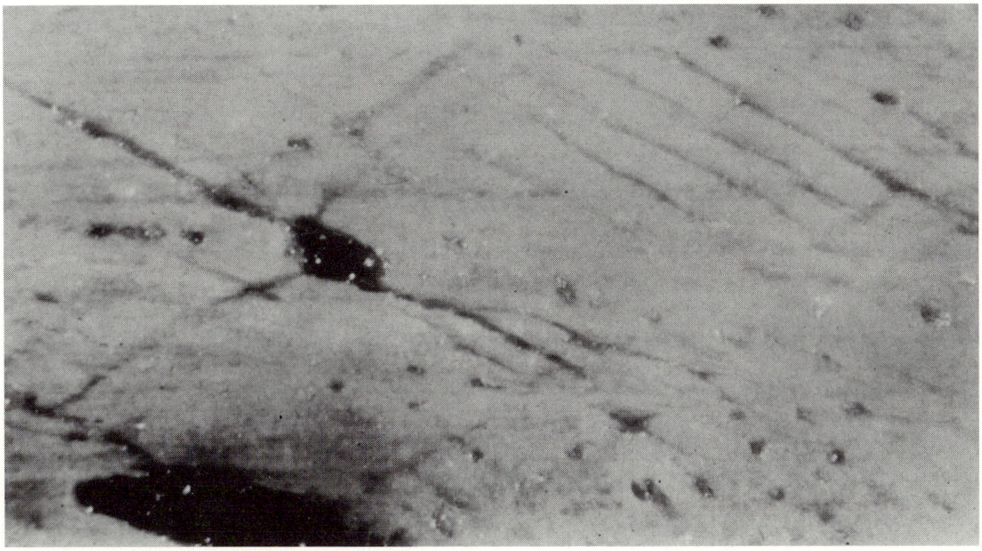

Abb. 4.**17** Kortikalisgewebe weist nach einer Drucküberlastung eine mechanische Schädigung in Form von Rissen auf.

Tab. 4.2 Streckgrenze und Zugfestigkeit üblicher orthopädischer Materialien (4, 5)

Material	Streckgrenze (MPa)	Zugfestigkeit (MPa)
Edelstahl	700	850
Kobaltlegierung	490	700
Titanlegierung	1100	1250
Knochengewebe	85	120
PMMA	–	35
UHMWPE	14	27
Ligamentum patellae	–	58

Zug beansprucht wird (Abb. 4.**13**), kommt es bereits innerhalb des elastischen Bereichs zum Versagen. Demnach hat PMMA keinen unelastischen Bereich und damit keine Streckgrenze. Folglich ist die Festigkeitsgrenze der einzige Festigkeitskennwert.

Materialien ohne unelastischen Bereich werden als spröde bezeichnet.

Der Bruch eines spröden Materials verursacht ein Bruchmuster, bei dem die Fragmente wieder zu ihrer ursprünglichen Form zusammengefügt werden können. Beispielsweise kann man ein zerbrochenes Tongefäß mit genügender Geduld wieder zusammenfügen, indem man die Scherben klebt. Die Keramik von Tonwaren ist folglich ein sprödes Material. Dagegen kann die ursprüngliche Form einer zusammengedrückten Blechdose bei weitem nicht so einfach wiederhergestellt werden, da das Metall eine starke bleibende Formänderung erfährt.

Außer diesen beiden Festigkeitskenngrößen (Spannungskriterien) gibt es noch weitere Kriterien. Beispielsweise zeigt das Spannungs-Dehnungs-Diagramm, das im Zugversuch mit drei üblichen Implantatmetallen – Edelstahl, Kobaltlegierung und Titanlegierung – ermittelt wurde, eine andere Spannungs-Dehnungskurve für jedes metallische Material mit jeweils unterschiedlicher Streckgrenze und Zugfestigkeit. Die Festigkeitsgrenze eines Materials wie Edelstahl ist nur geringfügig höher als die Fließgrenze. Die Dehnung an der Festigkeitsgrenze dagegen ist mehrere tausend Male höher als die Dehnung an der Streckgrenze. Im Vergleich dazu ist die Dehnung des Kortikalisgewebes an der Festigkeitsgrenze (Abb. 4.**18**) nur einige Male höher als die Dehnung an der Streckgrenze. Diese Unterschiede sind bei der Materialauswahl für bestimmte Anwendungen von Bedeutung. Für Anwendungen, bei denen es bei Überlastung nicht zu einem Bruch kommen darf, muß ein Material mit hoher Dehnung an der Festigkeitsgrenze gewählt werden. Wegen der Bedeutung dieser Anforderung wurde eine Eigenschaft definiert, die zur Charakterisierung der maximal zulässigen Dehnung geeignet ist.

Die Duktilität (Dehnbarkeit) ist die Dehnung am Bruchpunkt (Bruchdehnung) eines Materials, das eine unelastische Verformung erfährt.

Knochen hat eine Duktilität von 3 Prozent, 316 L Edelstahl von 30 Prozent und UHMWPE von 300 Prozent.

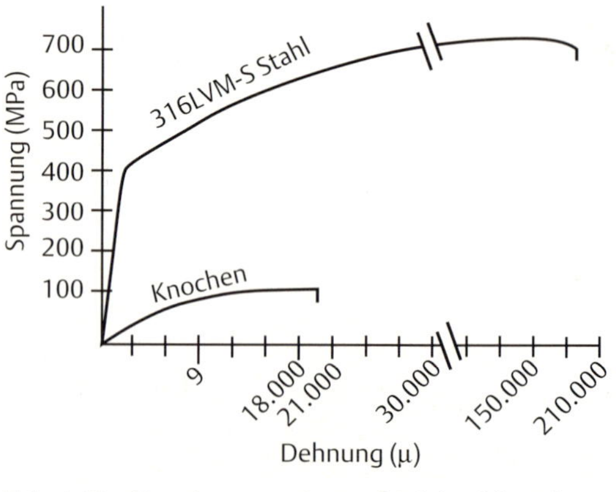

Abb. 4.**18** Knochengewebe und Edelstahl sind, wie die Spannungs-Dehnungskurven zeigen, beides dehnbare Materialien; Stahl zeichnet sich aber durch eine wesentlich höhere Duktilität aus.

Es ist wichtig, die Begriffe elastische Deformation und Spröde von den Begriffen unelastische Deformation und Duktilität zu unterscheiden. PMMA und Gummi sind beides spröde elastische Materialien. Bei Zugbelastung versagen beide durch Sprödbruch, wobei Gummi natürlich eine wesentlich stärkere elastische Verformung erfährt. Somit ist der Sprödbruch nicht auf Materialien mit hohem Elastizitätsmodul (geringe Deformation bei Versagen) begrenzt, sondern tritt auch bei Materialien mit niedrigem Elastizitätsmodul (hohe Deformation bei Versagen) auf. Dies vergleiche man mit den Spannungs-Dehnungskurven von Knochengewebe und Edelstahl, die beide dehnbare Materialien sind (Abb. 4.**18**): Knochen erfährt am Bruchpunkt etwa die gleiche Dehnung wie PMMA, ein sprödes Material, während Edelstahl eine wesentlich stärkere Bruchdehnung aufweist als die beiden anderen Materialien.

Während sich der Elastizitätsmodul von Edelstahl durch mechanische oder thermische Behandlung nicht nennenswert verändern läßt, können andere Eigenschaften – vor allem Dehnbarkeit und Streckgrenze – auf diese Weise modifiziert werden. Eine übliche Methode zur „Härtung" von Edelstahl ist die Kaltformung des Materials. Dabei wird das Material zur Verminderung seiner Querschnittsgröße zwischen Walzen gepreßt oder durch eine Reihe von Gesenken gezogen. Beide Verfahren werden bei Temperaturen durchgeführt, die weit unter dem Schmelzpunkt des Stahls liegen (daher die Bezeichnung Kaltformung).

Durch diese Bearbeitung von Edelstahl wird die Mikrostruktur des Metalls verändert und die Korngröße (die durchschnittliche Größe der metallischen Kristalliten des Metallstücks) verkleinert. Diese strukturellen Veränderungen haben im wesentlichen zwei Wirkungen: die Erhöhung der Streckgrenze und die Verminderung der Duktilität (Abb. 4.**19**). Somit kann für

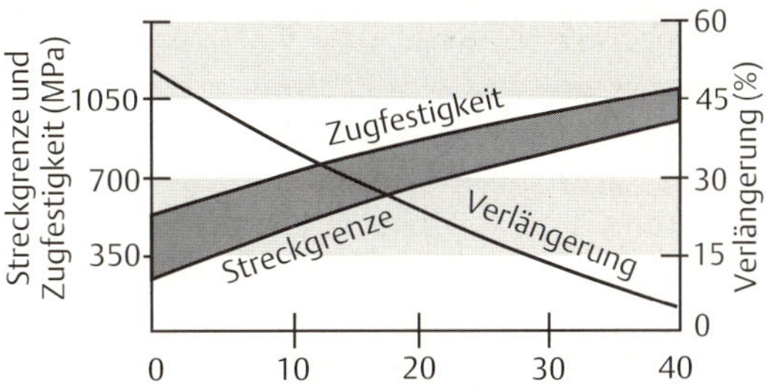

Abb. 4.**19** Durch Kaltbearbeitung von 316LVM-Edelstahl werden die Streckgrenze und die Zugfestigkeit erhöht, während die Dehnbarkeit abnimmt (6).

die meisten praktischen orthopädischen Anwendungen ein erheblicher Gewinn hinsichtlich der Streckgrenze bei Wahrung einer ausreichenden Duktilität erzielt werden. Die Duktilität des in der Orthopädie verwendeten Edelstahls ist in den meisten Fällen um 30 Prozent reduziert, während die Streckgrenze verdoppelt ist.

4.12 Verhalten unter wiederholten Belastungen

Die Lösung von Problemstellungen, bei denen es um traumatische Verletzungen oder um die Berechnung der zulässigen Höchstbelastung geht, basieren auf den statischen Materialieneigenschaften am Bruchpunkt. In vielen Fällen ist jedoch nicht die einmalige Belastung, sondern die Dauerbelastung die Regel. Da Strukturen oder ihre Materialien bei wiederholter Belastung andere Festigkeitseigenschaften aufweisen als bei einmaliger Belastung, muß das Materialverhalten bei wiederholter (dynamischer) Belastung untersucht werden.

Zur Bestimmung der Festigkeitsgrenze bei Druckbelastung (Druckfestigkeit) wird das Material solange belastet, bis es zu einem Bruch des Prüfkörpers kommt. Die Prüfung unter wiederholter Belastung (Dauerschwingversuch) ist nicht ganz so einfach. Wenn Knochengewebe beispielsweise mit einer Last von bis zu 90 Prozent

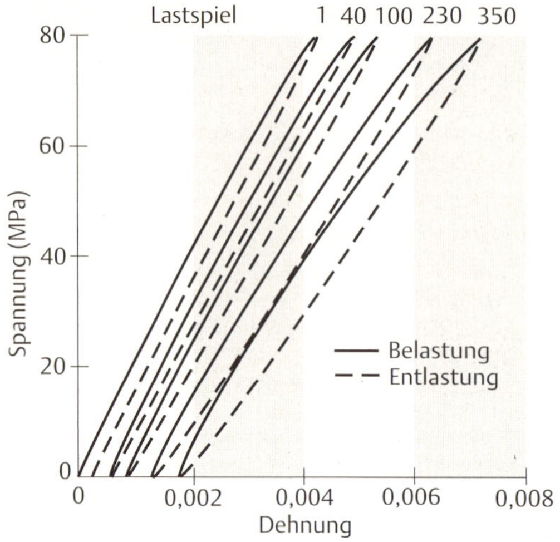

Abb. 4.**20** Bei wiederholter Belastung des Knochengewebes bis zu 90 Prozent seiner Streckgrenze kommt es zur irreversiblen Formänderung (Schädigung). Nach dem 350. Lastspiel hat sich der Elastizitätsmodul erheblich verändert (7).

der Streckgrenze beansprucht wird, weist das Material während der ersten Belastung erwartungsgemäß keine nennenswerte Schädigung auf, da die Streckgrenze nicht überschritten wird. Nach 350 Belastungen allerdings zeigt der Prüfkörper einen wesentlich niedrigeren Elastizitätsmodul (Abb. 4.**20**). Wird der Versuch mit einer etwas niedrigeren Spannung wiederholt, kann der Prüfkörper vielen weiteren Lastspielen standhalten, bevor es wieder zu einer ähnlichen Veränderung des elastischen Verhaltens kommt. Bei der Untersuchung des Prüfkörpers ist in beiden Fällen eine mikrostrukturelle Schädigung des Knochengewebes festzustellen.

An diesem Versuch lassen sich zwei wichtige Sachverhalte der wiederholten Belastung des Knochengewebes aufzeigen. Zum einen verursacht die dynamische Belastung eine mikrostrukturelle Schädigung, die mit jeder Belastung zunimmt. Zum anderen nimmt die Schädigung bei höheren Intensitäten schneller zu. Ein vergleichbares Muster ist bei metallischen Materialien zu beobachten. Bei ausreichend starker und langer Dauerschwingbeanspruchung von Edelstahl treten Risse im Material auf und vergrößern sich. Diese Risse sind am Femurschaft einer Hüftgelenktotalendoprothese (Abb. 4.**21**) erkennbar.

Diese komplexe Versagensreaktion auf wiederholte Belastung wird als Ermüdung bezeichnet.

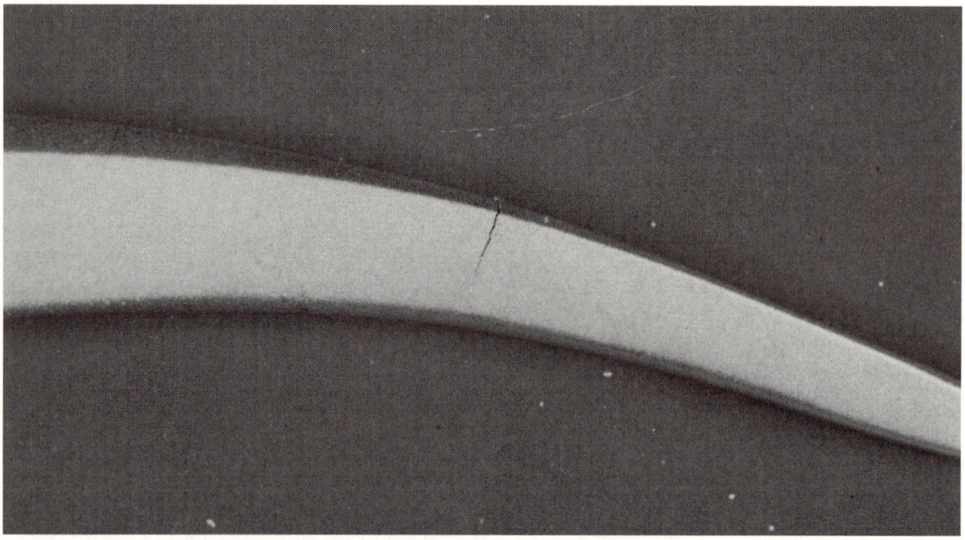

Abb. 4.**21** Die Schwingbeanspruchung hat eine Vergrößerung des Ermüdungsrisses und damit fast einen vollständigen Bruch des Hüftprothesenschaftes bewirkt.

Bei wiederholter Beanspruchung eines Edelstahlprüfkörpers mit einer Zuglast, die im Material eine Spannung von 80 Prozent der Streckgrenze erzeugt, kommt es nach einer Million Lastspielen zu keiner signifikanten Änderung des mechanischen Verhaltens und der äußeren Erscheinung des Prüfkörpers. Jedoch treten während der nächsten 100.000 Lastspiele mikroskopisch kleine Risse auf der Oberfläche des Prüfkörpers auf. Trotz dieser Risse ist wegen ihrer winzigen Größe noch keine größere Veränderung des mechanischen Verhaltens zu bemerken. Während der nächsten mehreren hunderttausend Lastspiele vergrößert sich zumindest einer der Risse. Wenn dieser Riß tiefer ins Material eindringt, kommt es zu geringfügigen Änderungen des Lastverhaltens des Prüfkörpers. Da sich wegen des Risses die Querschnittsfläche, die der Belastung widersteht, verkleinert, nimmt die Steifigkeit des Prüfkörpers ab. Darüber hinaus erhöht sich die Spannung im übrigen Material am Ende des Risses.

Nach weiteren Hunderten von Lastspielen vergrößert sich der Riß schneller, bis die verbleibende Querschnittsfläche des Prüfkörpers schließlich die Belastung nicht länger aushält und der Prüfkörper bricht. Während der Vergrößerung des Risses ist noch keine Verformung oder Duktilitätsänderung des Prüfkörpers feststellbar. Erst beim Bruch des Prüfkörpers tritt eine gewisse Formänderung in der unmittelbaren Umgebung der Bruchstelle ein.

Dieser Versuch veranschaulicht einige wichtige Charakteristika der Ermüdung. Zum einen kommt es zur Bildung von Ermüdungsrissen im Verlauf eines Großteils (typischerweise etwa der ersten 80 Prozent) der Gesamtlastspielzahl. Die anschließende Vergrößerung eines Risses bis zum Bruch erfordert wesentlich weniger Lastspiele. Folglich hat jeder Faktor, der die Rißbildung begünstigt, katastrophale Folgen für die Dauerfestigkeit einer Struktur, wie dies ein einfaches Beispiel verdeutlicht: wenn man mit einem Skalpell über die Fläche des Prüfkörpers fährt, wäre der resultierende „Kratzer“ praktisch nicht von einem Riß, der nach einer Million Lastspielen entsteht, zu unterscheiden. Demzufolge würde die Bruchlastspielzahl (die Anzahl der Lastspiele bis zum Versagen) in diesem einfachen Zugversuch durch Zerkratzen der Prüfkörperfläche um 80 Prozent herabgesetzt werden.

Darüber hinaus zeigt dieser Versuch, daß zwischen der Belastungshöhe und der Lastspielzahl bis zum Versagen eine starke negative Korrelation besteht. Durch Verringerung der Spannung auf 70 Prozent der Streckgrenze beträgt die Bruchlastspielzahl bei dynamischer Belastung mehrere Millionen und ist damit im Vergleich zu den 1 bis 2 Millionen Lastspielen, die bei einer Spannung von 80 Prozent der Streckgrenze gemessen wurden, erheblich höher. Bei nochmaliger Reduzierung der Spannung auf 60 Prozent der Streckgrenze beträgt die Bruchlastspielzahl mindestens 10 Millionen.

In allen Fällen trägt die überwiegende Mehrheit der Lastspiele zur Rißbildung bei. Bei der graphischen Darstellung der Lastspielzahl bis zum Versagen als Funktion der Spannungshöhe ist eine starke, nichtlineare Beziehung zu erkennen. Die logarithmische Auftragung der Lastspieldaten zeigt eine etwa lineare inverse Beziehung zur Spannungshöhe, bis die Spannung etwa 60 Prozent der Streckgrenze erreicht. Ein derartiger Graph ist in Abbildung 4.**22** für Kobaltlegierung zu sehen. Die Prüfung bei niedrigerer Spannung induziert selbst nach einer Milliarde Lastspiele keine Ermüdung der Prüfkörper.

Diese Spannung, unterhalb der normalerweise keine Ermüdungsrisse entstehen, wird Dauer- oder Ermüdungsfestigkeit genannt.

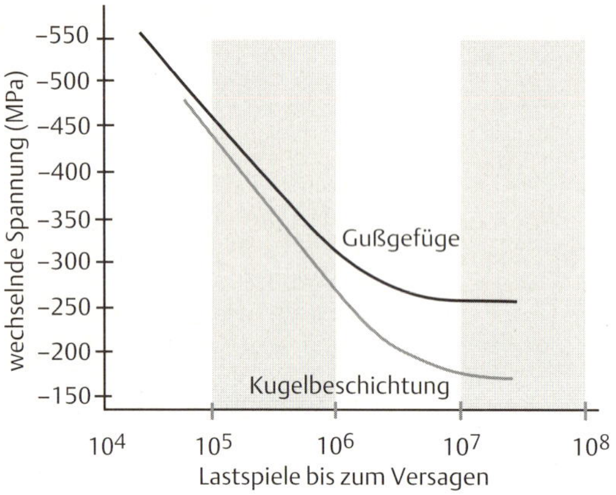

Abb. 4.22 Diagramm, in dem die Anzahl der Lastspiele bis zum Versagen über der Spannungsgröße aufgetragen ist; geprüft wurden eine Kobaltlegierung als Gußgefüge und eine Kobaltlegierung mit einer aufgesinterten Kugelbeschichtung (8). Die Prüfkörper erfahren eine Biegewechselbeanspruchung, wobei sie abwechselnd mit Druck- und Zugspannungen belastet werden.

In Tabelle 4.3 sind Ermüdungsfestigkeitswerte für die üblichen orthopädischen Metallegierungen aufgeführt.

Tab. 4.3 Ermüdungsfestigkeit üblicher orthopädischer Metallegierungen

Material	Ermüdungsfestigkeit (MPa)
Edelstahl	325
Kobaltlegierung	330
Titanlegierung	525

Natürlich ist es wünschenswert, die Spannungen in orthopädischen Implantaten unterhalb der Dauerfestigkeit zu halten, was jedoch nicht immer möglich ist. Aufgrund von Größen- und Platzbeschränkungen, zum Beispiel im Markraum des Oberschenkelhalses, ist es ausgeschlossen, Implantate, zum Beispiel Nagelplatten, mit ausreichend großer Querschnittsgröße zu gestalten, um eine optimale Ermüdungsfestigkeit zu gewährleisten. Darüber hinaus verursachen noch andere geometrische Faktoren Spannungen oberhalb der Dauerfestigkeit. Ein Schraubenloch in einer Knochenplatte beispielsweise verur-

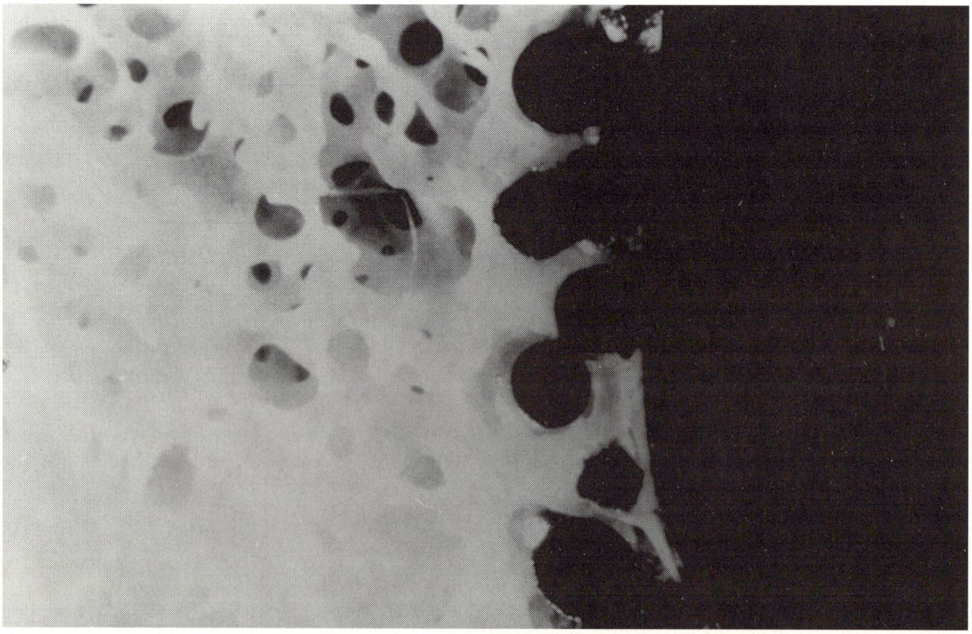

Abb. 4.23 Der Querschnitt des Prüfkörpers aus Abbildung 4.22 würde wohl ähnlich wie der Querschnitt dieser Tibiakomponente aussehen. Bemerkenswert sind hier die scharfen Kerben, die von der Oberfläche und den anheftenden Kugeln gebildet werden.

sacht eine abrupte Änderung des Plattenquerschnitts. Dadurch sind die Dehnungen und Spannungen in der Nähe des Loches gegenüber den weiter vom Loch entfernten weitaus größer. Dieser geometrische Effekt, die sogenannte *Spannungskonzentration*, führt gewöhnlich zu örtlichen Spannungen, die die Ermüdungsfestigkeit des Plattenmaterials übersteigen. Es ist ein recht bekanntes klinisches Phänomen, daß es bei Pseudarthrose zur Ermüdung der Knochenplatten einige Monate nach der Implantation kommen kann.

Spannungskonzentrationen entstehen durch jegliche Formunregelmäßigkeiten und wirken sich auf orthopädische Implantate auf verschiedene subtile Arten aus. Wie schon an früherer Stelle erwähnt wurde, kann ein Kratzer auf einem Implantat wie ein ermüdungsbedingter Riß wirken und somit die Bruchlastspielzahl des Implantats erheblich reduzieren. Oberflächenbeschichtungen (außer bei hochpolierten Flächen) können sich ähnlich verhalten. In Abbildung 4.**23** ist eine elektronenmikroskopische Aufnahme eines Femurschaftquerschnittes zu sehen, auf dem eine Kugelschicht aufgesintert ist. Das Sintern bewirkt eine Fusion der metallischen Kugeln mit dem metallischen Substrat. Bemerkenswert ist der scharfe Übergang zwischen der Oberfläche der Kugel und dem Substrat. Diese geometrische Übergangsform hat eine vergleichbare Wirkung wie der Skalpellkratzer, da er der Form eines Anrisses ähnelt. Folglich können Beschichtungen, die zu Unregelmäßigkeiten einer metallischen Oberfläche führen, die Bruchlastspielzahl des Implantats drastisch vermindern.

Literatur

1. Reilly, D. T., Burstein, A. H.: The elastic and ultimate properties of compact bone tissue. J Biomech 8 (1975) 393–405.
2. Robinson, R. P., Wright, T. M, Burstein, A. H.: The mechanical properties of polymethylmethacrylate bone cements. J Biomed Mater Res 15 (1981) 203–208.
3. Wright, T. M., Rimnac, C. M.: Ultra high molecular weight polyethylene. In Morrey, B.: Joint replacement arthroplasty. Churchill Livingstone, New York 1991 (S. 37–45).
4. Wright, T. M., Burstein, A. H.: Musculoskeletal biomechanics. In Evarts CM.: Surgery of the musculoskeletal system. 2nd ed., Churchill Livingstone, New York 1990 (S. 231–271).
5. Noyes, F. R., Butler, D. L., Grood, E. S., Zernicke, R. F., Hefzy, M. S.: Biomechanical analysis of human ligament grafts used in knee-ligament repairs and reconstructions. J Bone Joint Surg 66A (1984) 344–352.
6. Lyman, T., Hrsg.: Metals handbook, Vol. 1. Properties and selection of metals. 8th ed., American Society for Metals, Metals Park, Ohio 1961 (S. 544).
7. Carter, D. R., Hayes, W. C.: Compact bone fatigue damage, 1. Residual strength and stiffness. J Biomech 10 (1977) 325–337.
8. Georgette, F. S., Davidson, J. A.: The effect of HIPing on the fatigue and tensile strength of a cast, porous-coated Co-Cr-Mo alloy. J Biomed Mater Res 20 (1986) 1229–1248.

5. Mechanisches Verhalten von Skelettstrukturen

In Kapitel 1 wurden Methoden zur Untersuchung der an Skelettstrukturen angreifenden Lasten dargelegt. Mit Hilfe von Modellen freier Körper und den Gleichgewichtsgesetzen wurden die Kräfte und Momente bestimmt, die auf die verschiedenen Skelettstrukturen einwirken. In Kapitel 4 wurden Materialeigenschaften definiert, anhand derer die Reaktion des Materials auf eine Belastung charakterisiert und quantifiziert werden kann. Nun sollen diese beiden Ansätze kombiniert werden, um das mechanische Verhalten von Skelettstrukturen zu untersuchen. Dabei soll bestimmt werden, ob eine spezifische Struktur in der Lage ist, bei Belastung ihre Funktion angemessen zu erfüllen. Bleibt die Form der Struktur erhalten? Bricht die Struktur? Hat die Struktur, wenn es sich um ein Implantat handelt, unerwünschte Auswirkungen auf das Implantatlager?

Bei der Untersuchung ihres mechanischen Verhaltens muß die Struktur in ihrer Gesamtheit analysiert werden. Eine besondere Bedeutung kommt dabei der Bestimmung oder Definition einer bestimmten Struktur zu. Denn wie im Falle eines freien Körpers wird das mechanische Verhalten einer Struktur von sämtlichen Kräften und Momenten bestimmt, die auf diese Struktur einwirken. Daher wird besonderer Wert auf die Abgrenzung der zu untersuchenden Struktur gelegt.

Strukturen werden weder nach ihrer Form oder Größe noch nach den Materialien, aus denen sie bestehen, kategorisiert. Vielmehr erfolgt ihre Einordnung nach der Lastart, der sie ausgesetzt werden. In diesem Kapitel soll das Verhalten von Strukturen beschrieben werden, die durch Axialbelastung, Biegebelastung und Torsionsbelastung beansprucht werden. Außerdem werden lastverteilende und lastaufnehmende Strukturen kurz beschrieben und weitere Beispiele zur Vertiefung genannt.

5.1 Axialbelastung

Die einfachste Belastung, die eine Struktur erfahren kann, ist die axiale Belastung. Diese Belastungsart soll exemplarisch am Lig. patellae während des Aufstehens von einem Stuhl (siehe Kapitel 1) unter Berücksichtigung folgender Fragestellungen beschrieben werden: Wie hoch ist die Belastung des Ligaments? Wie hoch ist die Spannung in den Bandfasern? Welche Auswirkung hat es, wenn ein Teil des Bandes zur Transplantation entnommen wird?

In dieser Analyse wird das Lig. patellae als eine Struktur definiert, die zum einen die aus Bindegewebe bestehende Verbindung zwischen Patella und Tibia und zum anderen den knöchernen Ansatz der Bandfasern umfaßt. Als Belastungssituation wird wieder das Aufstehen von einem Stuhl betrachtet (siehe Abbildung 1.**14**). Wie schon in Kapitel 1 erwähnt wurde, tragen ligamentäre Strukturen nur Lasten, die eine Zugkraft auf die Bandfasern in achsenparalleler Richtung ausüben.

Diese Belastung wird als axiale Zugbelastung bezeichnet.

Im Falle eines Bandes, dessen Fasern im wesentlichen parallel angeordnet und gleich lang sind, ist die Annahme durchaus berechtigt, daß alle Fasern im Bandquerschnitt die gleiche Last aufnehmen. Bei einigen Bandstrukturen, etwa bei den Kreuzbändern des Knies, deren Faserbündel nicht parallel verlaufen, werden nicht alle Fasern gleich stark belastet.

Nun soll das Lig. patellae auf seine Form- und Rupturfestigkeit bei Belastung untersucht werden. Die Analyse des Knies als freier Körper in Kapitel 1 ergab eine Belastung des Bandes mit einer Kraft von 410 Newton. Dies ist zwar eine recht hohe, aber keine extreme Last, da die Person beim Aufstehen vom Stuhl beide Beine benutzt und sich dabei auf den Stuhllehnen abstützt.

Die durch diese Belastung bedingte Formänderung des Bandes kann mit zwei Verfahren ermittelt werden: mit der analytischen Methode, die von der Größe, den Materialeigenschaften und der Belastung des Bandes ausgeht, und mit Hilfe eines experimentellen Verfahrens zur Messung der Formänderung. Im folgenden soll die analytische Methode beschrieben werden. Wie bereits dargelegt wurde, verlängert sich eine Struktur unter Einwirkung einer Axiallast, da sich das Material elastisch verformt. Der Betrag der Verlängerung pro Meßlänge des Materials ist gleich der Spannung dividiert durch den Elastizitätsmodul (E). Die Spannung entspricht gemäß Gleichung 4.1 dem Quotienten aus der Kraft (F) und der Querschnittsfläche (A). Daher beträgt die Verlängerung pro Meßlänge der Struktur

$$\text{Verlängerung pro Meßlänge} = \frac{F}{A \times E} \tag{5.1}$$

Da jede Meßlänge der Struktur diese Verlängerung erfährt, verlängert sich die gesamte Struktur um einen Betrag, der gleich der Länge (L) der Struktur multipliziert mit der Verlängerung pro Meßlänge (die in Gleichung 5.1 ermittelt wurde) ist:

$$\text{Verlängerung} = \frac{F \times L}{A \times E} \tag{5.2}$$

Wie bereits festgestellt wurde, weist das Lig. patellae über seine gesamte Länge eine relativ konstante Querschnittsfläche auf. Für Strukturen mit unterschiedlicher Querschnittsfläche ist die Berechnung der Gesamtverlängerung wesentlich komplizierter, da die Verlängerungen der einzelnen Meßlängen addiert werden müssen.

Das Lig. patellae hat eine Länge von 0,03 Meter, eine Querschnittsfläche von 74 Quadratmillimeter und einen Elastizitätsmodul von 400 Megapascal. Nach Einsetzen dieser Werte und der Kraft von 410 Newton in Gleichung 5.2 ergibt sich eine Gesamtverlängerung von

$$\begin{aligned}\text{Verlängerung} &= \frac{410\ \text{N} \times 0{,}03\ \text{m}}{400\ \text{Mpa} \times 0{,}000074\ \text{m}^2}\\ &= 0{,}0004\ \text{m}\end{aligned}$$

Dieser Betrag bezieht sich lediglich auf die Verlängerung der Bandfasern und nicht auf die Verlängerung der knöchernen Ansätze des Bandes.

Die experimentelle Bestimmung der Bandverlängerung führt zu einem etwas höheren Ergebnis als das analytische Verfahren, da das Band in den meisten Versuchsverfahren zur Messung der Gesamtverlängerung zwischen den Befestigungspunkten von seinen knöchernen Ansätzen gehalten wird. Dies bedingt ein häufiges Dilemma bei der Bestimmung belastungsbedingter struktureller Verformungen. Während die analytische Methode von einer idealisierten Struktur ausgeht, erfolgt die Lastapplikation beim experimentellen Verfahren über Befestigungspunkte, die selbst zur gemessenen Gesamtverformung beitragen können.

5.1.2 Axiale Steifigkeit

Nun kann die strukturelle Steifigkeit des Lig. patellae anhand analytischer und experimenteller Ergebnisse definiert werden. *Strukturelle Steifigkeit ist das Ver-*

hältnis der Belastung (Kraft oder Moment) und der durch sie bewirkten Verformung (Verschiebung oder Rotation):

$$\text{strukturelle Steifigkeit} = \frac{\text{Belastung}}{\text{Verzerrung}} \qquad (5.3)$$

Setzt man die Verlängerung pro Meßlänge aus Gleichung 5.1 in Gleichung 5.2 ein, so gilt für die strukturelle Steifigkeit des Bandes unter Axialbelastung

$$\text{strukturelle Steifigkeit} = \frac{E \times A}{L} \qquad (5.4)$$

Die analytisch ermittelte Steifigkeit des Lig. patellae beträgt also (nach Gleichung 5.4)

$$\text{strukturelle Steifigkeit}_{\text{Lig pat}} = \frac{400 \text{ MPa} \times 0{,}000074 \text{ m}^2}{0{,}03} = 987{,}000 \text{ N/m}$$

Die experimentell gemessene Steifigkeit hingegen beträgt etwa 503.000 Newton/Meter (1). Aufgrund der Effekte der Verformung der Befestigungspunke in den Halterungen und des Beitrags der knöchernen Enden zur Gesamtverlängerung ist dieser Wert erwartungsgemäß niedriger als das analytische Ergebnis.

Die strukturelle Steifigkeit ist ein Maß für den Widerstand einer belasteten Struktur gegenüber einer Formänderung. Die Längenänderung des Lig. patellae kann auch ausgehend von der experimentell bestimmten Steifigkeit (nach Gleichung 5.3) berechnet werden:

$$\text{Längenänderung} = \frac{\text{Last}}{\text{strukturelle Steifigkeit}} = \frac{410 \text{ N}}{503.000 \text{ N/m}} = 0{,}0008 \text{ m}$$

Folglich verlängert sich das Lig. patellae um knapp 1 Millimeter, wenn sich die Person vom Stuhl erhebt. Bereits diese geringe Längenänderung ermöglicht die Wahrung der grundlegenden Geometrie des Femoropatellargelenks. Die strukturelle Steifigkeit hängt sowohl von der Größe und Form der Struktur (Länge und Querschnittsfläche im Falle der Axialbelastung) als auch von den Materialeigenschaften des Bandgewebes (Elastizitätsmodul im Falle der Axialbelastung) ab. Abgesehen davon sind diese beiden Faktoren voneinander unabhängig, da Größe und Form einer Struktur nicht von einer Materialeigenschaft abhängen. Folglich kann die strukturelle Steifigkeit entweder durch geometrische Änderung der Struktur oder durch Veränderung des Elastizitätsmoduls des Materials beeinflußt werden.

Welche Auswirkungen hätte es auf die strukturelle Steifigkeit des übrigen Lig. patellae, wenn ein Drittel des Bandes zur Transplantation entnommen würde? Nach der Entnahme verkleinert sich die Querschnittsfläche des Bandes auf zwei Drittel der ursprünglichen Fläche, und die strukturelle Steifigkeit beträgt, wie aus Gleichung 5.4 abgeleitet werden kann, auch nur noch zwei Drittel der des ursprünglichen Bandes. Die Länge des verbleibenden Bandes und der Elastizitätsmodul des verbleibenden Bandmaterials werden durch Entfernung des mittleren Banddrittels nicht verändert.

Die Verminderung der strukturellen Steifigkeit durch Entnahme des mittleren Banddrittels führt zu einer Zunahme der strukturellen Deformation des Bandes, wenn die Person von einem Stuhl aufsteht. Bei einer Axiallast von 410 Newton erreicht die Verlängerung den anderthalbfachen Wert der Verlängerung des ursprünglichen Bandes. Ob diese Zunahme der Verlängerung um 50 Prozent (auf fast 1,5 Millimeter) mit nachweisbaren klinischen Folgen verbunden ist, ist bisher unbekannt.

5.1.3 Axiale Festigkeit

Bei der Entnahme des mittleren Drittels des Lig. patellae muß sich der orthopädische Chirurg mit der Fragestellung auseinandersetzen, ob das übrige Band unter Belastung reißen wird. Zur Klärung dieser Frage wird die Spannungshöhe im ligamentären Material unter natürlichen und veränderten Bedingungen berechnet. Bei axialer Zugbelastung ist die Spannung im Material einer Struktur mit gleichem Querschnitt gleich der Last dividiert durch die Querschnittsfläche (Gleichung 4.1). Die Spannung im natürlichen Lig. patellae beträgt

$$\text{Spannung} = \frac{410\ \text{N}}{0{,}000074\ \text{m}^2} = 5{,}5\ \text{Mpa}$$

Diese Spannung liegt weit unter der Spannung von 58 Megapascal, die eine Ruptur des normalen Lig. patellae bewirkt (Tabelle 4.**2**).

Nach Entnahme eines Drittels des Lig. patellae als Transplantat ist die Querschnittsfläche auf 49 Quadratmillimeter reduziert, womit die Spannung im verbleibenden ligamentären Material um 50 Prozent auf 8,25 Megapascal ansteigt. Dieser Wert liegt immer noch weit unter der Reißfestigkeit des Materials. In diesem Beispiel wurde allerdings davon ausgegangen, daß die Person die Last auf beide Beine verteilt, wenn sie sich vom Stuhl erhebt. Bei anstrengenderen, nur mit einem Bein ausgeführten Tätigkeiten, wie etwa beim Treppensteigen, bei denen die Lasten auf des Lig. patellae bis zum Dreifachen des Körpergewichts betragen, können die Spannungen im übrigen Material des Lig. patellae sehr wohl die Reißgrenze erreichen:

$$\text{Spannung} = \frac{3 \times \text{Körpergewicht}}{\text{Fläche}} = 42{,}3\ \text{MPa}$$

Die Festigkeit einer Strukur wird in der Regel mit der maximalen Last angegeben, welcher die Struktur ohne Materialversagen standhalten kann. Im Falle des Lig. patellae kann die Last, die ein Versagen verursacht, direkt mit Gleichung 4.1 ermittelt werden. Wird diese Gleichung nach der Last aufgelöst, bei der die Reißgrenze erreicht wird, ergibt sich eine Bruchlast von

$$\begin{aligned}\text{Bruchlast} &= \text{Festigkeitsgrenze} \times \text{Fläche}\\ &= 58\ \text{MPa} \times 0{,}000074\ \text{m}^2\\ &= 4292\ \text{N}\end{aligned}$$

Ebenso wie die strukturelle Steifigkeit ist die strukturelle Festigkeit von einer geometrischen Eigenschaft und einer Materialeigenschaft abhängig. Im Falle von axial belasteten Strukturen sind dies die Querschnittsfläche und die Riß- beziehungsweise Festigkeitsgrenze.

5.2 Biegebelastung

Das vorherige Unterkapitel befaßte sich mit Strukturen einfacher Form, die achsenparallel belastet wurden. Im folgenden dagegen geht es um eine einfache Struktur, die senkrecht zu ihrer Längsachse belastet wird. Ein Beispiel für eine derartige Struktur ist eine Knochenplatte (Abb. 5.**1**). Es soll davon ausgegangen werden, daß äußere Lasten den Femur tendenziell in eine Varusstellung bringen und daß alle Lasten, die zwischen den proximalen und distalen Knochenfragmenten weitergeleitet werden, aufgrund der Instabilität der Fraktur von der Platte getragen werden müssen.

5.2.1 Verteilung der Momente

Die tatsächlichen Lasten, die auf die Platte einwirken, sind in Abbildung 5.**2a** zu sehen. Ersetzt man die tatsächlichen Lasten durch vier idealisierte Kräfte, so würde die als freier Körper betrachtete Platte an ihren Enden durch den Zug in den Schrauben und in der Nähe der Frakturstelle durch den Kontakt mit dem Knochen belastet (Abb. 5.**2b**). Nun sollen die Spannungen in der Knochenplatte bestimmt werden, damit sowohl die Verformung der Platte als auch die Wahrscheinlichkeit ihres Bruches ermittelt werden können. Zunächst werden die Kräfte im Inneren der Platte bestimmt.

Während eines normalen Schrittzyklus wird am Femur ein Moment von 90 Newtonmeter erzeugt (Abb. 5.**1**). Im folgenden soll ähnlich wie bei der Untersuchung der Sehne (Abb. 4.**3**) vorgegangen werden und mit Hilfe der Gleichgewichtsgesetze an einem Teil der Platte die inneren Kräfte und Momente bestimmt werden.

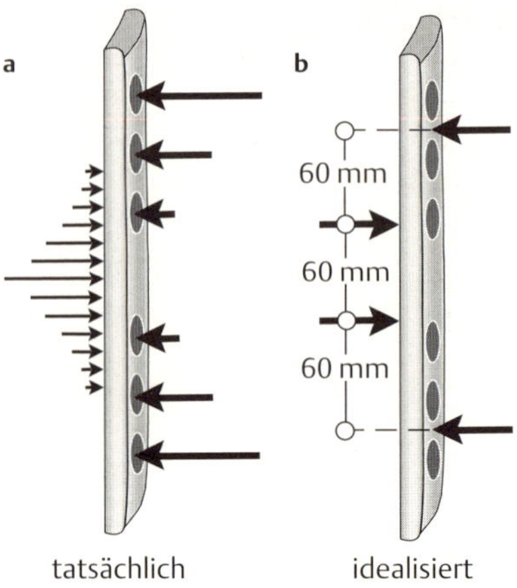

Abb. 5.**2** **a** An der als freien Körper untersuchten Knochenplatte aus Abbildung 5.1 greifen Lasten an, die durch Zug in den Schrauben entstehen, und Lasten, die durch Kontakt mit dem Knochen verursacht werden. **b** Die Lastverteilung auf der Platte kann als eine an vier Punkten angreifende Biegelast (zwei Lasten von den Schrauben und zwei Lasten vom Kontakt mit dem Knochen) idealisiert dargestellt werden.

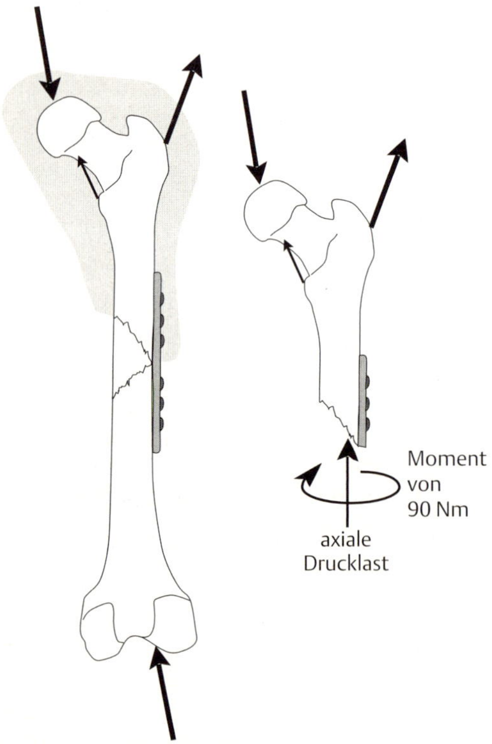

Abb. 5.**1** Eine Knochenplatte am Femur wird aufgrund der auf den Femur wirkenden Muskel- und Gelenklasten auf Biegung belastet. Die Analyse des als freien Körper betrachteten proximalen Abschnitts zeigt, daß die Platte mit einem Biegemoment von 90 Newtonmeter und einer axialen Drucklast beansprucht wird.

Zuerst wird die proximale Hälfte der Platte untersucht (Abb. 5.**3**). Eine Analyse des freien Körpers, bei der nur das Biegemoment von 90 Newtonmeter berücksichtigt wird, ergibt, daß die beiden idealisierten Kräfte jeweils 1500 Newton betragen. Als nächstes wird ein Segment des proximalen Plattenteils untersucht (Abb. 5.**4**), wobei von einem rechteckigen Querschnitt der Platte ausgegangen werden soll. An der theoretischen Schnittfläche greifen eine Kraft und ein Moment an, die durch die molekularen Kräfte an der angrenzenden Oberfläche der Platte zustande kommen. Würde man nun das distale Segment des proximalen Teils untersuchen, so käme man zu der Feststellung, daß auf dessen proximaler Fläche eine Kraft und ein Moment gleichen Betrages, jedoch in entgegengesetzter Richtung der Kraft und des Moments auf der distalen Fläche des proximalen Segments wirken (Abb. 5.**4**).

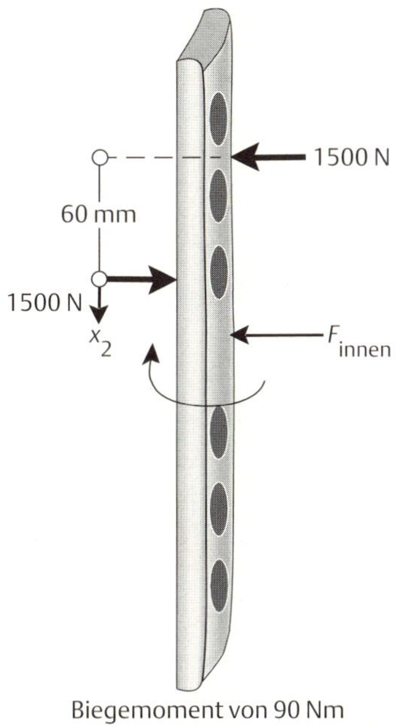

Abb. 5.**3** Das Diagramm des als freien Körper betrachteten proximalen Plattenteils zeigt, daß zur Wahrung des Kräfte- und Momentengleichgewichts eine Last von 1500 Newton erforderlich ist.

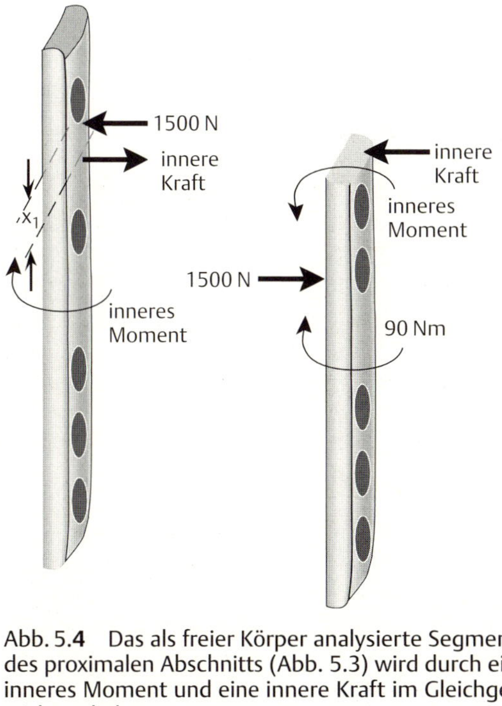

Abb. 5.**4** Das als freier Körper analysierte Segment des proximalen Abschnitts (Abb. 5.3) wird durch ein inneres Moment und eine innere Kraft im Gleichgewicht gehalten.

Da diese Kräfte und Momente durch Wechselwirkungen zwischen den inneren Flächen entstehen, werden sie als innere Kräfte und innere Momente bezeichnet. Damit werden sie von den Kräften und Momenten unterschieden, die von außen an der Platte angreifen. Durch Anwendung des Gleichgewichtsgesetzes, dem zufolge die Summe der Kräfte auf dem proximalen Segment der Platte gleich Null sein muß (Gleichung 1.3), läßt sich der Betrag der inneren Kraft bestimmen:

$$\sum \text{Kräfte}_{\text{horizontal}} = 1500 \text{ N} + F_{\text{innen}}$$
$$F_{\text{innen}} = -1500 \text{ N}$$

Durch Anwendung des Gleichgewichtgesetzes, dem zufolge die Summe der Momente auf dem proximalen Plattensegment gleich Null sein muß (Gleichung 1.4), kann das innere Moment berechnet werden:

$$\sum \text{Momente} = 1500 \text{ N} \times x_1 \text{ m} + M_{\text{innen}} = 0$$
$$M_{\text{innen}} = -1500 \times x_1 \text{ N} \cdot \text{m}$$

wobei x_1 der Abstand zwischen der äußeren Last von 1500 Newton und dem Querschnitt am theoretischen Schnitt ist. Wie aus dieser Rechnung hervorgeht, hängt der Betrag des inneren Moments in allen Querschnitten des proximalen Plattensegments von der Lage des Querschnitts ab. Im Gegensatz dazu ist die Größe der inneren Querkraft vom Abstand x_1 unabhängig. Folglich wirkt in jedem Querschnitt des proximalen Segments eine Schubkraft von 1500 Newton.

Für den Querschnitt, an dem x_1 gleich 0,01 Meter ist, beträgt das innere Moment 15 Newtonmeter. Wählt man den größtmöglichen Wert von x_1 (0,06 Meter), so beträgt das innere Moment 90 Newtonmeter. Demnach schwankt das innere Moment im proximalen Segment der Knochenplatte zwischen Null am Punkt der Schraubenlast und 90 Newtonmeter am Punkt der Knochenkontaktkraft. Die Querkraft dagegen ist in diesem Teil der Platte konstant. Die

Kräfte und Momente im distalen Segment sind eine Spiegelung derjenigen im proximalen Segment.

Zur Bestimmung des inneren Moments im mittleren Teil der Platte kann wieder der freie Körper in Abbildung 5.**3** herangezogen werden. An diesem freien Körper greift proximal die Kraft an, die durch die Knochenschraube erzeugt wird, und eine mittige Kraft, die durch Berührung mit dem Knochen entsteht. Durch Anwendung von Gleichung 1.3 für die horizontal gerichtete Kraft kann der Betrag der inneren Querkraft, die auf den mittleren Teil der Platte einwirkt, bestimmt werden:

$$\sum \text{Kräfte} = 1500\ \text{N} - 1500\ \text{N} + F_{\text{innen}}$$
$$F_{\text{innen}} = 0$$

Für das Gleichgewicht ist an dieser Stelle keine innere Querkraft erforderlich. Die Summe der beiden äußeren am freien Körper angreifenden Lasten ist Null.

Dem Momentengleichgewicht (Gleichung 1.4) zufolge beträgt das innere Moment

$$\sum \text{Momente} = 1500\ \text{N} \times x_2\ \text{m} - 1500\ \text{N} \times$$
$$\times (0{,}06 + x_2)\ \text{m} + M_{\text{innen}} = 0$$
$$M_{\text{innen}} = 90\ \text{N} \cdot \text{m}$$

Da das innere Moment nicht vom Abstand x^2 abhängt, haben alle Querschnitte zwischen den beiden auf die Mitte der Knochenplatte einwirkenden Lasten ein inneres Moment von 90 Newtonmeter.

Der Zustand, der zwischen den beiden Enden der Knochenplatte und den beiden zentral angreifenden Lasten besteht, wird als *linear veränderliches Biegemoment* (einseitig eingespannter Körper, der von oben belastet wird) bezeichnet. Der Zustand im mittleren Anteil der Platte wird *konstantes Moment* oder *reine Biegung* genannt. Damit wird ausgedrückt, daß es nur ein inneres Moment und keine innere Querkraft gibt.

5.2.2 Kombinierte Lasten

In vielen Situationen wird eine Struktur weder durch Axial- noch durch Querlasten beansprucht. In Abbildung 5.**5** ist eine Nagelplatte dargestellt, mit der eine instabile intertrochantäre Fraktur fixiert wird. Angenommen, der Femurkopf wird bei statischer aufrechter Körperhaltung mit einer Last von 400 Newton beansprucht, die im Winkel von 20 Grad zur Achse des Nagels einwirkt: Aufgrund der Instabilität an der Frakturstelle können die Knochenfragmente anfangs keinen Teil dieser Last aufnehmen. Somit müßte die Nagelplatte die gesamte Last tragen.

Obwohl die Last weder parallel noch senkrecht zur Nagelachse ausgerichtet ist, kann diese Situation analysiert werden, indem die äußere Kraft in zwei Komponenten – eine parallel und eine senkrecht zur Nagelachse gerichte Teilkraft – zerlegt wird. Die achsenparallele Komponente erzeugt eine Drucklast auf den Nagel. Diese Komponente beträgt:

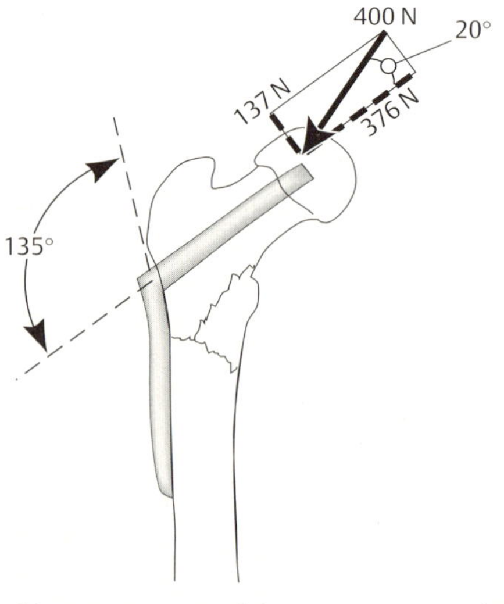

Abb. 5.**5** Eine Nagelplatte zur Osteosynthese einer intertrochantären Fraktur wird mit 400 N belastet. Die Lastkomponenten, die parallel und senkrecht zur Achse des Nagels ausgerichtet sind, sind ebenfalls dargestellt.

$$\text{Kraft}_{\parallel} = 400\ \text{N} \times \cos 20^\circ$$
$$= 376\ \text{N}$$

Die senkrecht zur Achse gerichtete Komponente erzeugt ein Biegemoment. Diese Komponente beträgt:

$$\text{Kraft}_{\perp} = 400\ \text{N} \times \sin 20^\circ$$
$$= 137\ \text{N}$$

Zur Bestimmung der Verformung und der Bruchneigung des Nagels werden die beiden Belastungszustände einzeln analysiert und die Ergebnisse anschließend zusammengeführt.

Die axiale Belastung ist vergleichbar mit der vorher beschriebenen Axialbelastung des Lig. patellae. Der einzige grundlegende Unterschied besteht darin, daß die am Nagel angreifende Drucklastkomponente

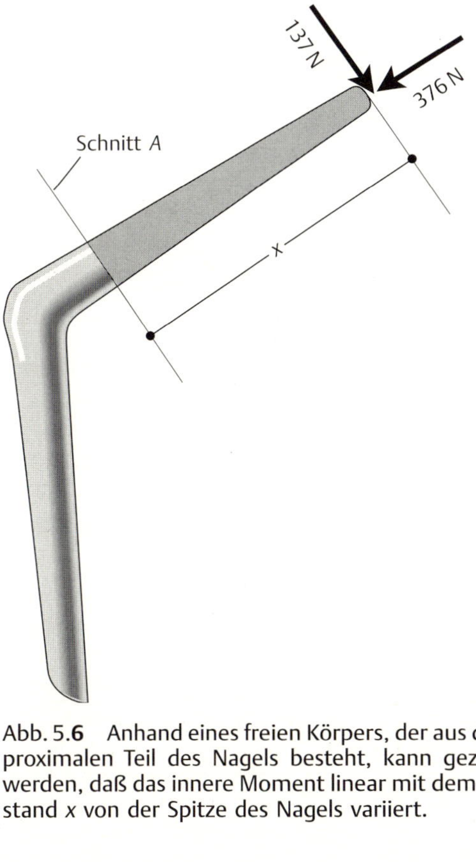

Abb. 5.**6** Anhand eines freien Körpers, der aus dem proximalen Teil des Nagels besteht, kann gezeigt werden, daß das innere Moment linear mit dem Abstand x von der Spitze des Nagels variiert.

von 376 Newton Druckspannungen und eine Stauchung bewirkt, während die Zugbelastung des Bandes Zugspannungen und eine Dehnung hervorruft.

Um die durch die Querlastkomponente verursachten inneren Kräfte und Momente zu untersuchen, betrachtet man den proximalen Teil der Nagelplatte als freien Körper (Abb. 5.**6**) und wendet darauf die Gleichgewichtsgesetze an. Wie aus dem Kräftegleichgewicht in Querrichtung (Gleichung 1.3) hervorgeht, muß die innere Kraft am Schnitt A gleich der Querkomponente der angreifenden Last sein:

$$\sum \text{Kräfte} = 137\ \text{N} - F_{\text{innen}} = 0$$
$$F_{\text{innen}} = 137\ \text{N}$$

Die Anwendung des Momentengleichgewichts (Gleichung 1.4) ergibt, daß das innere Moment gleich dem Produkt aus der Querkomponente der äußeren Last und dem Abstand x zwischen der Nagelspitze und Schnitt A ist:

$$\sum \text{Momente} = 137\ \text{N} \times x\ \text{m} - M_{\text{innen}} = 0$$
$$M_{\text{innen}} = 137 \times x\ \text{N} \cdot \text{m}$$

Demnach ist der Nagelabschnitt der Nagelplatte ein Balken mit einem linear veränderlichen inneren Biegemoment.

5.2.3 Spannungsverteilung

Im folgenden Abschnitt soll ermittelt werden, mit welcher maximalen Last (Kraft und Moment) die Platte aus dem vorherigen Beispiel belastet werden kann, ohne daß sie ihre Funktionsfähigkeit verliert. In der klinischen Praxis kann die Funktionsfähigkeit einer Platte durch zwei Faktoren stark beeinträchtigt werden. Als erstes ist die permanente (oder plastische) Deformation der Platte zu nennen, die durch eine Belastung der Platte über die Fließgrenze des Materials hinaus verursacht wird. Da Knochenplatten in der Regel aus 316LVM-Edelstahl bestehen,

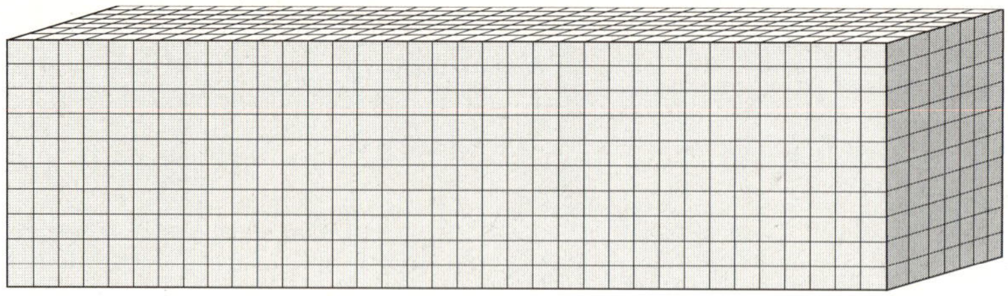

Abb. 5.**7a** Ein Gummibalken mit einem rechteckigen Querschnitt wird mit Längs- und Querlinien versehen.

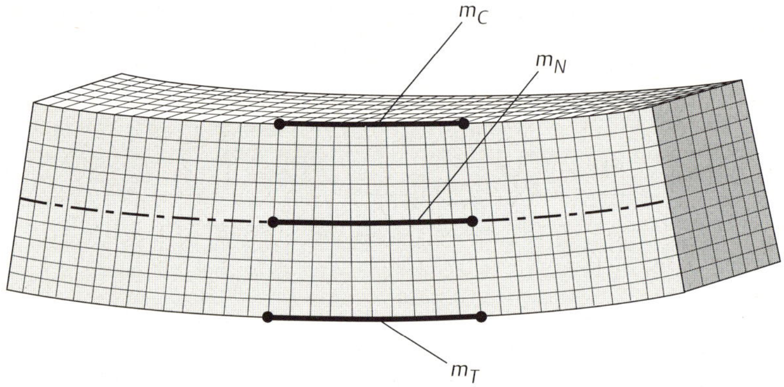

Abb. 5.**7b** Unter der Einwirkung von vier Lasten sind die Längslinien gekrümmt und die Querlinien nicht mehr parallel.

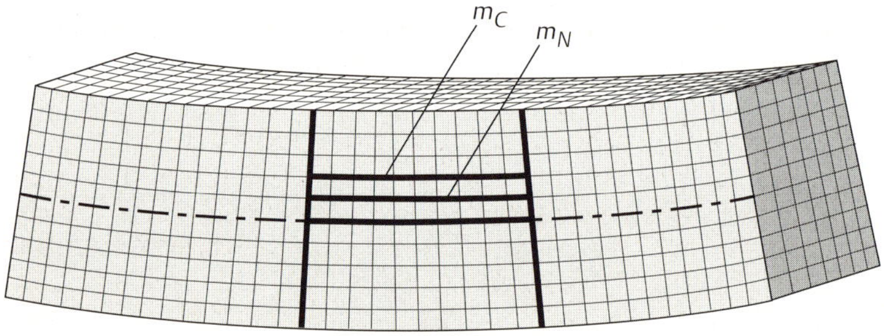

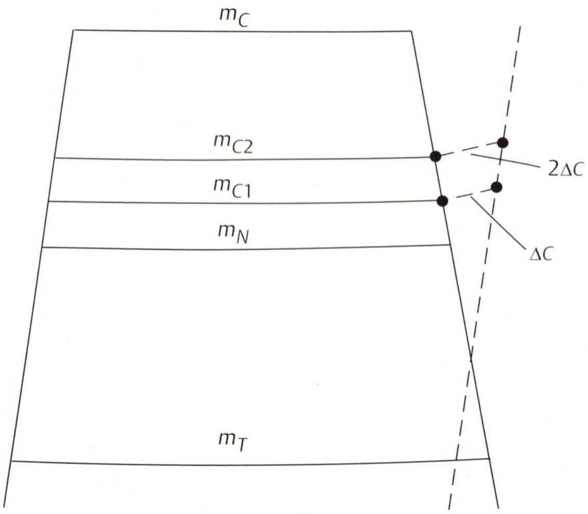

Abb. 5.**7c** Die Verkürzung eines Linienabschnitts oberhalb der Mittelachse (m_N) ist proportional zu seinem Abstand von der Mittelachse. Daher verkürzt sich m_{C2} um den zweifachen Betrag wie m_{C1}, da dieser Abschnitt zweimal so weit von der Mittellinie entfernt ist.

kommt es bei einer Spannung über 700 Megapascal (siehe Tabelle 4.**2**) zu einer dauerhaften Deformation und zu einer Verschiebung des Femurs an der Frakturstelle, womit eine adäquate Heilung verhindert wird.

Der zweite Faktor, der die knöcherne Konsolidierung verhindert, ist ein Ermüdungsbruch der Platte. Wie in Kapitel 4 beschrieben wurde, kommt es dazu, wenn genügend Lastspiele mit ausreichender Intensität zur Bildung eines Risses führen, der sich über die Knochenplatte ausbreitet. Dies geschieht, wenn die Spannungshöhe die Ermüdungsfestigkeit von Edelstahl (325 Megapascal, siehe Tabelle 4.**3**) übersteigt und die erforderliche Anzahl von Lastspielen (10 Millionen) erreicht ist.

Diese beiden Versagensmöglichkeiten erfordern eine bestimmte Spannungshöhe. Um die Spannung zu bestimmen, die in der Knochenplatte durch äußere Quer- oder Biegelasten erzeugt wird, sollen zunächst die Spannungsarten, die in einer Struktur durch äußere Querbelastung hervorgerufen werden, anhand des folgenden Experiments empirisch ermittelt werden: Die Oberfläche eines langen, rechteckigen Gummistückes wird mit Längs- und Querlinien versehen (Abb. 5.**7a**). Dieser Gummi-„Balken“ wird nun genauso wie die Platte belastet (Abb. 5.**2b**). Während der Belastung bilden die Linien auf der Balkenoberfläche kein Rechteckschema mehr. Die Längslinien sind gekrümmt, während die Querlinien zwar noch im wesentlichen gerade, aber nicht mehr parallel sind.

Nun soll die Länge der Segmente der Längslinien, die von den Querlinien begrenzt werden, bestimmt werden. Typisch dafür sind die Linienabschnitte m_T, m_C und m_N (Abb. 5.**7b**). Bei genauer Beobachtung vor und nach der Belastung ist keine offensichtliche Längenänderung des Linienabschnitts m_N festzustellen. Da dieser Linienabschnitt, der mit der Mittellinie des Balkens zusammenfällt, keine Längenänderung aufweist, erfährt er keine Dehnung oder Stauchung. Daraus ist zu schließen, daß die Mittellinie des Balkens weder durch Zug- noch durch Druckspannungen beansprucht wird.

Linienabschnitt m_T dagegen ist bei Belastung länger als im nichtbelasteten Zustand. Diese Verlängerung ist auf eine Dehnung zurückzuführen, was auf eine Zugspannung in den Querschnittsflächen dieser Balkenseite schließen läßt. Linienabschnitt m_C wird unter Belastung verkürzt, erfährt also eine Stauchung, was auf eine Druckspannung schließen läßt.

Bei Belastung des Balkens erfahren zudem alle Längslinienabschnitte, die auf der gleichen Seite von der Mittellinie liegen, eine gleichartige Längenänderung. Alle Linien zwischen m_N und m_C werden verkürzt, während alle Linien zwischen m_N und m_T verlängert werden. Da die Querlinien unter Belastung gerade bleiben, ist die Verkürzung beziehungsweise Verlängerung eines bestimmten Längslinienabschnitts proportional zu seiner Lage zwischen der Mittelachse und der Randschicht des Balkens. Das heißt, wenn sich Linienabschnitt m_{C1} (Abb. 5.**7c**) um den Betrag ΔC verkürzt, verkürzt sich Linienabschnitt m_{C2} um $2\Delta C$, da er zweimal so weit von der Mittelachse entfernt ist wie Abschnitt m_{C1}. Der Betrag der Längenänderung der Längslinienabschnitte im Bereich zwischen m_N und m_T verhält sich ähnlich proportional.

Von diesem Deformationsmuster kann auf eine lineare Spannungsverteilung geschlossen werden (Abb. 5.**8**).

Die mittlere Schicht des Balkenquerschnitts ist spannungsfrei. Die Schicht, in der keine Biegespannungen auftreten, wird häufig als neutrale Achse oder Nulllinie bezeichnet.

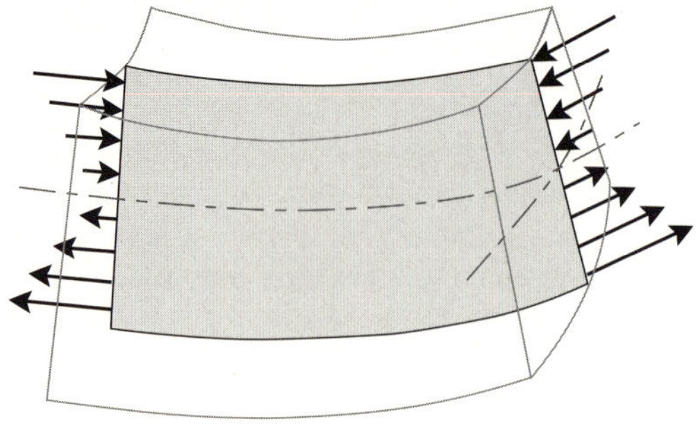

Abb. 5.8 Der auf Biegung beanspruchte Gummibalken (Abb. 5.7) weist eine lineare Spannungsverteilung auf, wobei in der oberen Hälfte eine Druckspannung, in der Mittellinie (neutrale Achse) keine Spannung und in der unteren Hälfte des Balkens eine Zugspannung auftritt.

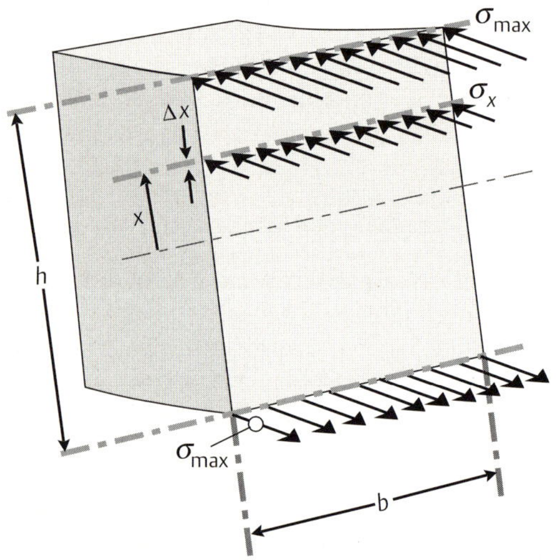

Abb. 5.9 Jedes Flächensegment erfährt eine Spannung, die proportional zum Abstand *x* zwischen dem Segment und der Nullachse ist.

Die höchsten Zug- und Druckspannungen treten in den Randschichten auf. In allen Schnitten ruft die lineare Spannungsverteilung jeweils eine bestimmte Kraft und ein bestimmtes Moment am Balkenschnitt hervor. Diese Kräfte und Momente entsprechen den auf den Balken einwirkenden inneren Kräften und Momenten.

Im folgenden soll zunächst die resultierende innere Kraft untersucht werden, die durch diese Spannungsverteilung hervorgerufen wird. Da die Kraft, wie oben erwähnt wurde, gleich dem Produkt aus der Spannung und der Querschnittsfläche ist, auf der die Spannung wirkt, stellt man fest, daß es keine resultierende Kraft in Längsrichtung gibt. Denn es wirken Spannungen gleicher Größe, jedoch in entgegengesetzter Richtung (Zug gegen Druck) auf Flächen, die um die Nullachse symmetrisch und gleichmäßig verteilt sind. Folglich hat die Zugkraft, die auf der durch m_N und m_T begrenzten Fläche entsteht, den gleichen Betrag und die entgegengesetzte Richtung wie die Druckkraft, die auf die durch m_N und m_C begrenzte Fläche wirkt. Da für das Gleichgewicht des „Balken"-Querschnitts an der Grenze des freien Körpers (Abb. 5.**7c**) keine resultierende Längskraft erforderlich ist, ist die empirisch abgeleitete Spannungsverteilung richtig.

Zwar ist die innere resultierende Längskraft, die durch die lineare Spannungsverteilung hervorgerufen wird, gleich Null, jedoch nicht das innere resultierende Moment. Zur Berechnung des Moments, das die spannungsbedingten Kräfte erzeugen, wird zunächst das resultierende Moment ermittelt, das von den an den beiden Querschnittshälften angreifenden Zug- und Druckkräften erzeugt wird. Dazu wird der Querschnitt in viele kleine Flächensegmente unterteilt (Abb. 5.**9**). Man kann davon ausgehen, daß jedes dieser dünnen Flächensegmente eine gleichmäßige Spannung aufweist. Wie bereits dargelegt wurde, ist die Spannung in jedem Flächensegment proportional zum Abstand von der Nullachse. Wenn die Spannung in dem äußersten Flächensegment mit σ_{max} (der maximalen Normalspannung) bezeichnet wird, dann ist die Spannung auf allen anderen Flächensegmenten, σ_x, gleich σ_{max} multipliziert mit dem Verhältnis x zu $h/2$:

$$\sigma_x = \sigma_{max} \times \frac{x}{h/2}$$

Nun kann die Kraft F_x, die auf jedes dieser Flächensegmente wirkt, ausgedrückt werden als

$$\begin{aligned} F_x &= \text{Spannung} \times \text{Fläche} \\ &= \sigma_x \times \text{Fläche} \\ &= \left(\sigma_{max} \times \frac{x}{h/2}\right) \times (b \times \Delta x) \end{aligned}$$

Auch hier ist σ_{max} die Höchstspannung, die im äußersten Flächensegment herrschen muß.

Jetzt muß der Betrag des inneren Moments ermittelt werden, das die an den Flächensegmenten angreifenden Kräfte jeweils erzeugen. Da die Momente um die neutrale Achse addiert werden sollen, ist der Hebelarm jeder Kraft gleich x (Abb. 5.**9**). Folglich beträgt das Moment M_x der Spannung, die im Flächensegment im Abstand x von der Nullachse erzeugt wird,

$$\begin{aligned} M_x &= \text{Kraft} \times \text{Hebelarm} \\ &= F_x \times x \\ &= \left(\sigma_{max} \times \frac{x}{h/2} \times b \times \Delta x\right) \times x \end{aligned}$$

Der Ausdruck für M_x kann folgendermaßen umgeformt werden:

$$M_x = \frac{\sigma_x}{h/2} \times (b \times \Delta x) \times x^2$$

Um das Gesamtmoment, das von allen Flächensegmenten hervorgerufen wird, zu bestimmen, müssen ihre Einzelmomente addiert werden:

$$M_{Gesamt} = \sum M_x$$

Als Ergebnis erhält man das Produkt aus der Summe der Flächensegmente $(b \times \Delta x)$ multipliziert mit dem Quadrat des Abstands von der Nullachse (x^2) und dem Quotienten der Höchstspannung (σ_{max}) und dem Abstand zwischen Nullachse und äußerem Querschnittsrand $(h/2)$:

$$M_{Gesamt} = \frac{\sigma_{max}}{h/2} \times \sum[(b \times \Delta x) \times x^2]$$

Der Term $[(b \times \Delta x) \times x^2]$ hat eine besondere Bedeutung.

> Die Eigenschaft eines Querschnitts, die von der Summe der Flächensegmente multipliziert mit dem Quadrat des Abstands zwischen dem Flächensegment und der neutralen Achse abgeleitet wird, bezeichnet man als das Flächenträgheitsmoment, I, des Querschnitts:

$$I = \sum(b \times \Delta x) \times x^2 \tag{5.5}$$

Anzumerken ist hierzu, daß die Flächensegmente, die von der Nullachse weiter entfernt sind, wesentlich mehr zum Flächenträgheitsmoment beitragen, als die näher an der Nullachse gelegenen Flächensegmente, da ihr Beitrag proportional zum *Quadrat* ihres Abstands von der Nullachse ist. Der Ausdruck für das Moment kann daher folgendermaßen umgeformt werden:

$$\text{Moment} = \sigma_{max} \times \frac{I}{(h/2)} \tag{5.6}$$

Nun sollen die Spannungen in der Knochenplatte (Abb. 5.**1**) bei Patienten, die nur teilbelasten dürfen, ermittelt werden. Dabei soll davon ausgegangen werden, daß die ursprüngliche Belastung (1500 Newton) durch die Teilbelastung um zwei Drittel auf 500 Newton vermindert wird. Diese Lasten würden ein Biegemoment von 30 Newtonmeter erzeugen. Zur Bestimmung der Spannung, die dieses Biegemoment hervorruft, wird Gleichung 5.6 umgeformt und das Moment mit der Größe $I\ /\ (h/2)$ multipliziert. Das Flächenträgheitsmoment der Platte wird mit folgendem Ausdruck berechnet:

$$I_{Rechteck} = \frac{b \times h^3}{12} \tag{5.7}$$

Diese Gleichung gilt für alle rechteckigen Querschnitte mit der Basis b und der Höhe h.

Eine Knochenplatte mit einer Basis von 15 Millimeter und einer Höhe von 4 Milli-

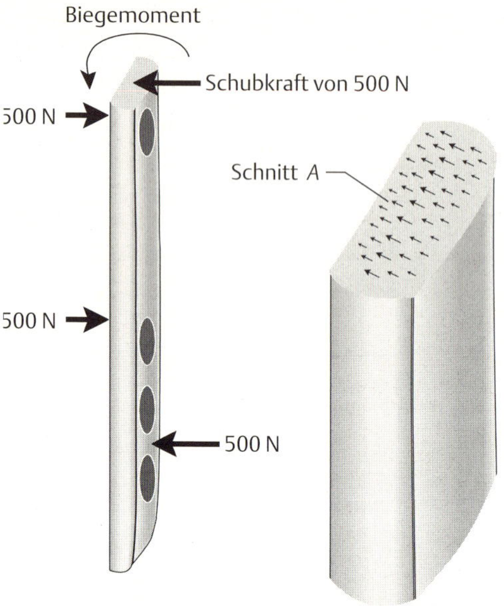

Abb. 5.**10** Im proximalen Schnitt des distalen Abschnitts der Knochenplatte, in der Nähe der äußeren Last von 500 Newton, ist eine innere Schubkraft von 500 Newton für das Gleichgewicht erforderlich. Wie die Schubspannungsverteilung ergibt, tritt die maximale Schubspannung in der Mitte des Querschnitts auf.

meter hat folglich (nach Gleichung 5.7) ein Flächenträgheitsmoment von

$$I_{\text{Platte}} = \frac{15\ \text{mm} \times (4\ \text{mm})^3}{12} = 80\ \text{mm}^4$$

Da $h/2$ der Platte 2 Millimeter beträgt, ist die Höchstspannung, die auf der Oberfläche der Platte aufgrund des Biegemoments von 30 Newton entsteht, gleich

$$\sigma_{\max} = M \times \frac{(h/2)}{I} = 30\ \text{N} \cdot \text{m} \times \frac{2\ \text{mm}}{80\ \text{mm}^4} = 750\ \text{MPa}$$

In Anbetracht der Tatsache, daß die Streckgrenze von 316LVM-Edelstahl 700 Megapascal (Tabelle 4.**2**) beträgt, handelt es sich um eine vergleichsweise hohe Spannung für dieses Material. Selbst bei mäßiger Biegebelastung des Femurs ist die Knochenplatte äußerst hohen Spannungen ausgesetzt. Folglich kann eine Knochenplatte noch nicht einmal mit mäßigen Biegelasten an einer instabilen Fraktur beansprucht werden, wenn der Femur nicht einen Teil des Biegemoments aufnehmen kann.

Die Spannungen in einem Querschnitt in der Mitte der Platte sind nun bekannt. Die Analyse des freien Körpers ergab eine Querkraft von 0 Newton und ein inneres Moment von 30 Newtonmeter. Nun stellt sich die Frage, ob die proximale Schnittfläche des distalen Plattenteils die gleiche Spannungsverteilung aufweist (Abb. 5.**10**). Den Gleichgewichtsbedingungen nach ist eine Querkraft von 500 Newton am Querschnitt von A sowie ein inneres Moment erforderlich. Außer den Zug- und Druckspannungen, die dieses Moment verursachen, müßten infolge der äußeren Querlast von 500 Newton Quer-(Schub-) Spannungen im Querschnitt auftreten.

Die Schubspannungsverteilung, die den Gleichgewichtsbedingungen entspricht, ist in Abbildung 5.**10** dargestellt. Im Gegensatz zu den Spannnungen, die durch das innere Biegemoment entstehen, erreichen die Schubspannungen ihre Höchstwerte in der Mitte des Querschnitts und sind an den Rändern des Querschnitts gleich Null. Der Betrag der maximalen Schubspannung ist mit 15 Megapascal relativ niedrig. Bei den meisten Problemen der orthopädischen Biomechanik sind die Schubspannungen im Balken relativ gering und werden in der Regel vernachlässigt.

Als nächstes soll die Spannung in der Platte berechnet werden, wenn diese an der lateralen Oberfläche des Femurs angebracht wird und der Femur wieder mit einem Biegemoment von 30 Newtonmeter beansprucht wird. Die Platte ist nun so ausgerichtet, daß ihre Höhe h 15 Millimeter und ihre Basis b 4 Millimeter beträgt. Damit ändert sich ihr Flächenträgheitsmoment (Gleichung 5.7)

$$I_{\text{Platte}} = \frac{4\ \text{mm} \times (15\ \text{mm})^3}{12} = 1125\ \text{mm}^4$$

Da $h/2$ der Platte in dieser Ausrichtung 7,5 Millimeter beträgt, ist die Höchstspannung auf der Außenfläche der Platte gleich

$$\sigma_{\max} = 30\ \text{N} \cdot \text{m} \times \frac{7{,}5\ \text{mm}}{1125\ \text{mm}^4} = 2000\ \text{MPa}$$

Indem die Platte anders ausgerichtet wird, so daß die Dicke die größte Abmessung darstellt, wird die Höchstspannung im Vergleich zur Spannung, die besteht, wenn die Dicke die kleinste Abmessung darstellt, um den Faktor 3,75 reduziert. In beiden Fällen wurde davon ausgegangen, daß der Knochen nicht belastet wird. Für die korrekte Osteosynthese ist es notwendig, daß die Fraktur vor Anbringung der Platte „stabilisiert" wird, so daß ein knöcherner Kontakt und eine Lastübertragung durch die Frakturfragmente gewährleistet ist. Ohne diese Stabilisierung wird eine einzelne Knochenplatte hohen Spannungen ausgesetzt und würde versagen. Wie das vorher beschriebene Beispiel zeigt, kann dies sogar bereits bei erlaubter Teilbelastung geschehen.

Da der Querschnitt einer Knochenplatte in Wirklichkeit kein einfaches Rechteck ist, stellt sich die Frage, welcher Störfaktor durch die Annahme einer rechteckigen Querschnittsform entsteht. Da Gleichung 5.7 nur für Rechtecke gilt, muß das Flächenträgheitsmoment mit Hilfe von Gleichung 5.5 ermittelt werden. Die Berechnung des Flächenträgheitsmoments nach dieser Gleichung führt zu den Ergebnissen, die in Tabelle 5.1 aufgeführt sind. Wie man bei Vergleich der Werte feststellt, unterscheiden sich die Querschnittseigenschaften der tatsächlichen Knochenplatte nicht wesentlich von denen der rechteckigen Platte.

Tab. 5.1 Flächenträgheitsmomente für den Querschnitt eines Rechtecks und einer Knochenplatte

	$I_{\parallel}$	$I_{=}$
Rechteck	1125 mm^4	80 mm^4
Knochenplatte	1068 mm^4	86 mm^4

5.2.4 Biegefestigkeit

Nun kann eine wichtige Feststellung zur Biegefestigkeit von Balken gemacht werden.

> Die Biegefestigkeit wird definiert als das größte Biegemoment, das ein Balken aushalten kann, ohne daß die auftretende Spannung einen kritischen Wert übersteigt.

Dieser kritische Wert entspricht der Fließgrenze (Biegegrenze), wenn sich der Balken nicht permanent deformieren darf, oder aber der Festigkeitsgrenze, wenn es nicht zu einem Bruch des Balkens kommen soll; die Ermüdungsfestigkeit wird gewählt, wenn ein Ermüdungsbruch des Balkens vermieden werden soll. Wie aus Gleichung 5.6 hervorgeht, wird die Festigkeit des Balkens von zwei Faktoren bestimmt: der zulässigen Höchstspannung, die natürlich eine Materialeigenschaft ist, und dem Quotienten aus dem Flächenträgheitsmoment, I, des Querschnitts und der Hälfte der Höhe, $h/2$.

> Die Größe $I/(h/2)$ wird häufig als Schnittmodul bezeichnet und ist eine Eigenschaft, die nur die Größe und Form des Balkenquerschnitts charakterisiert.

Demnach hängt die Biegefestigkeit eines Balkens, ähnlich wie die Festigkeit bei axialer Zug- und Druckbelastung, sowohl von einer Materialeigenschaft als auch von einer geometrischen Eigenschaft der Struktur ab.

Nun soll die querschnittsabhängige Festigkeitseigenschaft näher betrachtet werden. Wie bereits dargelegt wurde, wird durch eine andere Ausrichtung der rechteckigen Knochenplatte die Höhe der Spannung in der Platte stark verändert. Der Schnittmodul für die flache Platte beträgt

$$\begin{aligned}\text{Schnittmodul}_{\text{flach}} &= \frac{I}{h/2} = \frac{b \times h^2}{6} \\ &= \frac{15\ \text{mm} \times (4\ \text{mm})^2}{6} \\ &= 40\ \text{mm}^3\end{aligned}$$

Im Vergleich dazu hat die Platte, die vertikal zum Biegemoment ausgerichtet ist, einen Schnittmodul von

$$\begin{aligned}\text{Schnittmodul}_{\text{vertikal}} &= \frac{4\ \text{mm} \times (15\ \text{mm})^2}{6} \\ &= 150\ \text{mm}^3\end{aligned}$$

Indem man also die Geometrie der Platte durch Änderung ihrer Ausrichtung relativ zur Richtung des angreifenden Biegemoments ändert, wird der Schnittmodul und damit die Biegefestigkeit der Platte um den Faktor 3,75 erhöht. Dies ist übrigens der gleiche Faktor, um den die Höchstspannung in der Randfaser durch die andere Ausrichtung der Platte reduziert wird (von 750 auf 200 Megapascal).

Nun kann die Festigkeitseigenschaft dieses rechteckigen Querschnitts mit der Festigkeit des Femurschaftes einer Hüftgelenktotalendoprothese verglichen werden. Gewöhnlich haben Prothesenschäfte einen etwa kreisförmigen Querschnitt und einen Durchschnitt von etwa 14 Millimeter für erwachsene Patienten. Bei einem kreisförmigen Querschnitt ist $h/2$ der Radius r des Querschnitts. Der Schnittmodul des Femurschaftes kann mit folgendem Ausdruck berechnet werden:

$$\begin{aligned}\text{Schnittmodul} &= \frac{I}{h/2} = \frac{(\pi \times r^4)/4}{r} \\ &= \frac{\pi \times r^3}{4} \qquad (5.8) \\ &= 269\ \text{mm}^3\end{aligned}$$

Demnach ist der Femurschaft mit einem Durchmesser von 14 Millimeter, der ebenso wie die Knochenplatte aus 316LVM-Edelstahl besteht, um 92 Prozent fester als die hochkant gestellte Platte.

Da sich die Biegefestigkeit eines Prothesenschaftes oder allgemein eines Stabes mit der dritten Potenz des Radius des Stabes ändert, ist es offensichtlich von Vorteil, für einen Marknagel zur Osteosynthese den klinisch größtmöglichen Durchmesser zu wählen. Beispielsweise entspricht der Festigkeitsvorteil, der durch Wahl eines Marknagels mit einem Durchmesser von 11 Millimeter gegenüber einem Marknagel mit einem Durchmesser von 10 Millimeter gewonnen wird, dem Verhältnis von 11^3 zu 10^3 beziehungsweise 1,33, was einem Zuwachs von 33 Prozent gleichkommt.

Nicht alle Marknägel haben einen massiven Querschnitt. Einige Nägel haben die Form eines hohlen Zylinders. Welche Auswirkung hat es auf die Festigkeit eines Marknagels mit einem Durchmesser von 14 Millimeter, wenn die Mitte bis auf einen Innendurchmesser von 10 Millimeter ausgehöhlt wird? Die Festigkeit des hohlen Marknagels ist die Differenz zwischen dem Schnittmodul des massiven Nagels mit einem Durchmesser von 14 Millimeter und dem Schnittmodul des „inneren Stabes“ mit einem Durchmesser von 10 Millimeter, der entfernt wird. Für den massiven Nagel wurde bereits ein Schnittmodul von 269 Millimeter^3 berechnet. Der Modul des „inneren Stabes“ beträgt 98 Millimeter^3. Folglich ist der Schnittmodul des hohlen Nagels gleich 269 Millimeter^3 minus 98 Millimeter^3, also 171 Millimeter^3. Der hohle Nagel besteht nur noch aus 49 Prozent des Materials des massiven Nagels, besitzt aber noch 64 Prozent seiner Biegefestigkeit. Hohle Zylinder sind daher recht biegefeste Strukturen, da sie ein hohes Festigkeits-Gewichts-Verhältnis aufweisen. Sie sind nicht fester als ein massiver Stab mit demselben Durchmesser, sondern leichter als ein massiver Stab mit der gleichen Festigkeit. Ein massiver Marknagel mit der gleichen Festigkeit wie ein hohler 14-Millimeter-Marknagel hätte einen Durchmesser von 12 Millimeter und das anderthalbfache Gewicht.

In diesem Unterkapitel wurden zwei Möglichkeiten zur Beeinflussung der Biegefestigkeit eines Balkens aufgezeigt. Zum einen kann die Form des Balkens zur Maximierung seines Schnittmoduls verändert werden, zum anderen kann ein Material mit entsprechenden Festigkeitseigenschaften gewählt werden.

5.2.5 Zusammengesetzte Balken

Wie bereits darlegt wurde, induziert eine instabile Fraktur (selbst bei minimaler Teilbelastung) unzulässig hohe Spannungen in der Knochenplatte. Nun soll der Vorteil einer Frakturstabilisierung durch intrafragmentären Druck untersucht werden. Nach Reposition der Fraktur wird die Platte an der Knochenoberfläche angebracht, von der angenommen wird, daß sie unter normalen Umständen die Zugspannungen aufnimmt (Abb. 5.**11**). Bei guter Reposition der Knochenfragmente bewirkt das äußere Biegemoment eine Verlängerung der Platte und erzeugt so einen kleinen Spalt zwischen Knochen und Platte. Gleichzeitig erzeugt das Biegemoment einen Druck in der Kortikalis gegenüber der Platte. Im Knochen hat die neutrale Achse eine asymmetrische Lage nahe der Platte (2). Die Dehnung ist wie im vorherigen Beispiel (Abb. 5.**7**) immer noch proportional zum Abstand von der neutralen Achse. Jedoch ist eine geringe Dehnung des Metalls – wegen des relativ großen Elastizitätsmoduls – im Vergleich zu einer gleich starken Dehnung des Knochengewebes mit einer höheren Spannung verbunden.

Als Gesamteffekt ergibt sich allerdings ein zusammengesetzter „Knochen-Metall-Balken“, der einen wesentlich größeren Querschnitt hat als die Platte allein. Bei der aus Knochen und Platte zusammengesetzten Struktur erzeugt ein Biegemoment von 30 Newtonmeter in der Kortikalis eine maximale Druckspannung von 10 Megapascal und in der Platte eine maximale Zugspannung von 34 Megapascal (3). Damit wird eine erhebliche Spannungsverminde-

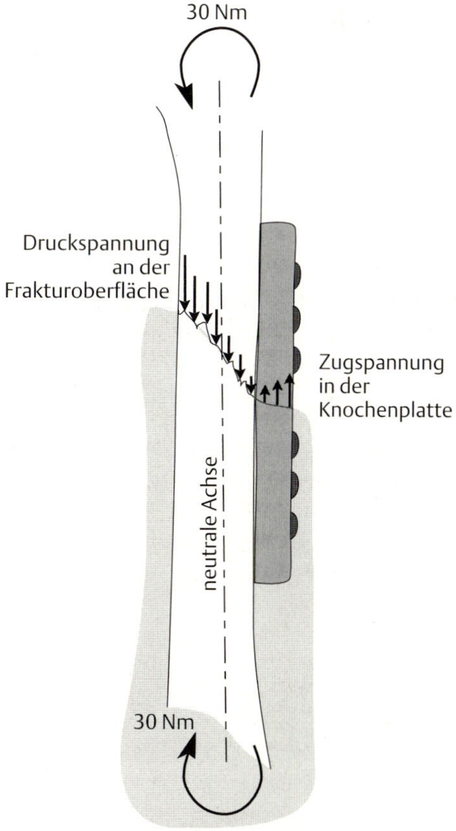

Abb. 5.**11** Eine mit einer Platte versorgte Fraktur eines Röhrenknochens wirkt bei Belastung mit einem äußeren Biegemoment wie ein aus Metall und Knochen zusammengesetzter Balken. Die neutrale Achse befindet sich irgendwo im Knochen nahe der Platte. Dargestellt ist die Spannungsverteilung innerhalb des Knochens.

rung in der Platte erzielt, und die Spannung im Knochen liegt auch im Spannungstoleranzbereich des Knochengewebes (Tabelle 4.**2**).

5.2.6 Durchbiegung von Balken

Bei der Beurteilung der Eignungsfähigkeit orthopädischer Implantate für bestimmte Indikationen ist die Festigkeit des Implantats von Bedeutung. Darüber hinaus sind noch weitere, ebenso wichtige Faktoren zu beachten. Ein allseits anerkanntes Prinzip in der Frakturbehandlung ist die Bewegungsminimierung an der Frakturstelle. In den meisten Fällen wird die Bewegung durch die strukturelle Steifigkeit der Osteosyntheseimplantate kontrolliert. In diesem Zusammenhang stellt sich zum einen die Frage, ob die an der Frakturstelle verursachte Verschiebung berechnet werden kann, wenn die Höhe der Belastung des Osteosyntheseimpantats bekannt ist, und zum anderen, welche Eigenschaften des Osteosyntheseimpantats bekannt sein müssen, um die Durchbiegung zu berechnen.

Zur Beantwortung dieser Fragen wird als Beispiel wieder die Nagelplatte zur Osteosynthese einer intertrochantären Fraktur (Abb. 5.**5**) herangezogen. Bei älteren Patienten wird die Nagelplatte am sichersten im Femurkopf verankert. Das proximale Fragment folgt dem Nagel, wenn dieser sich verformt, und induziert daher eine Bewegung an der Frakturstelle. Als relativer Maßstab für die Bewegung an der Frakturstelle soll die Durchbiegung der Nagelspitze unter physiologischer Belastung ermittelt werden.

Bei jedem auf Biegung beanspruchten Balken ist die Durchbiegung an allen Punkten des Balkens proportional zum Produkt aus dem Biegemoment und dem Quadrat der Balkenlänge:

$$\text{Durchbiegung} \propto \text{Moment} \times \text{Länge}^2$$

Wird das Moment durch eine ähnliche Last verursacht wie jene, die auf die Nagelspitze wirkt (Abb. 5.**5**), dann ist der Betrag des Moments die Kraft F multipliziert mit der Balkenlänge L. Im Falle eines tragenden Nagels gilt

$$\begin{aligned}\text{Durchbiegung} &\propto (F \times L) \times L^2 \\ &\propto F \times L^3\end{aligned}$$

Das Verhältnis zwischen Durchbiegung und $F \times L^3$ wird von zwei Faktoren bestimmt: einer Materialeigenschaft und einer Querschnittseigenschaft des Balkens. Die Materialeigenschaft, von der die Durchbiegung abhängt, ist der Elastizitätsmodul E. Die Querschnittseigenschaft ist das Flächenträgheitsmoment I. Im Falle des tragenden Hüftnagels wird die Beziehung zwischen diesen Variablen und der Durchbiegung der Nagelspitze durch folgenden Ausdruck beschrieben:

$$\text{Durchbiegung} = \frac{F \times L^3}{3 \times E \times I} \quad (5.9)$$

Die numerische Konstante 3 ist mit einem Träger assoziiert. Andere Balkenarten haben andere assoziierte Konstanten.

5.2.7 Biegesteifigkeit

Das Ausgangsproblem war die Bestimmung der Durchbiegung an der Nagelspitze.

Die Biegesteifigkeit des Nagels wird definiert als das Verhältnis zwischen der einwirkenden Last und der Durchbiegung an der Nagelspitze.

Wenn also die Biegesteifigkeit bekannt ist, kann die Gesamtdurchbiegung durch den Quotienten der äußeren Last und der Steifigkeit ermittelt werden. Nach Gleichung 5.9 gilt für die Biegesteifigkeit (Last/Durchbiegung)

$$\begin{aligned}\text{Biegesteifigkeit} &= \frac{\text{Kraft}}{\text{Durchbiegung}} \\ &= \frac{3 \times E \times I}{L^3}\end{aligned}$$

Folglich ist die Biegesteifigkeit proportional zum Produkt aus Elastizitätsmodul und Flächenträgheitsmoment. Außerdem ändert sich die Steifigkeit jedes Trägers invers mit der dritten Potenz der Balkenlänge.

Häufig ist es erforderlich, die Steifigkeit eines orthopädischen Implantats selektiv zu gestalten. Allerdings bieten die für orthopädische Implantate geeigneten metallischen Materiale nur eingeschränkte Möglichkeiten zur Veränderung des Elastizitätsmoduls (Tabelle 4.**1**). Die Variationsbreite liegt im Bereich zwischen dem Elastizitätsmodul einer Kobaltlegierung und einer Titanlegierung, das Verhältnis ist also etwa 2 zu 1. Da die Länge des Implantats gewöhnlich durch die anatomischen Gegebenheiten eingeschränkt wird, bietet der Querschnitt des Implantats folglich die größten Gestaltungsmöglichkeiten.

Im folgenden soll die Durchbiegung einer Jewett-Hüftplatte berechnet werden. Der Nagel ist 86 Millimeter lang und hat einen Elastizitätsmodul von 180 Gigapascal (Edelstahl). Das Flächenträgheitsmoment des Jewett-Hüftnagels beträgt 19,5 Millimeter^4 (4). Mit einer gegebenen Querlast von 137 Newton (siehe Abb. 5.**6**) kann die Durchbiegung an der Spitze jedes Nagels berechnet werden (nach Gleichung 5.9):

$$\text{Durchbiegung}_{\text{Jewett}} = \frac{137\ \text{N} \times (86\ \text{mm})^3}{3 \times 180\ \text{GPa} \times 19{,}5\ \text{mm}^4} = 8{,}3\ \text{mm}$$

Dieser Durchbiegungswert ist in bezug auf die Konsolidierungsgeschwindigkeit an der Frakturstelle recht aussagekräftig. Die geringe Steifigkeit der Jewett-Nagelplatte ist ein wichtiger Faktor, der dafür spricht, die Anwendung dieser Instrumentation auf stabile Frakturen zu beschränken.

Als weiteres Beispiel soll nochmals der Marknagel mit einem Durchmesser von 10 Millimeter mit dem 11-Millimeter-Marknagel verglichen werden. In welchem Verhältnis stehen die Biegesteifigkeiten dieser Nägel? Natürlich ist das Verhältnis der Durchbiegungen an der Frakturstelle umgekehrt zum Verhältnis der Biegesteifigkeit. Wenn die Nägel aus dem gleichen Material (mit demselben Elastizitätsmodul) bestehen, hängt die relative Steifigkeit von ihrem Flächenträgheitsmoment ab. Bei einem massiven kreisförmigen Querschnitt beträgt das Flächenträgheitsmoment um eine zentrale Biegeachse

$$I_{\text{Kreis}} = \frac{\pi \times r^4}{4} \tag{5.10}$$

wobei r der Kreisradius ist. Daher beträgt das Verhältnis der Biegesteifigkeit der beiden Stäbe

$$\frac{\text{Steifigkeit}_{11}}{\text{Steifigkeit}_{10}} = \frac{I_{11}}{I_{10}} = \frac{r_{11}^4}{r_{10}^4} = \frac{\text{Durchmesser}_{11}^4}{\text{Durchmesser}_{10}^4} = \frac{11^4}{10^4} = 1{,}46$$

Folglich hat der Marknagel eine um 46 Prozent höhere Steifigkeit als der 10-Millimeter-Nagel. Da die Durchbiegung umgekehrt proportional zur Steifigkeit ist, läßt der 11-Millimeter-Nagel nur 68 Prozent der Durchbiegung des 10-Millimeter-Nagels zu. Interessanterweise ergab der Vergleich der Festigkeit der beiden Nägel einen Vorteil des größeren Nagels von 33 Prozent. Der Grund dafür ist, daß die Biegefestigkeit eines Balkens mit kreisförmigem Querschnitt proportional zur dritten Potenz des Radius ist (Gleichung 5.8), während seine Biegesteifigkeit proportional zur vierten Potenz des Radius ist (Gleichung 5.10).

5.2.8 Last-Durchbiegungsverhalten

Mitunter genügt es, das elastische oder reversible Verhalten einer Implantatstruktur zu kennen; in vielen Fällen aber kommt es zu permanenten Deformationen, die Entscheidungen im Hinblick auf die Behandlung des Patienten erfordern. Als Beispiel betrachte man die in Abbildung

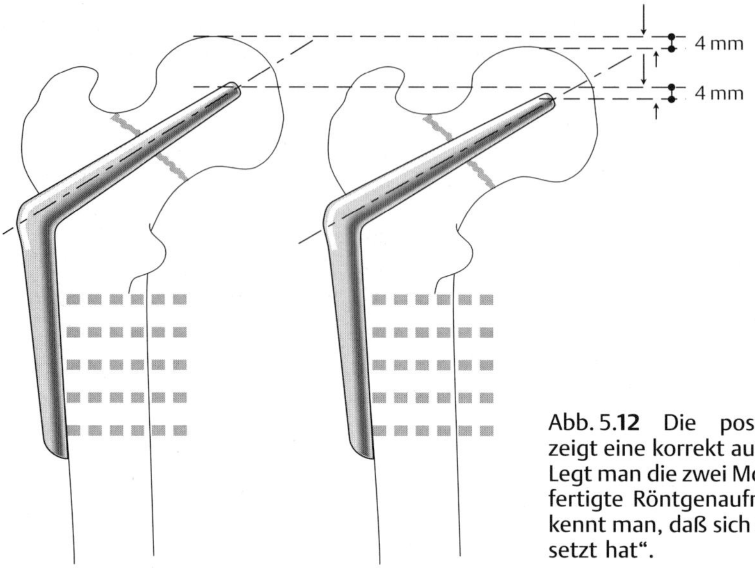

Abb. 5.**12** Die postoperative Röntgenaufnahme zeigt eine korrekt ausgerichtete, reponierte Fraktur. Legt man die zwei Monate nach der Operation angefertigte Röntgenaufnahme auf das Original, so erkennt man, daß sich der Nagel um 4 Millimeter „gesetzt hat".

5.**12** dargestellten „Röntgenaufnahmen". Bei Vergleich der beiden Aufnahmen stellt man fest, daß die Nagelspitze von ihrer ursprünglichen geradlinigen Lage um 4 Millimeter permanent verschoben ist. Auch wenn der Varusgrad des proximalen Fragments trotz bleibender Durchbiegung noch akzeptabel ist, hat die Deformation jedoch ernste Auswirkungen auf die Frakturheilung. Diese können anhand der Gesamtdurchbiegung abgeschätzt werden, die die Nagelspitze und damit das proximale Fragment erfahren haben, so daß es zu einer permanenten Deflektion von 4 Millimeter kam.

Zur Ermittlung dieser Gesamtverformung wird der Deformationsverlauf während eines Lastspiels untersucht, bei dem eine permanente Deformation von 4 Millimeter zurückbleibt (Abbildung 5.**13**). Das Belastungsdiagramm wird erstellt, indem man die Last und die Deformation an der Nagelspitze gleichzeitig aufzeichnet und sie graphisch dargestellt. Die beiden Variablen werden jeweils während der Belastungs- und Entlastungsphase des Lastspiels aufgezeichnet. Man stellt fest, daß die Belastungsphase einen geradlinigen Anfangsbereich aufweist (bis Punkt *A* in Abb. 5.**13**). Wird die Last an einem beliebigen Punkt in dieser anfänglichen Belastungsphase aufgehoben, ist die Entlastungskurve eine Gerade mit derselben Steigung, die mit der Belastungskurve zusammenfällt. Dies ist kennzeichnend für das vollkommen reversible beziehungsweise elastische Verhalten (siehe Kapitel 4). Die Entlastung in dieser Phase führt selbst bei einer maximalen Deformation von 8 Millimeter zu keiner bleibenden Verformung. Außerdem entspricht die Kurvensteigung in diesem geradlinigen Be-

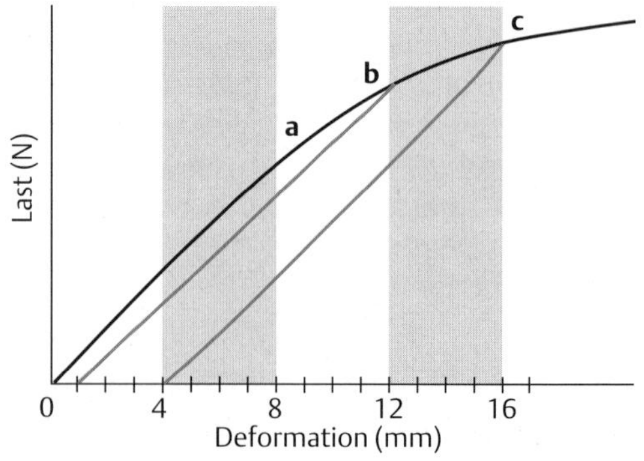

Abb. 5.**13** Die Last wird über der Deformation eines Hüftnagels bei Be- und Entlastung aufgetragen. Die Belastung über Punkt *A* hinaus hat nach Aufhebung der Last eine bleibende Deformation des Nagels zufolge.

reich dem als Biegesteifigkeit definierten Quotienten aus der Kraftänderung und der Deformationsänderung.

Wird die Last über den letzten Punkt des linearen Bereichs hinaus gesteigert, so wird der nichtlineare beziehungsweise plastische Bereich erreicht. Bei dieser stärkeren Belastung übersteigen die Spannungen im Material die Fließgrenze, womit eine permanente Deformation des Materials und daher eine bleibende Formänderung des Hüftnagels eintritt. Bei Entlastung an Punkt *B* kommt es zu einer im wesentlichen geradlinigen Rückkehr parallel zum anfänglichen geradlinigen, elastischen Anteil der Belastungskurve. Nach der Entlastung bleibt eine permanente Deformation von 1 Millimeter zurück. Die Maximaldeformation an Punkt *B* vor der Entlastung betrug übrigens 12 Millimeter.

Am Belastungspunkt *C* schließlich wird eine bleibende Verformung von 4 Millimeter hervorgerufen. Folglich wird eine bleibende Verformung von 4 Millimeter nach einer Gesamtdeformation von 16 Millimeter verursacht. Kehrt man nun wieder zu der klinischen Fragestellung zurück, so stellt man fest, daß die Folgen der Deformation von 16 Millimeter wesentlich schwerwiegender sind, als dies die bleibene Deformation von 4 Millimeter erkennen läßt. Während eine Deformation des Nagels von bis zu 8 Millimeter unbedenklich ist und nicht zu einer permanenten Deformation führt, bewirkt eine Deformation von 12 Millimeter eine (kaum erkennbare) bleibende Deformation von 1 Millimeter, und eine Deformation von 16 Millimeter hat eine (gut erkennbare) permanente Deformation von 4 Millimeter zur Folge. Da sich Chirurgen die Deformation orthopädischer Implantate bei physiologischer Belastung nur selten vor Augen führen, haben sie gewöhnlich nur eine minimale Vorstellung von dem Ausmaß der reversiblen Deformationen. Selbst eine geringe permanente Deformation eines Implantats sollte als Hinweis auf eine wesentlich größere Gesamtdeformation aufgefaßt werden.

Eine geeignete Methode zur vergleichenden Bewertung der Funktionsfähigkeit von Osteosyntheseimplantaten ist der Vier-Punkte-Biegeversuch (Abb. 5.**2**). Die Implantate werden über den Punkt der reversiblen Deformation hinaus belastet, und das Biegemoment (im mittleren Abschnitt) wird über der Deformation in einem Diagramm aufgetragen. Die Methodik und Geometrie zur Prüfung orthopädischer Implantate ist von der American Society for Testing and Materials standardisiert worden (5, 6). Die Biegemoment-Deformationskurven von zwei Marknägeln und eines Femurs sind in Abbildung 5.**14** dargestellt. Die Nagelgröße wurde so gewählt, daß die Implantate zur Osteosynthese des Femurs geeignet sind. Die Charakteristiken der drei Strukturen können durch genaue Analyse der Kurven ermittelt werden. Zuerst soll ihre relative Steifigkeit bestimmt werden. Wie bei einem Last-Deformationsversuch ist auch die anfängliche Steigung der Biegemoment-Deformationskurve ein Maßstab für die Steifigkeit des Nagels (siehe Seite 116). Demnach hat der hohle kreisförmige Nagel eine Steifigkeit von 90×10^3 Newtonmeter/Meter, während die Steifigkeit des hohlen Nagels mit Kleeblattprofil 70×10^3 Newtonmeter/Meter beträgt. Der Femur ist mit 100×10^3 Newtonmeter/Meter steifer als die beiden Nägel.

Die Festigkeit des Nagels kann als maximales Biegemoment aufgefaßt werden, mit dem der Nagel beansprucht werden kann, ohne eine permanente Deformation zu erfahren. Um die Festigkeit zu ermitteln, benötigt man den letzten Punkt des geradlinigen Abschnitts der Biegemoment-Deformationskurve. Zur Bestimmung dieses Punktes gibt es allerdings keine praktische Methode. Ein zweckmäßiges, konventionelles Verfahren (6) be-

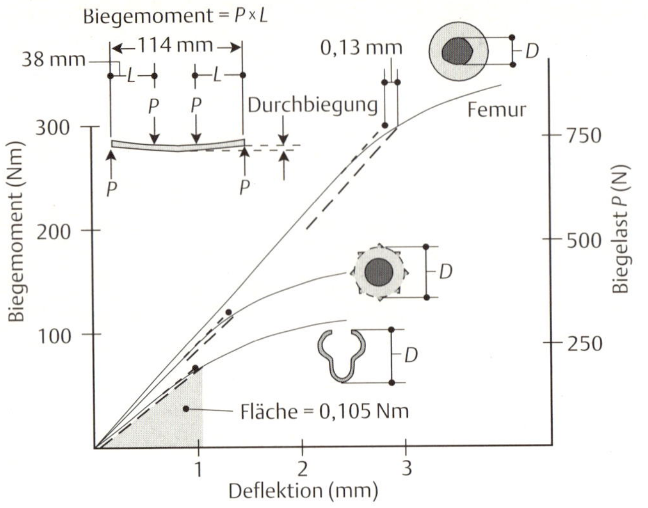

Abb. 5.**14** Die in den Vier-Punkte-Biegeversuchen ermittelte Biegefestigkeit zweier Marknägel und des entsprechenden Femurs wird an der um 0,13 Millimeter versetzten Linie abgelesen (6). Die Energie, die ein Biegeversagen verursacht, ist als Fläche unter der Biegelast-Deformationskurve dargestellt.

steht darin, eine Linie um 0,13 Millimeter versetzt parallel zum geradlinigen Kurvenanteil zu zeichnen (Abb. 5.**14**).

Die Biegefestigkeit des Nagels wird als das Biegemoment aufgefaßt, das durch den Schnittpunkt der versetzten Gerade und der Biegemoment-Deformationskurve definiert wird.

Demnach ist die Biegefestigkeit des hohlen kreisförmigen Nagels (125 Newtonmeter) weniger als halb so hoch wie die des Knochens (300 Newtonmeter), aber etwa 1,7mal so hoch wie die des hohlen Kleeblattnagels (75 Newtonmeter). Aufgrund der symmetrischen Form des kreisförmigen Nagels und des Knochens sind ihre Biegefestigkeit und -steifigkeit in allen Biegerichtungen gleich. Da die Kleeblattform nicht symmetrisch ist, ändern sich ihre Eigenschaften mit der Biegerichtung.

5.2.9 Energieabsorption

Mittels Last-Deformationskurven kann die Energie, die in einem Balken während des Lastspiels gespeichert wird, berechnet werden. Um die Spannenergie in einer Knochenplatte zu ermitteln, wird die Fläche unter der Kraft-Dehnungskurve berechnet (siehe Kapitel 4, Seite 87). Da Arbeit als Produkt aus Kraft und Weg definiert ist, kann die Arbeit, die an den Marknägeln und am Femur verrichtet wird, auf ähnliche Weise berechnet werden. Das Produkt aus Kraft und Weg ist auch in diesem Fall die Fläche unter der Last-Deformationskurve.

Nun sollen die Energiebeträge verglichen werden, die jeweils eine Belastung der 114 Millimeter langen Strukturen bis zur plastischen Deformation induzieren. Da diese Last die Biegefestigkeit der jeweiligen Struktur festlegt, vergleicht man also die Energiebeträge, die ein Biegeversagen verursachen. Für den hohlen kreisförmigen Nagel ist eine Energie von 0,23 Joule (Newtonmeter) erforderlich, also etwas mehr als das Zweifache der Energie von 0,11 Joule, die für den Kleeblattnagel erforderlich ist (Abb. 5.**14**). Für eine plastische Deformation des Knochens dagegen ist eine Energie von 1,18 Joule erforderlich. Im Falle eines Traumas kann selbst ein hohler kreisförmiger Nagel, der den Markkanal vollkommen ausfüllt, nur ein Fünftel der Energie absorbieren, die eine Schädigung des Knochens verursacht.

Im folgenden sollen die Energiebeträge verglichen werden, die bei einem Sturz zur Fraktur des Femurs führen. Zum Zeitpunkt der Femurfraktur ergibt die Fläche unter der Last-Deformationskurve für den gesamten Femur einen Betrag von etwa 15 Joule. Man vergleiche diesen mit dem Betrag von 350 Joule, der mit einem typischen Fall verbunden ist (Kapitel 2, Seite 37). Es ist klar, daß die durch einen Fall hervorgerufene Energie nicht von einem und auch nicht von beiden Oberschenkelknochen absorbiert werden kann, ohne daß es zur Fraktur kommt. Da der Marknagel noch weniger Energie absorbieren kann als der Femur, gewähren diese Osteosyntheseimplantate keinen Schutz bei einem erneuten, nur mittelschweren Trauma.

5.3 Torsionsbelastung

Die dritte häufig vorkommende Belastungsart ist die Torsionsbelastung. Torsionslasten rufen Momente hervor, die im Gegensatz zu Biegemomenten eine Verdrehung von Strukturen, zum Beispiel von Knochen, hervorrufen. Eine typische Torsionsbelastung tritt beim Skifahren auf. Wenn die Spitze des Skis senkrecht zum Ski belastet wird (Abb. 5.**15**), entsteht an der Skibindung ein Moment, das eine Außenrotation der Tibia bewirkt.

Dieses Moment wird als Torsionsmoment oder Drehmoment bezeichnet.

Torsionsmomente können als Momente aufgefaßt werden, die eine Innen- oder Außenrotation von Röhrenknochen hervorrufen.

5.3.1 Verteilung der Momente

Damit sich die Tibia unter der in Abbildung 5.**15** dargestellten Belastung im Gleichgewicht befindet, muß das Moment, das an der Tibia am Kniegelenk angreift, den gleichen Betrag, aber die entgegengesetzte Richtung wie das Moment an der Skibindung haben. Die Analyse eines freien Körpers, der das distale Segment der Tibia (Abb. 5.**16**) umfaßt, zeigt, daß auch das Moment im inneren Tibiaquer-

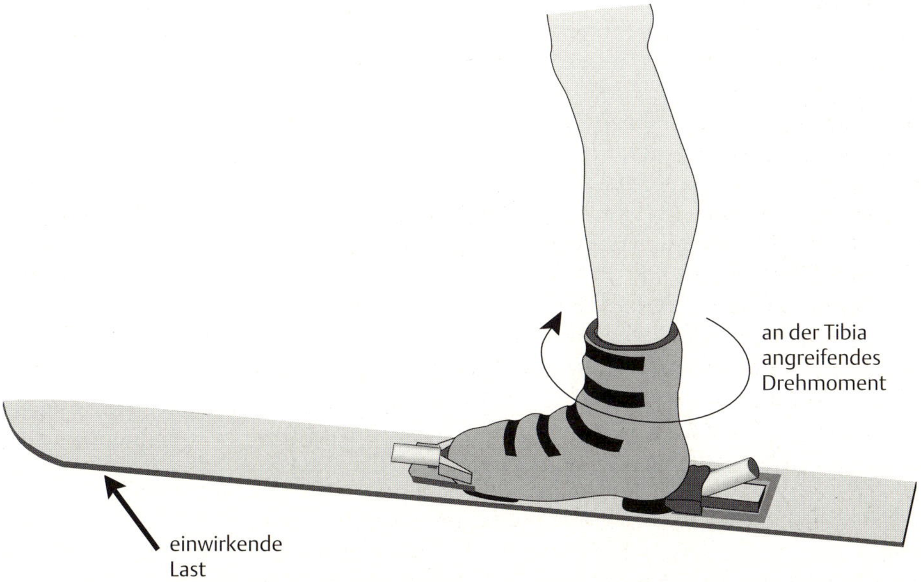

Abb. 5.**15** Eine senkrecht zur Skispitze angreifende Last erzeugt ein Torsionsmoment (Drehmoment), das eine Außenrotation der Tibia bewirkt.

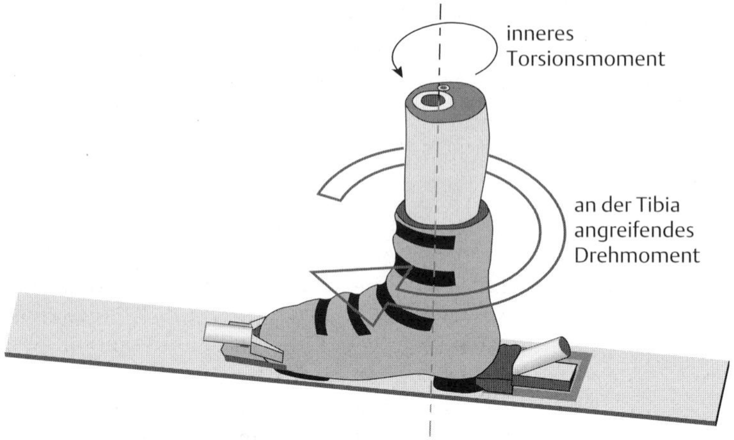

Abb. 5.**16** Wie ein freier Körper der distalen Tibia zeigt, ist das Gleichgewicht erfüllt, wenn ein inneres Drehmoment gleicher Größe, aber in entgegengesetzter Richtung an der oberen Grenze des freien Körpers angreift.

schnitt am proximalen Ende des distalen Segments zur Erfüllung des Gleichgewichts den gleichen Betrag und die entgegengesetzte Richtung wie das äußere Moment haben muß. Dieses innere Torsionsmoment (Drehmoment) greift von der distalen Fläche des proximalen Segments her an.

Ähnlich wie Biegemomente werden diese Momente konventionsgemäß als inneres Drehmoment bezeichnet. Das innere Drehmoment ist über die gesamte Länge der Tibia konstant. Unabhängig davon, welcher Schnitt des Knochens untersucht wird, ist zur Erfüllung der Gleichgewichtsbedingungen das gleiche innere Drehmoment erforderlich. Im Gegensatz dazu sind die inneren Biegemomente, die durch die Querlasten erzeugt werden, in der Regel nicht konstant, außer unter ganz besonderen Umständen, wie etwa in der Mitte des Balkens bei symmetrischer Vier-Punkte-Belastung (Abb. 5.**2**). Bei der Torsionsbelastung von Röhrenknochen ist das innere Drehmoment über die gesamte Länge des Knochens fast stets konstant.

5.3.2 Spannungsverteilung

Welche Spannungsarten im Inneren der Tibia erzeugen das innere Drehmoment? Zur Beantwortung dieser Frage betrachte man einen Stab mit einem kreisförmigen Querschnitt, der auf Torsion beansprucht wird (Abb. 5.**17**). Im inneren kreisförmigen Querschnitt A wirken Schubspannungen, die in den Randschichten am größten sind und zur spannungsfreien Mitte hin linear abnehmen. Bezeichnet man die Schubspannung am äußersten Rand des Querschnitts als τ_{max}, dann ist, analog zum Beispiel, das zur Beschreibung der Biegung verwendet wurde, die Schubspannung an einem beliebigen Punkt r im Querschnitt gleich

$$\tau = \tau_{max} \times \frac{r}{R} \qquad (5.11)$$

wobei R der Außenradius ist.

Die Kraft, die durch die auf der kleinen Fläche Δa wirkenden Schubspannung erzeugt wird, ist gleich

$$F = \tau \times \Delta a$$

Analog zur Beschreibung der Biegelast ist der Betrag des inneren Torsionsmoments (T_{innen}), das von der auf der Fläche Δa wirkenden Kraft erzeugt wird, das Produkt aus der Kraft und dem Hebelarm:

$$T_{innen} = F \times r$$

Zur Bestimmung des gesamten inneren Torsionsmoments werden die von allen Flächenzuwächsen hervorgerufenen Torsionsmoments summiert, womit man folgenden Ausdruck erhält:

$$T_{innen} = \sum(\tau \times \Delta a) \times r$$

Durch Einsetzen des Proportionalitätsausdrucks für die Spannung (Gleichung 5.11) ergibt sich

$$\begin{aligned} T_{innen} &= \sum(\tau_{max} \times \frac{r}{R} \times \Delta a) \times r \\ &= \frac{\tau_{max}}{R} \times \sum(\Delta a \times r^2) \end{aligned} \quad (5.12)$$

Der Term $(\Delta a \times r^2)$ hat eine besondere Bedeutung.

> Die Eigenschaft eines kreisförmigen Querschnitts, die durch Addition der Zuwächse der Querschnittsfläche Δa, jeweils multipliziert mit dem Quadrat ihres Abstands von der Mitte r^2, abgeleitet wird, heißt polares Trägheitsmoment J.

Diese Eigenschaft des Querschnitts ist mit dem Flächenträgheitsmoment I (Gleichung 5.5) vergleichbar; während es jedoch bei I um die Flächenverteilung um eine mittlere Achse (eine Gerade) geht, bezieht sich J auf die Flächenverteilung um einen Mittelpunkt.

5.3.3 Torsionsfestigkeit

Zur Ermittlung des maximal zulässigen Torsionsmoments (T_{zul}), das an einer Struktur angreifen kann, ohne ein Versagen der Struktur zu verursachen, kann Gleichung 5.12 herangezogen werden. Wenn die Spannung im Material die Festigkeitsgrenze (T_{max}) erreicht, bemerkt man, daß

$$T_{zul} = \frac{\tau_{max} \times J}{R}$$

Die Größe J/R ist analog zum Schnittmodul $I/(h/2)$ bei Biegebelastung. Diese Größe ist die Proportionalitätskonstante zwischem dem maximal zulässigen Drehmoment und der maximalen Schubspannung (τ_{max}). Ebenso wie die Biegefestigkeit

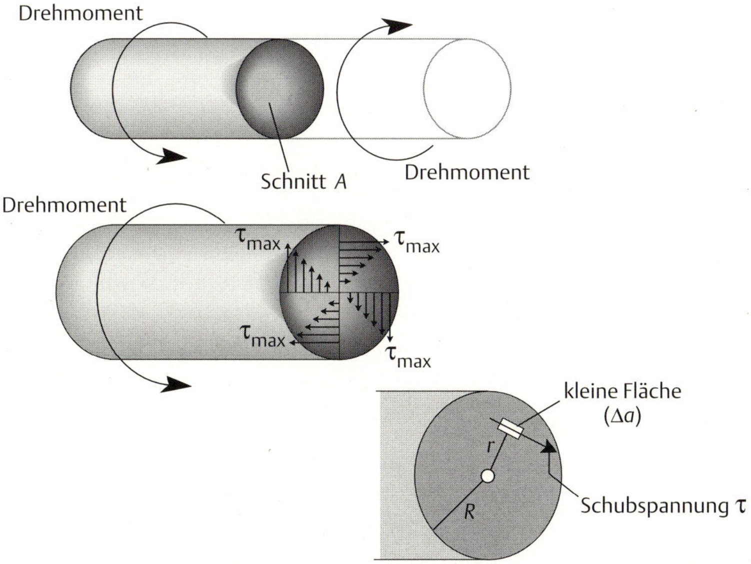

Abb. 5.**17** Ein kreisförmiger Stab mit dem Radius R wird mit einem Torsionsmoment belastet. Wie die Schubspannungsverteilung in Schnitt A zeigt, verhält sich die Spannungshöhe an einem beliebigen Punkt proportional zum Abstand des Punktes von der Stabmitte. Die Schubspannungen erzeugen ein inneres Drehmoment, das den gleichen Betrag wie das äußere Drehmoment hat, aber in entgegengesetzter Richtung wirkt.

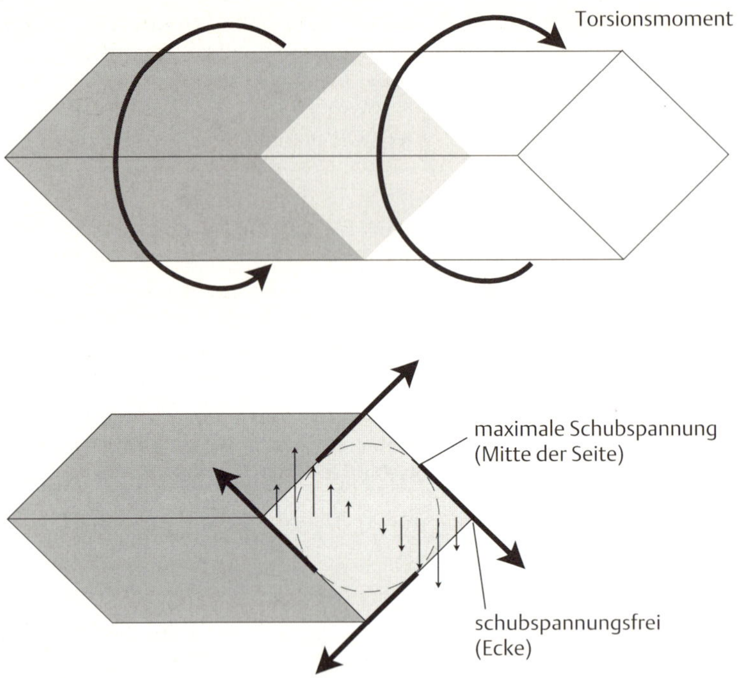

Abb. 5.**18** Ein Stab mit einem quadratischen Querschnitt wird mit einer Torsionslast beansprucht. Die maximale Schubspannung tritt nicht in den Ecken auf, obwohl die Ecken am weitesten vom Mittelpunkt des Stabes entfernt sind. Folglich ist die Spannung von der Mitte des Stabes aus nicht linear verteilt.

hängt die Torsionsfestigkeit von einer Materialeigenschaft und einer Querschnittseigenschaft ab. Die Materialeigenschaft ist die maximal zulässige Schubspannung, und die Querschnittseigenschaft ist der Torsions-„Schnittmodul" J/R. Für einen massiven kreisförmigen Querschnitt gilt

$$\frac{J}{R} = \frac{\pi \times R^3}{2}$$

Folglich ändert sich die Torsionsfestigkeit, ähnlich wie die Biegefestigkeit von kreisförmigen Querschnitten, mit der dritten Potenz des Querschnittsradius R.

Bei der Untersuchung der Biegung wurde festgestellt, daß der Biege-Schnittmodul günstigerweise auf alle Querschnittsformen angewendet werden kann. Leider gilt dies nicht für die Torsionsbelastung. Für nichtkreisförmige Querschnitte kann der Torsions-„Schnittmodul" nicht so leicht berechnet werden, da die Schubspannungen hierbei nicht linear verteilt sind. Im Gegensatz dazu liegt bei Biegebelastung ungeachtet der Querschnittsform immer eine lineare Spannungsverteilung vor. In nichtkreisförmigen Schnitten befindet sich die maximale Schubspannung, τ_{max}, gewöhnlich nicht in dem Teil des Querschnitts, der am weitesten vom Mittelpunkt entfernt ist.

Zur Veranschaulichung der Schubspannungsverteilung betrachte man einen Stab mit einem quadratischen Querschnitt (Abb. 5.**18**). Wird der Stab mit einer Torsionslast beansprucht, so treten die größten Schubspannungen in der Mitte der Quadratseiten auf. Die Ecken des Quadrats sind schubspannungsfrei. Dieser quadratische Querschnitt soll nun mit einem nahezu kreisförmigen Querschnitt (Abb. 5.**19**) verglichen werden, der sich

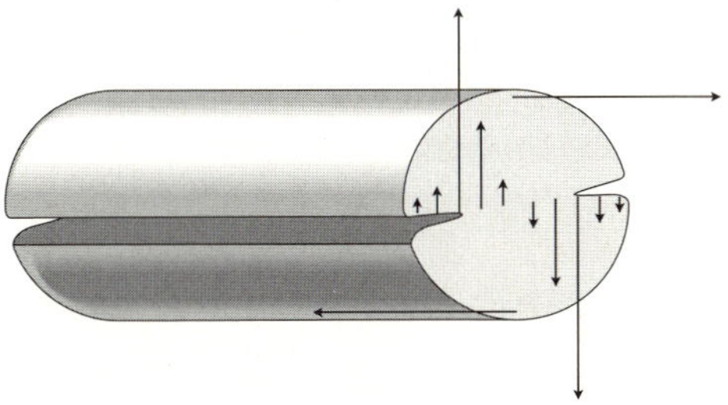

Abb. 5.**19** In einem Querschnitt mit eingerückten Ecken entsteht im Bereich der Ecken eine recht hohe Schubspannung im Vergleich zu einem Querschnitt ohne Ecken.

nur durch seine eingerückten Ecken von einem Kreis unterscheidet. Im Gegensatz zu den Ecken des Quadrats ist die Spannung im Querschnitt in der Nähe der eingerückten Ecken sehr hoch. Da in den äußeren Ecken im allgemeinen eine geringe Schubspannung auftritt, tragen diese wenig zur Torsionsfestigkeit bei, haben jedoch auch keine nachteiligen Auswirkungen. Eingerückte Ecken dagegen erhöhen die Schubspannungen im Bereich ihres am nächsten zur Mitte gelegenen Punktes und verringern die Schubspannung in den benachbarten Randschichten der Querschnitte. Folglich vermindern eingerückte Ecken die Torsionsbelastbarkeit der Schnitte, da sie gewissermaßen wie Spannungskonzentratoren wirken.

Ein weiterer Effekt der Torsionsbelastung tritt bei Stäben mit einer dritten geometrischen Form auf, die gewöhnlich als „offener Schnitt“ bezeichnet wird. Bei dieser Querschnittsform ist eine intuitive Analyse unmöglich. Ihr Torsionsverhalten soll an dem vorher beschriebenen Beispiel eines hohlen kreisförmigen Marknagels mit einem Außendurchmesser von 14 Millimeter und einem Innendurchmesser von 10 Millimeter dargelegt werden (siehe Seite 114). J/R, ein Kennwert für die Torsionsfestigkeit dieses Querschnitts, kann folgendermaßen berechnet werden:

$$\left(\frac{J}{R}\right)_{\text{hohler Stab}} = \left(\frac{J}{R}\right)_{\text{14-mm-Stab}} - \left(\frac{J}{R}\right)_{\text{10-mm-Stab}}$$
$$= \frac{\pi \times (7\text{ mm})^3}{2} - \frac{\pi \times (5\text{ mm})^3}{2}$$
$$= 539\text{ mm}^3 - 196\text{ mm}^3$$
$$= 343\text{ mm}^3$$

Wenn der gleiche Stab aus einer flachen Platte mit einer Breite von 40 Millimeter, einer Dicke von 2 Millimeter und einer adäquaten Länge hergestellt wird, die dann

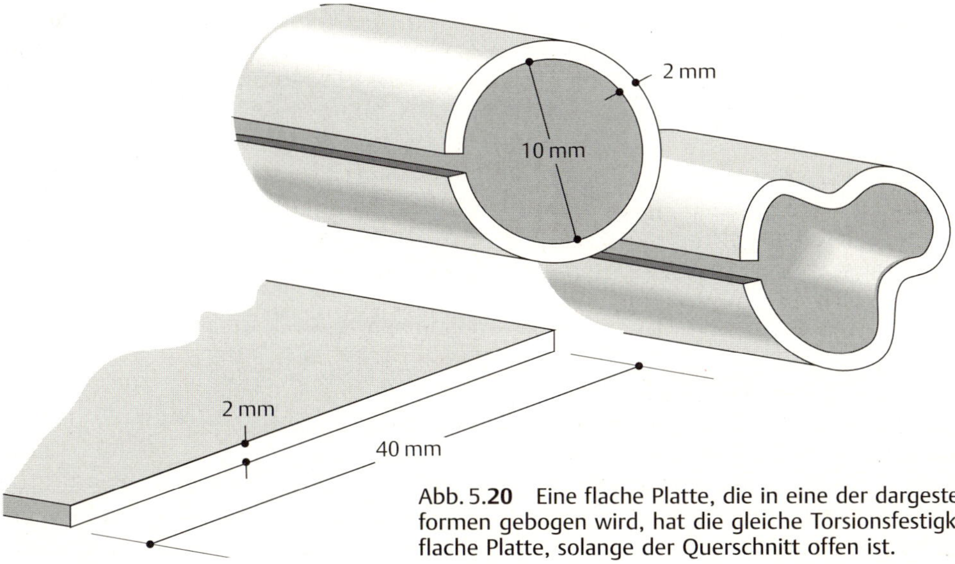

Abb. 5.**20** Eine flache Platte, die in eine der dargestellten Stabformen gebogen wird, hat die gleiche Torsionsfestigkeit wie die flache Platte, solange der Querschnitt offen ist.

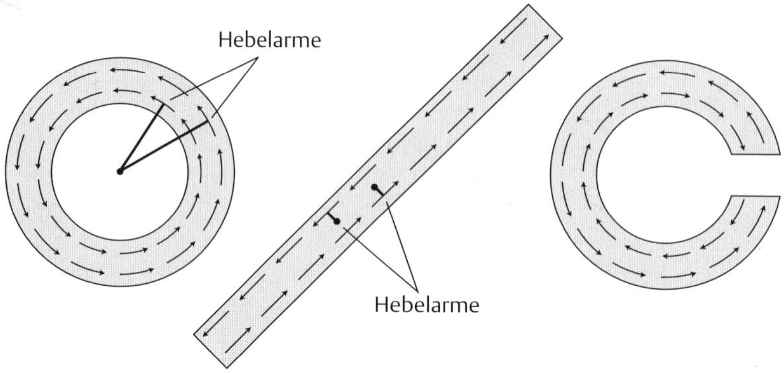

Abb. 5.21 Die Spannungsverteilung in einem hohlen Stab unterscheidet sich von der in einer flachen Platte und in einem offenen Schnitt.

zu einem fast geschlossenen Kreis (Abb. 5.**20**) gebogen wird, hat dieser Stab überraschenderweise nicht die gleiche Torsionsfestigkeit wie der Stab aus dem vorherigen Beispiel. Das so entstandene Rohr hat die gleiche Torsionsfestigkeit wie die flache Platte, es sei denn, die Kanten des Rohres würden zusammengeschweißt. Unabhängig von der Form, in der die Platte gebogen wird (zum Beispiel das Kleeblatt aus Abb. 5.**20**), bleibt die Torsionsfestigkeit des Schnitts unverändert. Das Verhältnis zwischen dem maximalen Drehmoment T_{zul} und der maximalen Schubspannung τ_{max} der flachen Platte ist (analog zu J/R des kreisförmigen Querschnitts)

$$\frac{T_{zul}}{\tau_{max}} = \frac{\text{Basis} \times \text{Höhe}^2}{3} = \frac{40\text{ mm} \times (2\text{ mm})^2}{3} = 53\text{ mm}^3$$

Dieser Festigkeitswert gilt für die flache Platte, den nicht geschlossenen Ring und das Kleeblatt und beträgt nur etwa ein Sechstel des Wertes für den hohlen Marknagel mit einem Durchmesser von 14 Millimeter.

Dieser Sachverhalt läßt sich anhand der Spannungsverteilung bei den drei in Abbildung 5.**21** dargestellten Konfigurationen veranschaulichen. Der geschlossene hohle Zylinder weist eine vergleichbare Schubspannungsverteilung wie der massive Zylinder aus Abbildung 5.**18** auf. Dabei bilden die Vektoren, die das jeweilige Spannungsniveau darstellen, eine geschlossene Schleife; auf jede Fläche wirkt eine Kraft, die einen Hebelarm im Gegenuhrzeigersinn erzeugt, der gleich dem Radius ist. Die Schubspannungen der flachen Platte weisen eine ähnlich symmetrische Verteilung auf. In diesem Fall ist der Hebelarm der durch die Spannungen hervorgerufenen Kräfte vergleichsweise klein. Somit kann ein relativ kleines äußeres Drehmoment relativ hohe Spannungen hervorrufen. Wenn die Platte in die nicht geschlossene zylindrische Form gebogen wird, ändert sich die Verteilung der Schubspannungen nur unwesentlich. Während die Spannungen auf der äußeren Oberfläche nun scheinbar einen größeren Hebelarm relativ zur Mitte des Zylinders haben, vermindern die Schubspannungen in der Nähe der inneren Oberfläche dieses Moment, indem sie ein entgegengerichtetes Moment erzeugen. Die Differenz der Momente, die von den Spannungen in den Außen- und Innenbereichen erzeugt werden, ist praktisch gleich dem Moment, das von den Spannungen in der flachen Platte hervorgerufen wird.

5.3.4 Torsionssteifigkeit

Bei der Behandlung torsionsinstabiler Frakturen der Röhrenknochen durch offene Reposition und Osteosynthese müssen die Osteosyntheseimplantate Torsions- und Biegelasten so übertragen, daß eine Frakturheilung möglich ist. Ebenso wie Biegelasten können Torsionslasten eine relative Bewegung an der Frakturstelle induzieren. Daher müssen die Osteosyntheseimplantate eine ausreichende Torsionssteifigkeit aufweisen, um eine übermäßige Rotation an der Frakturstelle zu verhindern. Die Struktureigenschaften, von denen die Torsionssteifigkeit abhängt, sollen an dem Beispiel aus Abbildung 5.**22** beschrieben werden.

Wie in der Abbildung zu sehen ist, greift die Torsionslast an einem einseitig fixierten kreisförmigen Zylinder an, auf dessen Oberfläche die Ausgangs- und Endkonfiguration einer Geraden dargestellt sind. Wenn man davon ausgeht, daß das eine Ende des Zylinders fixiert ist, stellt man fest, daß das andere Ende gegenüber dem fixierten Ende um den Winkel θ rotiert ist. Außerdem ist die ursprünglich gerade Linie auf der Oberfläche des Zylinders nun zu einer Helix verdreht. Unter Einwirkung der äußeren Torsionslast vergrößert sich der Helixwinkel α proportional zum Drehmoment. Des weiteren ist die Helix über die gesamte Stablänge gleichförmig. Der gleichförmige Helixwinkel läßt darauf schließen, daß jeder Zu-

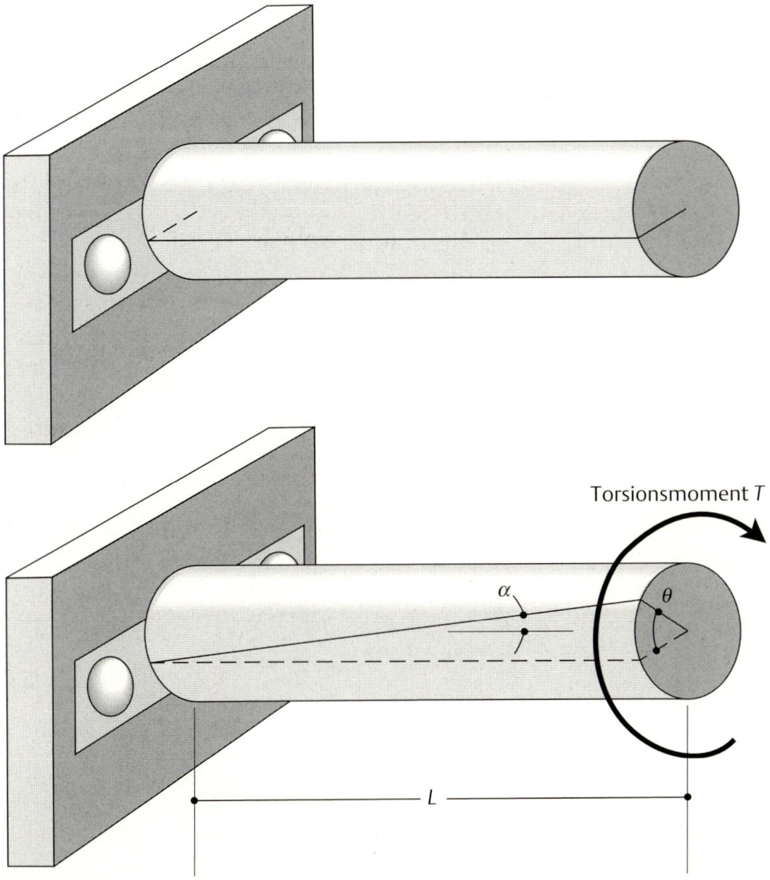

Abb. 5.**22** Ein kreisförmiger Zylinder wird an einem Ende eingespannt und an dem anderen Ende mit einem Torsionsmoment beansprucht. Das Torsionsmoment bewirkt eine Verdrehung des Stabes um einen Betrag, der durch den Torsionswinkel (θ) angegeben wird.

wachs der Stablänge gleich viel zur Gesamttorsion beiträgt. Zudem ist der Gesamttorsionswinkel θ proportional zum Betrag des einwirkenden Drehmoments und zur Länge des Stabes. Dies wird deutlich, wenn man das Experiment mit Stäben unterschiedlicher Länge, aber gleichen Querschnitts wiederholt. Daraus kann man schließen, daß der Torsionswinkel proportional zum Produkt aus dem angreifenden Drehmoment und der Stablänge ist:

$$\theta \propto T \times L$$

Bei der Beschreibung des Verhaltens von Balken erwies es sich als zweckmäßig, die Biegesteifigkeit zu definieren (siehe Seite 116).

Torsionssteifigkeit wird definiert als das Drehmoment, das erforderlich ist, um eine Torsion von einer Winkeleinheit (einem Radiant) zu bewirken.

Wie bei der Biegung von Balken wird die Proportionalitätskonstante zwischen dem Drehmoment und dem Torsionswinkel von zwei Faktoren bestimmt: einer Materialeigenschaft und einer Eigenschaft des Strukturquerschnitts. Die Materialeigenschaft, die die Proportionalität zwischen Drehmoment und Torsionswinkel bestimmt, ist der Schubmodul (G). Der Schubmodul von 316LVM-Edelstahl beträgt 69 Gigapascal, und der von Kortikalisgewebe 3,3 Gigapascal (Kapitel 4, Seite 84). Wenn zwei Zylinder, von denen einer aus Knochen und einer aus Stahl besteht, die gleiche Größe und Form haben, erfährt der Zylinder aus Knochen die 21fache Torsionsdeformation des Stahlzylinders. Folglich ist der Stahlzylinder 21mal steifer als der Knochenzylinder.

Die Querschnittseigenschaft, die die Torsionssteifigkeit bestimmt, ist bei kreisförmigen Zylindern das polare Trägheitsmoment (J). Bei anderen Formen ist die Proportionalitätskonstante nicht genau J, sondern eine damit verwandte Eigenschaft. Die Berechnung dieser Eigenschaft hängt davon ab, ob der Querschnitt nach außen oder nach innen gewandte Ecken hat und ob es sich um einen offenen oder geschlossenen Schnitt handelt. Bei Schnitten mit äußeren Ecken (Abb. 5.**18**) trägt das Material in den Ecken nur wenig zur Torsionssteifigkeit bei. Offene Schnitte (Abb. 5.**20**) haben praktisch die gleiche Torsionssteifigkeit wie eine flache Platte gleicher Dicke und Querschnittsfläche.

Auch wenn die Proportionalitätskonstante zwischen Drehmoment und Torsion nicht einheitlich für alle Querschnitte kategorisiert werden kann, gelten dennoch einige allgemeine Regeln. Das polare Trägheitsmoment eines kreisförmigen Querschnitts kann folgendermaßen berechnet werden:

$$J = \frac{\pi \times R^4}{2}$$

Diese Eigenschaft enthält eine formabhängige Größe (Radius), die auf die vierte Potenz erhöht ist. Das polare Trägheitsmoment einer flachen Platte dagegen wird folgendermaßen berechnet:

$$J_{\text{Platte}} \propto \frac{\text{Basis} \times \text{Höhe}^3}{6}$$

Auch dieser Ausdruck enthält eine Kombination charakteristischer Größen, die auf die vierte Potenz erhöht sind. Das gleiche gilt für alle vergleichbaren Formen (zum Beispiel Quadrate). Um die Torsionssteifigkeit ähnlicher Formen zu vergleichen, bestimmt man die charakteristischen Größen, eventuell durch Konsultation von Nachschlagewerken (7), und vergleicht die Verhältnisse der vierten Potenzen dieser Größen. Im allgemeinen gilt, genauso wie bei Biegebelastung, daß die Steifigkeit durch Verdopplung der Querschnittsgröße der auf Torsion belasteten Struktur um einen Faktor von 2^4 gesteigert wird. Im Vergleich dazu nimmt die Torsionsfestigkeit um den Faktor 2^3 zu.

5.3.5 Drehmoment-Torsions-Verhalten

Die Torsionsbelastungscharakteristika einer Struktur können von einer Drehmoment-Torsionskurve abgeleitet werden, indem man eine vergleichbare Analyse wie bei der Biegebelastung von Balken durchführt. Die Drehmoment-Torsionskurve einer Tibia weist gewöhnlich einen in etwa geradlinigen Bereich bei der anfänglichen Belastung auf. Die Steigung im geradlinigen Bereich (Δ Drehmoment/Δ Winkel) entspricht der Torsionssteifigkeit der Struktur. Wie bei der Biegebelastung kann auch hier die Bruchfestigkeit des Knochens sowie die maximale Torsion am Bruchpunkt bestimmt werden.

Es sei besonders auf die Fläche unter der Kurve hingewiesen, die proportional zum Produkt aus dem maximalen Drehmoment und der maximalen Torsion ist. Diese Größe stellt den Betrag der Energie dar, die durch das äußere Torsionsmoment im Knochen bei der Verdrehung des Knochens um den Torsionswinkel gespeichert wird. Im Falle der Tibia ist diese Fläche gleich 11 Joule. Wie bei Betrachtung von Abbildung 5.**15** deutlich wird, besitzt der Skifahrer sowohl kinetische Energie (aufgrund seiner Geschwindigkeit) als auch potentielle Energie (aufgrund der Höhe seines Körperschwerpunktes über dem Boden). Wenn der Skifahrer eine Masse von 80 Kilogramm und eine Geschwindigkeit von 20 Kilometer pro Stunde (5,6 Meter pro Sekunde) hat, beträgt seine kinetische Energie (nach Gleichung 2.3)

$$\text{kinetische Energie} = \tfrac{1}{2} \times 80\ \text{kg}\ (5{,}6\ \text{m/s})^2 = 1254\ \text{J}$$

Wenn der Schwerpunkt des Skifahrers 1 Meter über dem Boden liegt, beträgt seine potentielle Energie (nach Gleichung 2.2)

$$\text{potentielle Energie} = 785\ \text{N} \times 1\ \text{m} = 785\ \text{J}$$

Vergleicht man die Energie, die die Tibia am Frakturpunkt absorbieren kann, mit der verfügbaren kinetischen und potentiellen Energie im Körper des Skifahrers, stellt man wieder einmal fest, daß der Knochen nur einen unbedeutenden Anteil der Energie absorbieren kann, die gewöhnlich bei traumatischen Ereignissen frei wird.

Literatur

1. Noyes, F. R., Butler, D. L., Grood, E. S., Zernicke, R. F., Hefzy, M. S.: Biomechanical analysis of human ligament grafts used in knee-ligament repairs and reconstructions. J Bone Joint Surg 66A (1984) 344–352.
2. Rybicki, E. F., Simonen, F. A., Mills, E. J., Hassler, C. R., Scoles, P., Milne, D., Weis, E. B.: Mathematical and experimental studies on the mechanics of plated transverse fractures. J Biomech 7 (1974) 377–384.
3. Carter, D. R., Vasu, R.: Plate and bone stresses for single- and double-plated femoral fractures. J Biomech 14 (1981) 55–65.
4. Frankel, V. H.: The femoral neck: An experimental study of function, fracture mechanism and internal fixation. Almquist and Wiksells, Uppsala 1960 (S. 74).
5. American Society for Testing and Materials: Standard test method for static bending properties of metallic bone plates (F382–86). In Annual book of ASTM standards, section 13. ASTM, Easton, Maryland 1990 (S. 74–77).
6. American Society for Testing and Materials: Standard practice for static bend and torsion testing of intramedullary rods (F383–73). In Annual book of ASTM standards, section 13. ASTM, Easton, Maryland 1990 (S. 78–79).
7. Roark, R. J., Young, W. C.: Formulas for stress and strain, 5th ed., McGraw-Hill, New York 1975 (S. 290–296).

6. Mechanisches Verhalten des Knochens

6.1 Mechanisches Verhalten von Knochengewebe

Da das Skelett die grundlegende Struktur des menschlichen Fortbewegungssystems ist, gehört das mechanische Verhalten dieses Systems zu den fundamentalen Aspekten der orthopädischen Chirurgie und der verwandten Disziplinen. Wie in Kapitel 5 dargelegt wurde, hängt das mechanische Verhalten einer Struktur zum einen von ihrer Größe und Form und zum anderen von ihren mechanischen Materialeigenschaften ab. Das Wissen über die Eigenschaften von Knochengewebe bildet die Grundlage für das Verständnis des Verhaltens ganzer Knochen. In Kapitel 4 wurden das mechanische Verhalten bei Zugbelastung und der Elastizitätsmodul (Tabelle 4.**1**) sowie die Fließ- und Festigkeitsgrenze (Tabelle 4.**2**) von Knochengewebe beschrieben. Darüber hinaus wurde die Viskoelastizität von Knochengewebe (Seite 91) dargelegt und gezeigt, daß seine mechanische Reaktion von der Belastungsgeschwindigkeit abhängt. Außerdem wurde die Anisotropie von Knochengewebe (Seite 88) beschrieben und gezeigt, daß die mechanischen Eigenschaften des Gewebes von der Belastungsrichtung abhängen. In diesem Kapitel nun sollen die Ausführungen zum Knochengewebe durch Erläuterung der Versagens- und Heilungsmechanismen vervollständigt werden.

6.1.1 Dichteabhängigkeit

Das Knochengewebe kommt im Skelett in zahlreichen mikrostrukturellen Formen vor. In der Kindheit besteht die Kortikalis aus lamellären und Haversschen Strukturen. All diese Formen des Knochengewebes weisen eine unterschiedliche Dichte auf. Diese Dichtevariation geht fast immer mit einer unterschiedlichen Porosität auf mikroskopischer Ebene, zum Beispiel in der Diaphyse von Röhrenknochen, oder auf makroskopischer Ebene, zum Beispiel in der Spongiosa der Epiphyse, einher. Im allgemeinen bezeichnet man Knochengewebe mit einer Dichte über etwa 1,5 Gramm pro Kubikzentimeter als *Kortikalis* und mit einer Dichte unter etwa 1 Gramm pro Kubikzentimeter als *Spongiosa*. Häufig basiert die Unterscheidung weniger auf der Dichte, sondern vielmehr auf der Knochenlage, was aber insbesondere in jenen Regionen, in denen sehr dünne knöcherne Endplatten vorkommen, recht irreführend sein kann.

Bei der Untersuchung des Verhaltens von Knochengewebe bei Druckbelastung stellt man fest, daß die mechanischen Eigenschaften sowie der Versagensmodus von der Dichte abhängen. Demnach besteht

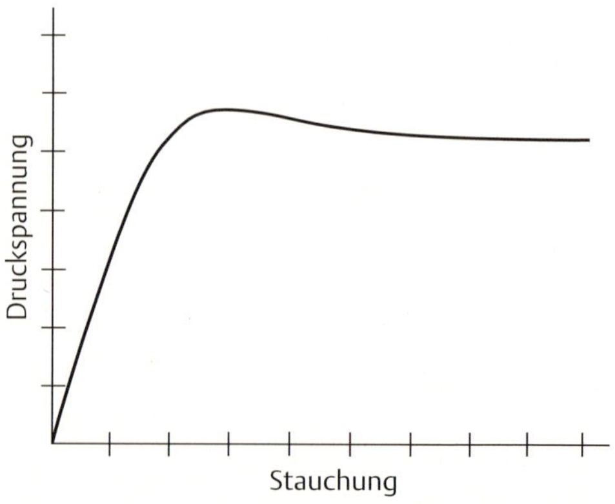

Abb. 6.1 Die Druck-Stauchkurve von menschlichem Kortikalisgewebe hat einen anfänglichen linearen, elastischen Bereich, dem sich ein nichtlinearer, plastischer Bereich anschließt. Die Prüfung von Spongiosagewebe ergibt eine vergleichbare Kurve.

eine Beziehung, mit der das Verhalten von Knochengewebe bei Druckbelastung als Funktion der Dichte ausgedrückt werden kann. Als erstes Beispiel soll eine Kortikalisprobe aus der mittleren Diaphyse eines menschlichen Femurs von einer Person im vierten Lebensjahrzehnt betrachtet werden. Das Verhalten dieses Kortikalissegments bei Druckbeanspruchung ist gewöhnlich vorhersehbar und wiederholbar. Die Spannungs-Dehnungskurve (Abb. **6.1**) weist zwei Bereiche auf. Der erste ist im wesentlichen ein linearer, reversibler und daher elastischer Bereich, während der zweite nichtlinear, irreversibel und daher plastisch ist. Wie in Kapitel 4 dargelegt wurde (Seite 95), kann die Dauerbeanspruchung innerhalb des elastischen Bereichs zum Ermüdungsbruch führen. Aber für einmalige Belastungssituationen ist die Höchstlast, die das Knochenstück aushält, ein gutes Kennzeichen für die Druckfestigkeit.

Wird ein Spongiosasegment, etwa aus dem Tibiaplateau, mit einer vergleichbaren axialen Druckbelastung beansprucht, erhält man eine ähnliche Spannungs-Dehnungskurve wie die aus Abbildung **6.1.** Wie der Kortikalisprüfkörper verhält sich auch der Spongiosaprüfkörper bei Be- und Entlastung innerhalb des geradlinigen Anfangsbereichs elastisch. Bei der Spongiosa korrelieren der Elastizitätsmodul und die Festigkeitsgrenze nachweislich mit der Dichte (*p*, gewöhnlich in Gramm/Kubikzentimeter angegeben) der Spongiosaprobe (1). Überhaupt korreliert der Elastizitätsmodul (*E*) des Knochengewebes im allgemeinen stark mit der drit-

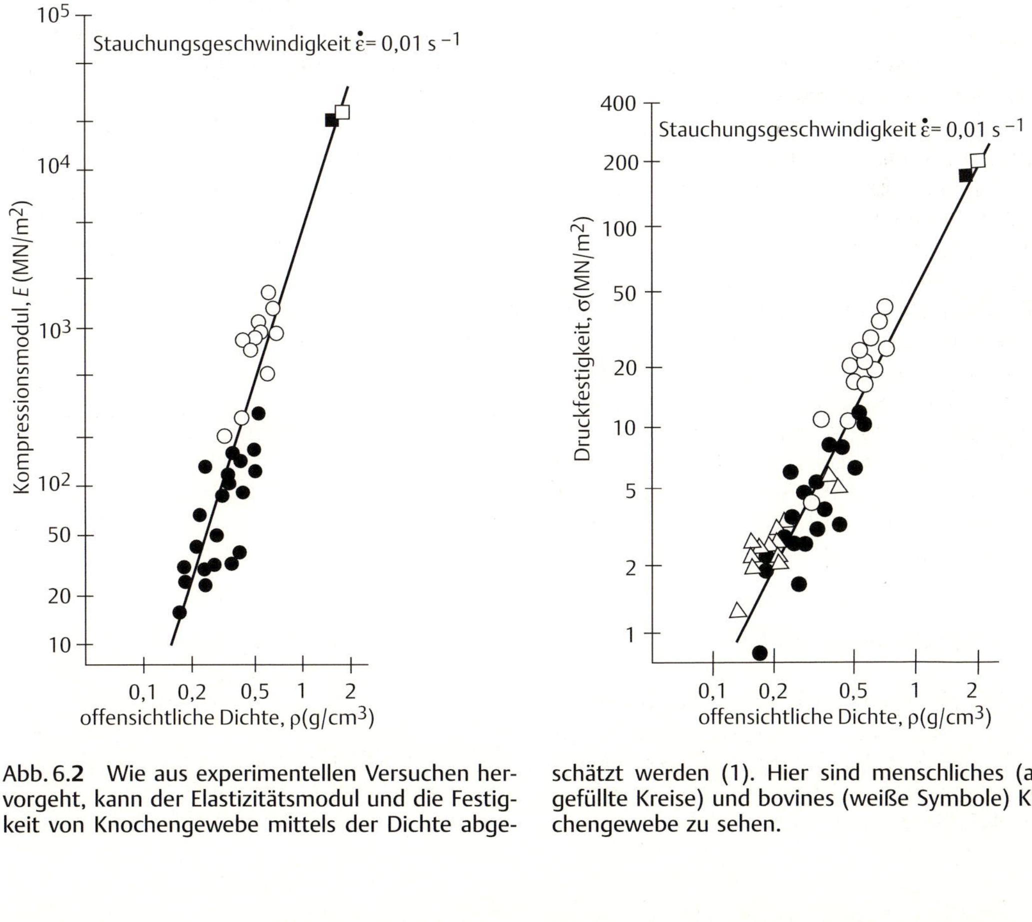

Abb. 6.2 Wie aus experimentellen Versuchen hervorgeht, kann der Elastizitätsmodul und die Festigkeit von Knochengewebe mittels der Dichte abgeschätzt werden (1). Hier sind menschliches (ausgefüllte Kreise) und bovines (weiße Symbole) Knochengewebe zu sehen.

ten Potenz der Dichte, während die Festigkeitsgrenze (σ_{max}) in hohem Maße mit dem Quadrat der Dichte korreliert (Abb. 6.2):

$$E \propto \rho^3$$

$$\sigma_{max} \propto \rho^2$$

Ähnliche Korrelationen wurden zwischen dem Elastizitätsmodul und dem Mineralisationsgrad (Mineralmenge pro Gewichtseinheit) sowie zwischen diesen Eigenschaften und dem Gesamtmineralgehalt (Mineralmenge pro Volumeneinheit) des Knochengewebes festgestellt (2).

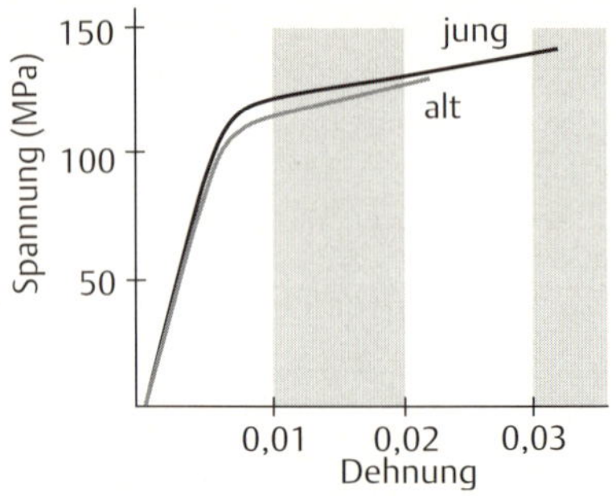

Abb. 6.4 Wie die Knochenprobe aus dem mittleren Femurschaft zeigt, sind die Eigenschaften altersabhängig. Elastizitätsmodul und Streckgrenze nehmen mit zunehmendem Alter ab (3).

6.1.2 Altersabhängigkeit

Die Veränderungen der mechanischen Eigenschaften von Knochengewebe korrelieren mit dem Alter des Spenders (3). Das Knochengewebe von noch nicht ausgewachsenen Tieren und Menschen weist einen niedrigeren Elastizitätsmodul, eine geringere Zugfestigkeit und eine stärkere Gesamtverlängerung bei Versagen auf als Gewebe reiferer Knochen (Abb. 6.3). Bei menschlichem Knochen erhöht sich der Elastizitätsmodul und die Streckgrenze mit zunehmendem Alter etwa bis zur dritten Lebensdekade. Die Verlängerung bei Versagen nimmt jedoch im Laufe des Lebens ab. Vergleicht man durchschnittliche Last-Deformationskurven für Femurknochen der mittleren Diaphyse von unterschiedlich alten Spendern, so stellt man fest, daß sich die meisten mechanischen Eigenschaften mit dem Alter verschlechtern (Abb. 6.4). Mit der Verschlechterung der mechanischen Eigenschaften geht ein Anstieg der Porosität des Knochengewebes einher, ein Vorgang, der mit dem Alter positiv korreliert. Eine Eigenschaft, die während des Lebens relativ konstant bleibt, ist die Verlängerung des Knochens bei Erreichen der Streckgrenze.

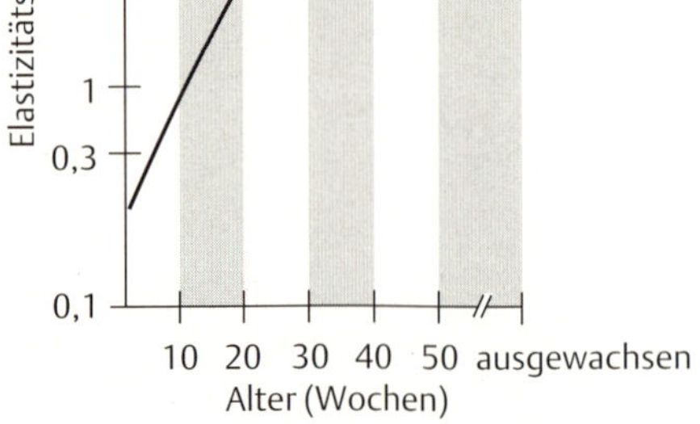

Abb. 6.3 Der Elastizitätsmodul von Hundeknochen verändert sich deutlich während der Reifung. Der menschliche Knochen erfährt eine vergleichbare Veränderung (4).

6.1.3 Lageabhängigkeit

Die Eigenschaften des Knochengewebes hängen, was vielleicht etwas überraschen mag, auch von der anatomischen Lage des Knochens ab. Proben mit ungefähr gleich hoher Dichte, die aus dem Femur eines bestimmten Spenders stammen, haben vollkommen andere mechanische Eigenschaften als Proben aus der Tibia derselben Person (Tabelle 6.1). Auch ist ein Unterschied der mechanischen Eigenschaften je nach Umfang der Tibia oder des Femurs nachweisbar. Je nach Fragestellung ist dieser

Unterschied von Bedeutung bei der Aufstellung analytischer Modelle zur Untersuchung des Verhaltens von Knochenstrukturen.

6.1.4 Artenabhängigkeit

Wenn bei der Erforschung des Bewegungsapparats Tiermodelle eingesetzt werden, müssen die Unterschiede in den mechanischen Eigenschaften des Knochengewebes beachtet werden. Diese Eigenschaften wurden bei mehreren Arten untersucht (2); einige davon sind in Tabelle 6.**2** zusammengestellt. Wie man bei Vergleich dieser Daten feststellt, übersteigen die Werte für die mechanischen Eigenschaften der meisten Arten die des menschlichen Knochens. Bei allen Arten jedoch korreliert die Festigkeitsgrenze des Kortikalisgewebes nachweislich positiv mit dem Mineralgehalt des Knochens (2).

Tab. 6.**1** Auswirkungen der Lage (3) auf die mechanischen Eigenschaften von Kortikalisgewebe bei Zugbelastung (sechste Lebensdekade)

	Streckgrenze (MPa)	Zugfestigkeit (MPa)	Elastizitätsmodul (GPa)
Femur	111 ± 12	129 ± 6	17 ± 2
Tibia	124 ± 8	147 ± 9	20 ± 2

Tab. 6.**2** Artabhängigkeit der elastischen Eigenschaften von Kortikalisgewebe (2)

Spezies/Gewebe	**Elastizitätsmodul (GPa)**
menschlicher Femur	18
Femur des Rindes	23
Femur des Schafes	22
Femur der Schildkröte	10
Humerus des Pinguins	22
Geweih des Hirsches	7
Blase des Wals	31

6.1.5 Versagensmechanismen des Knochengewebes

Die Frakturbehandlung richtet sich zum Teil nach dem Verletzungsmechanismus. Gewöhnlich kann die Frakturart eines Knochens durch Untersuchung des Knochengewebes ermittelt werden. Bei einfachem Überlastungsversagen weist der Knochen je nach Zug-, Druck- oder Schubbelastung bestimmte Charakteristika auf.

Bei Versagen durch Zugbelastung entsteht im Knochengewebe ein Riß senkrecht zur Belastungsrichtung. Der Rißbereich weist im allgemeinen keine besonderen Merkmale auf; die Rißlage innerhalb der Mikrostruktur jedoch hängt von der Ausrichtung der Last in Bezug zur Ausrichtung der Osteonen ab. Bei Belastung in Längsrichtung verlaufen die Frakturflächen quer zu den Osteonen. Querlasten verursachen Bruchflächen, welche die Osteonen bei langsamer Belastungsgeschwindigkeit umschreiben (Abb. 6.**5**) und sie bei schneller Belastungsgeschwindigkeit durchqueren.

Wie ein Zugversuch mit einer Knochenprobe zeigt, kommt es zur Schädigung des Knochengewebes, wenn zwar die Streckgrenze überstiegen, die Bruchgrenze aber noch nicht erreicht ist. Über die Art der Gewebeschädigung im plastischen Bereich, also nach Überschreiten der Streckgrenze, ist wenig bekannt. Das Fließen führt zu Porosität auf mikroskopischer Ebene, die als Änderung des Lichtreflexionsvermögens und der Lichtdurchlässigkeit beobachtet werden kann. Daher ist die Entstehung von Mikroporen nur indirekt nachweisbar.

Die Drucküberlastung zeigt einen vollkommen anderen Versagensmechanismus. Wenn das Knochengewebe die Fließgrenze (Quetschgrenze) bei Druckbelastung erreicht, bilden sich mikroskopisch kleine Risse in und um den Osteonen, die im Winkel von 45 Grad zur Belastungs-

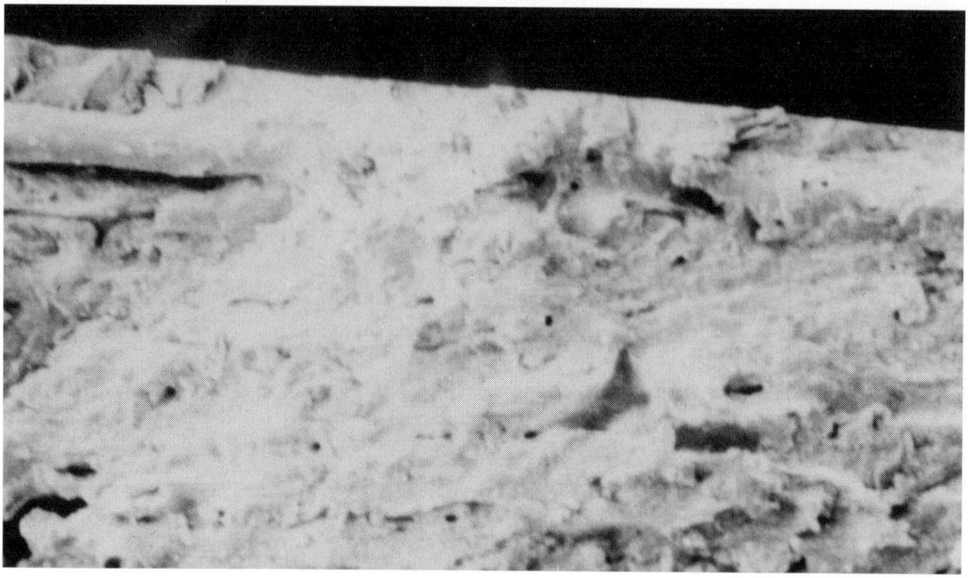

Abb. 6.**5** Die Frakturfläche hat das Osteon an der Ecke links oben des auf Zug beanspruchten Prüfkörpers vollkommen isoliert.

achse ausgerichtet sind. Die Anzahl dieser Risse nimmt mit steigender Belastung zu. Erreicht die Last einen kritischen Wert, so brechen die kleinen Knochenbälkchen zwischen den Rissen zusammen, womit ein größerer, unregelmäßigerer Riß sichtbar wird. Dieser makroskopisch sichtbare Riß ist auch im Winkel von etwa 45 Grad zur Belastungsachse ausgerichtet. Mit fortgesetzter Belastung steigt die Anzahl der Risse, bis es schließlich zum Gleiten der beiden Knochenfragmente im Bereich des größten Risses kommt (Abb. 4.**17**). In Anbetracht der Tatsache, daß die höchsten Schubspannungen in den Ebenen unter 45 Grad zur Zug- oder Druckrichtung auftreten (siehe Kapitel 4, Seite 80), kann die Bildung mikroskopisch sichtbarer Risse auf Schubspannungen zurückgeführt werden. Auf den Oberflächen zwischen den Schichten der osteonalen Struktur kommt es infolge großer Schubspannungen zu Scherrissen. Folglich ist das Versagen des Knochens bei Druckbelastung auf Abscherung um und in den Osteonen zurückzuführen.

Bei Torsionsbelastung des Knochens werden Schubspannungen in den Längs- und Querebenen induziert. Damit wird ein komplexer Versagensmechanismus ausgelöst, wobei sich ein erster Riß auf einer Längsschnittfläche bildet. Da der Prüfkörper einen quadratischen Querschnitt hat, tritt die höchste Schubspannung in der Mitte der Seite auf (Abb. 5.**18**). Dieser Riß vergrößert sich auf bis zu etwa 1 oder 2 Millimeter, ändert dann seine Richtung zu etwa 45 Grad zur Längsachse und windet sich spiralförmig um den Knochen, bis seine Enden schließlich durch einen wesentlich längeren Längsriß miteinander verbunden werden (Abb. 6.**6**). Während der Anriß auf der Ebene der höchsten Schubbelastung entsteht, setzt sich der spiralförmige Riß auf der Ebene der höchsten Zugspannung fort. Der Längsriß, der die Spirale vervollständigt, entsteht durch Biegung – ähnlich wie ein Einreißen des Buchdeckels beim Aufschlagen eines Buches.

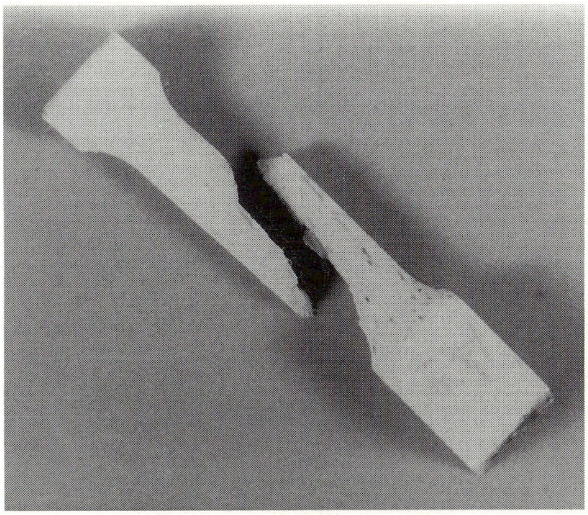

Abb. 6.**6** Die Torsionsbelastung einer Knochenprobe induziert in der Mitte der quadratischen Querschnittseite einen Scherriß in Längsrichtung. Dieser Riß verläuft dann spiralförmig um die Probe.

6.2 Mechanisches Verhalten der gesamten Knochenstruktur

6.2.1 Biegung

Bei Biegebelastung des Röhrenknochens einer Extremität sind die Druck- und Zugspannungen wegen der relativen Symmetrie des Knochens ungefähr gleich hoch. Da die Fließ- und Bruchgrenze des Knochengewebes unter Zugbelastung wesentlich niedriger sind als unter Druckbelastung, beginnt das Versagen aufgrund des symmetrischen Querschnitts im Bereich der höchsten Zugspannung.

Nach Erreichen der Streckgrenze kann das Knochengewebe weiterhin zusätzliche Spannungen aushalten. Auf eine Erhöhung der Biegelast reagiert das Gewebe mit einer leichten Spannungssteigerung, jedoch mit einer wesentlich stärkeren Dehnung. Dadurch nimmt mit jedem Zuwachs der Biegemomenterhöhung die Spannung im Knochengewebe des übrigen Querschnitts stärker zu (5). Die Last-Deformationskurve des Knochens weist daher einen nichtlinearen Bereich auf, in dem die Steigung (die Biegesteifigkeit) allmählich abnimmt (Abb. 6.**7**).

Die Ruptur des Knochengewebes unter Zugspannung erfolgt erst, wenn das Gewebe sich so stark verlängert hat, daß es seine ultimative Zugfestigkeit erreicht. Wie die allgemeinen Größenordnungen der Last-Deformationkurve für den Knochen erkennen lassen, erstreckt sich der geradlinige Abschnitt (elastisches Verhalten) etwa bis zur Hälfte der Bruchlast des gesamten Knochens. Daher nimmt der Knochen über die Fließgrenze des Knochengewebes auch weiterhin die zunehmende Biegelast auf. Während sich die Last von der Fließgrenze bis zum Bruchpunkt etwa verdoppelt, kann sich die Fläche unter der Last-Deformationskurve (welche die absorbierte Energie darstellt) mehr als verdreifachen. Folglich lassen sich nicht alle Skeletttraumata als vollkommen reversible Knochendeformationen oder als Knochenfrakturen klassifizieren, da einige Traumata zu einer permanenten Formänderung des Knochens führen (Abb. 6.**8**).

Da die Verformungsfähigkeit des Knochengewebes einen wichtigen Einfluß auf die Kontrolle der Knochenfestigkeit hat,

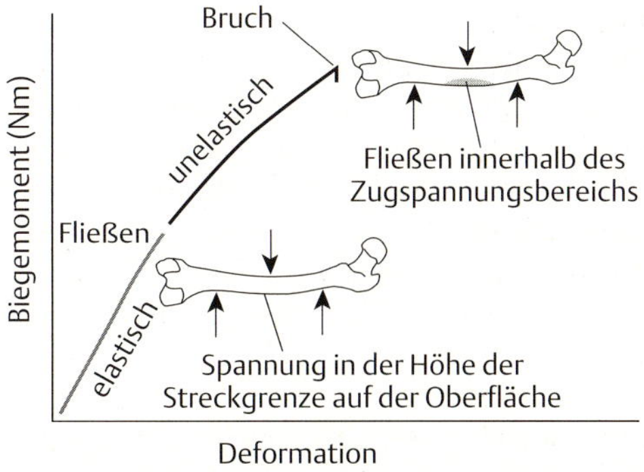

Abb. 6.**7** Die Kurve, in der die Last (Biegemoment) über der Deformation für einen auf Biegung beanspruchten kompletten Femur aufgetragen ist, ist nicht linear. Die Biegesteifigkeit (Steigung der Kurve) nimmt ab, wenn die Deformation nach Überschreiten der Fließgrenze zunimmt.

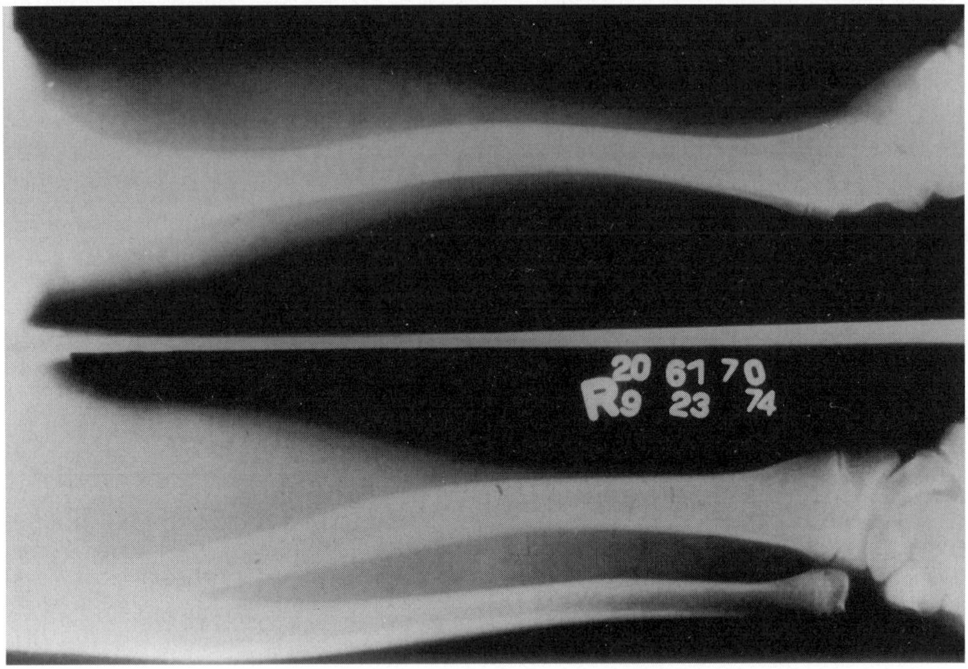

Abb. 6.**8** Die Verbiegung des Unterarms wurde während eines American Football-Spiels verursacht.

könnte man erwarten, daß der Duktilitätsverlust, der mit dem Alterungsprozeß eintritt, mit schwerwiegenden Konsequenzen verbunden ist. Da sich jedoch gleichzeitig die Knochengeometrie ändert, wird dieser Effekt etwas abgeschwächt. Mit zunehmendem Alter wird Knochengewebe von der endostalen Oberfläche der Kortikalis resorbiert, während sich Knochengewebe auf dem Periost ablagert. Folglich führt der Alterungsprozeß zu dünneren Knochen mit größerem Durchmesser. Durch Vergrößerung des Durchmessers wird die Biegefestigkeit mit der dritten Potenz des Durchmessers (oder des Radius; siehe Kapitel 5, Seite 114) erhöht. Dieser festigkeitserhöhende Effekt der Knochenumverteilung im Querschnitt gleicht die schwächende Wirkung der niedrigeren Knochenduktilität teilweise aus.

Wird die Bruchfestigkeit des Gewebes auf der gegenüberliegenden Seite vom Angriffspunkt des Biegemoments überschritten, so bildet sich ein Querriß (Abb. 6.**9**). Der Riß verlängert sich und beginnt den Knochen zu umschreiben. Je nach Geschwindigkeit der Biegelast entsteht nur ein Riß, oder es kommt zur Gabelung des Risses. Je rascher die Last angreift, desto eher gabelt sich der Riß und desto größer ist die Anzahl der resultierenden Knochenfragmente. Eine Methode, mit der der Knochen die große Energieeinwirkung unter rascher Belastung absorbiert, ist die Schaffung zusätzlicher freier Knochenoberflächen durch Bildung zahlreicher Risse. Die Anzahl der Fragmente (der Zersplitterungsgrad) hängt daher direkt mit der Geschwindigkeit des Aufpralls zusammen.

Der Biegebruch setzt immer mit einem einzelnen Querriß auf der Zugspannungsseite des Knochens ein. Bei langsamer Gewalteinwirkung breitet sich der Riß gewöhnlich über ein Drittel bis zur Hälfte des Knochenumfangs aus und verläuft dann in einem nicht vorhersehbaren Winkel schräg zur Achse. Bei höherer Belastungsgeschwindigkeit entsteht die Gabelung der Rißfragmente (die häufig als „Schmetterlings“-Fragmente bezeichnet werden) in der Mitte des Knochenquerschnitts, also im Bereich der niedrigsten Spannung.

6.2.2 Torsion

Bei der Biegungsfraktur kann der Angriffspunkt der Biegelast immer durch die Nähe zum Anfangspunkt der Fraktur bestimmt werden. Diese Beziehung besteht allerdings nicht zwischen dem Angriffspunkt der Torsionslast und der Lage der Torsionsfraktur. Im Gegensatz zur Biegung mit veränderlichen Momenten entlang der Länge des Knochens erzeugt die Torsionslast ein konstantes Moment (Kapitel 5, Seite 122). Daher tritt die Fraktur in dem Bereich auf, in dem die höchste Spannung als Reaktion auf das äußere Torsionsmoment entsteht. Dieser Bereich wird auch als „schwächster“ Bereich bezeichnet.

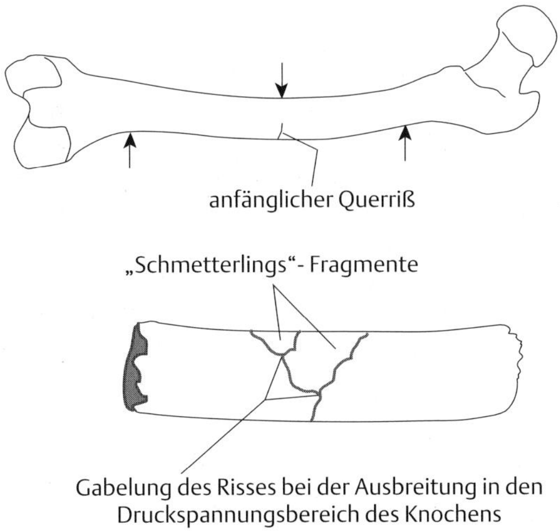

Abb. 6.9 Eine Möglichkeit, mit der ein Knochen die traumatisch bedingte Energieeinwirkung absorbieren kann, ist die Schaffung freier Oberflächen durch Fraktur. Je mehr Energie verteilt werden muß, desto größer ist die Anzahl der Risse im Knochen.

Die Lage des Bereiches, in dem das Torsionsversagen beginnt, kann bestimmt werden, indem nach Prüfung einer ausreichenden Anzahl von Querschnitten berechnet wird, welcher Bereich den niedrigsten Torsions-„Schnittmodul“ (Kapitel 5, Seite 124) hat. Anhand der Untersuchung der Querschnittsgeometrie kann nicht nur der schwächste Bereich ermittelt werden, sondern auch die Stelle, an der die Abscherfraktur beginnt. Torsionsfrakturen entstehen an der Außenfläche, die am nächsten zum Schwerpunkt des Bereiches liegt (Abb. 5.**18** und 6.**6**).

Torsionsfrakturen der Tibia treten gewöhnlich an der gleichen Stelle auf und haben ein charakteristisches Aussehen. Der schwächste Bereich der Tibia befindet sich im allgemeinen an der Verbindungsstelle des mittleren und des distalen Drittels. Hier hat der Querschnitt eine dreieckige Form mit breiten, flachen Oberflächen (Abb. 6.**10**). Der als *A* bezeichnete Randbereich, der am nächsten zum Schwerpunkt liegt, ist die Ausgangsstelle des Scherrisses bei Torsionsbelastung.

Dieser anfängliche, in Längsrichtung verlaufende Scherriß ist in der Regel nur 1 bis 2 Millimeter lang, kann aber durchaus eine Länge von 10 Millimeter oder mehr erreichen. Die beiden sekundären Zugrisse, die von dem Scherriß ausgehen, beginnen im Abstand von 1 bis 2 Millimeter. Selbst bei einem längeren Scherriß liegt nur ein kleiner Anteil der Scheroberfläche der spiralförmigen Zugrisse frei (Abb. 6.**10**). Das Aussehen einer spiralförmigen Torsionsfraktur hängt auch davon ab, wie rapide die Torsionsbelastung auftritt. Wie bei der Biegebelastung rufen schneller angreifende Lasten eine stärkere Zersplitterung hervor. Die Zersplitterung kann durch eine Doppelspirale entstehen, wobei mehr als zwei sekundäre Zugrisse von dem anfänglichen Scherriß ausgehen, oder durch die Gabelung eines oder mehrerer sekundärer Zugrisse.

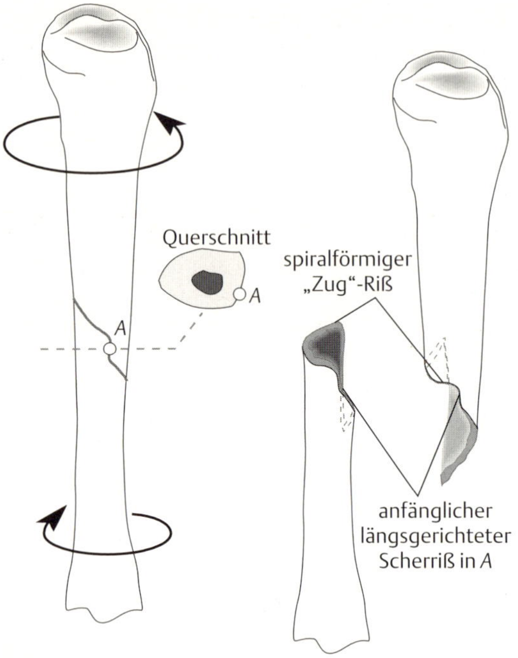

Abb. 6.**10** Torsionsfrakturen der Tibia entstehen an der Verbindung des mittleren und des distalen Drittels, wo die Festigkeit wegen der kleinen Querschnittsabmessungen niedrig ist. Der anfängliche Scherriß schreitet in Form zweier Zugrisse fort, die sich senkrecht zur höchsten Zugspannung, die durch das äußere Drehmoment entsteht, spiralförmig um den Knochen winden.

6.2.3 Auswirkungen veränderter geometrischer Verhältnisse

Zu den häufigsten biomechanischen Problemstellungen, die bei der Rehabilitation des Bewegungsapparats auftreten, gehört der schwächende Effekt chirurgisch verursachter Knochendefekte. Operative Eingriffe lassen häufig ungefüllte Löcher im Knochen zurück. Dies ist zum Beispiel bei einigen Osteosyntheseverfahren mit Kompressionsplatten notwendig. Praktisch jede offene Reposition und Plattenosteosynthese läßt Löcher im Knochen zurück, die mit Schrauben ausgefüllt sind. Auch bei der Revision von Totalgelenkendoprothesen muß häufig ein Knochenfenster zur Entfernung des Acryl-Knochenzements geschaffen werden. Welche Auswirkungen haben derartige Defekte auf die Festigkeit des ganzen Knochens?

Der Festigkeitslehre zufolge ist die Dehnung eines Materials in der Nähe des Loches mindestens zweimal so hoch wie an anderen, „lochfreien" Stellen. Die stärkere Dehnung des Knochengewebes im Bereich eines Defekts bedeutet, daß dort bereits niedrigere Torsions- oder Biegelasten ein Versagen auslösen können. Das Verhältnis der Bruchlast des veränderten Knochens zur Bruchlast des intakten Knochens ist ein Kennwert für die Verminderung der Knochenfestigkeit.

Im allgemeinen verursachen größere Löcher eine stärkere Schwächung. Das Ausmaß der durch ein Loch bedingten Schwächung hängt nicht nur von der Größe, sondern auch von der Lage des Loches ab. Durch ein Loch in der Nähe des proximalen Tibiaplateaus zum Beispiel wird die Torsionsfestigkeit der Tibia nicht vermindert, da die proximale Tibia im Vergleich zur Verbindungsstelle vom medialen und distalen Tibiaanteil über einen höheren Torsions-„Schnittmodul" und daher eine höhere Festigkeit verfügt. Die Scherungen des größeren, proximalen Bereiches betragen nur ein Drittel derjenigen, die im distalen Bereich verursacht werden. Daher übersteigt die stärkere Scherung des proximalen Bereiches in der Nähe des Loches nicht die Scherung, die gleichzeitig im distalen Bereich induziert wird. Bei einer Biegebelastung der mittleren Tibia erreichen die Dehnungen im Bereich des Loches in der proximalen Tibia nur einen Bruchteil jener im Bereich des Mittelschafts, wo die Fraktur auftritt. An dieser Stelle kommt es selbst bei einer Verdoppelung der Dehnungen in der proximalen Tibia nicht zu einem Versagen. In diesem Fall hat das Loch natürlich keinen festigkeitsmindernden Einfluß auf den Knochen.

Man betrachte einmal die etwas komplexere Situation, wenn sich ein Loch am Angriffspunkt der Biegelast befindet, aber längs der neutralen Achse ausgerichtet ist. Auch hier sind die Dehnungen in der unmittelbaren Umgebung des Loches sehr gering, und eine Verdopplung dieser Dehnungen verursacht in diesem Bereich keine Fraktur. Daher haben Löcher, die sich in relativ starken Knochenbereichen oder in schwächeren Bereichen mit niedriger Spannung befinden, keine nennenswerten Auswirkungen auf die Festigkeit des Knochens.

Löcher, die durch Osteosynthese im Bereich der Frakturstelle entstehen, schwächen den Knochen stets in Belastungssituationen, die dem ursprünglichen Trauma ähneln. Das Trauma schädigte bereits den schwächsten Bereich, der nun aufgrund des operativen Eingriffs die Löcher aufweist. An Versuchsmodellen, deren Knochentorsionsfestigkeit sofort nach der Operation gemessen wurde, konnte aufgezeigt werden, daß die Schraubenlöcher die Torsionsfestigkeit um etwas mehr als 50 Prozent herabsetzen (Abb. 6.**11**) (6). Wird das Loch nicht ausgefüllt, erreichen die Knochen der Versuchstiere nach 8 bis 12 Wochen wieder ihre volle Torsionsfestigkeit. Wenn in das Loch des Knochens eine Schraube (selbstschneidend oder nicht selbstschneidend) eingeführt wird, normalisiert sich die Festigkeit des Knochens ebenfalls nach 8 bis 12 Wochen. Durch Entfernung der Schraube nach Wiedererlangung der ursprünglichen Torsionsfestigkeit wird die Festigkeit erneut um etwa 50 Prozent vermindert. Scheinbar wird der Knochen bei der Entfernung der Schraube geschädigt und dadurch geschwächt. Biegeversuche zur Messung der Knochenfestigkeit haben ergeben, daß das Loch den Knochen nur dann schwächt, wenn es sich auf der Zugspannungsseite gegenüber dem Angriffspunkt der Biegelast befindet. Ein Schraubenloch mit einem Durchmesser von 30 Prozent des Knochendurchmessers bewirkt eine Abnahme der Festigkeit um etwa 40 Prozent. Da der Schwächungseffekt eines Loches eine Funktion seiner Größe ist, reduzieren Löcher, die ungefähr 60 Prozent des Knochendurchmessers erreichen, die Festigkeit um 55 Prozent (7).

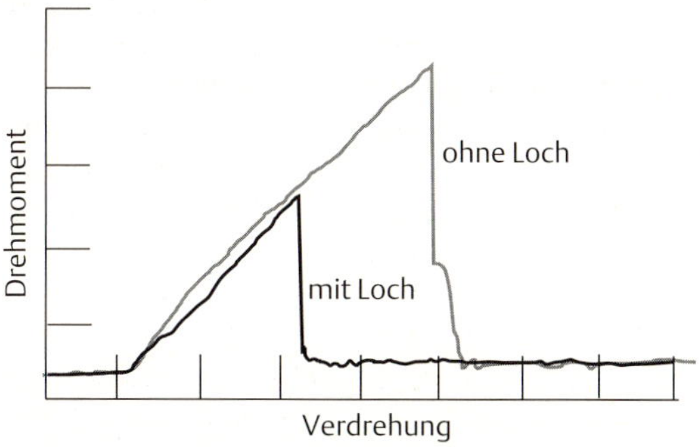

Abb. 6.**11** Diese Drehmoment-Winkelkurve wurde in einem Torsionsversuch mit zwei Knochen ermittelt, von denen einer ein Loch und einer kein Loch hatte (6).

Der Vorgang, der die Knochenfestigkeit nach Bohrung eines Loches mit oder ohne Einsetzen einer Schraube wiederherstellt, beruht scheinbar auf einem Umbau und hängt nicht von der Ausfüllung des Loches mit Knochengewebe ab (6). Das radiologische und morphologische Aussehen des Loches zeigt, daß zwar ein Umbau und eine gewisse Ausfüllung des Loches stattfindet, die Diskontinuität aber immer noch vorhanden ist, auch wenn der Knochen seine volle Festigkeit wiedererlangt hat. Der Umbau des Knochengewebes im Umfeld des Loches ist der wichtigste Aspekt des Reparaturvorgangs, wie in einem Tierversuch gezeigt wurde, in dem ein gebohrtes Loch mit einem Polymerpfropf ausgefüllt wurde. Nach Entfernung des Pfropfes acht Wochen später war die normale Torsionsfestigkeit des Knochens erreicht, obwohl das gebohrte Loch noch vorhanden war.

Die Form des Knochendefekts hat möglicherweise einen Einfluß auf den Schwächungsprozeß. Dieser Einfluß macht sich gewöhnlich unter Torsionsbelastung bemerkbar. Eine Verlängerung des Defekts in Richtung der Knochenachse hat eine deutliche Verstärkung des Schwächungseffekts zufolge. Wenn zum Beispiel an der proximalen Tibia Knochenspäne zur Transplantation (gewöhnlich 20 Prozent der Knochenlänge) entnommen werden, verursacht bereits ein Drittel oder weniger der Torsionslast, die eine Fraktur einer intakten Tibia bewirkt, einen Torsionsbruch der proximalen Tibia. In Anbetracht der Tatsache, daß die Festigkeit im proximalen Tibiaquerschnitt zweimal so hoch ist wie in einem weiter distal gelegenen Querschnitt in der Nähe der Verbindung des mittleren und distalen Drittels der Tibia, kann man sich eine Vorstellung von dem Ausmaß der lokalen Dehnung an dem Transplantatdefekt machen. Die lokale Dehnung in der proximalen Tibia wird mindestens um das Sechsfache erhöht. Ein derartiger Defekt von beliebiger Form, ob mit gerundeten oder quadratischen Ecken, vermindert die Knochenfestigkeit bei Torsionsbelastung erheblich (8). Zwar mögen geringe Unterschiede bei runden Ecken im Vergleich zu quadratischen Ecken bestehen, doch haben diese Unterschiede keine Auswirkung auf den Gesamtschwächungseffekt des Defekts.

Außer der Bruchlast kann auch die Energieabsorption als Indikator für die Knochenfestigkeit herangezogen werden (Kapitel 5, Seite 120). Obwohl die Last-Deformationskurven unter Torsions- und Biegebelastung nicht immer linear sind, gehen die nachfolgenden Ausführungen von einem linearen Verlauf aus (siehe Abb. 6.**11**). Aufgrund der verminderten Torsionsfestigkeit, die durch ein Schraubenloch verursacht wird, ist sowohl die Last als auch die Deformation auf 50 Prozent des Normalwertes reduziert. Da die absorbierte Energie durch die Fläche unter der Last-Deformationskurve dargestellt wird und die Fläche im dreieckigen Anteil der Kurve die Hälfte des Produkts aus der Last und der Deformation ist, beträgt die Fläche (und daher die Energie) lediglich

$$\begin{aligned}\text{Energie}_{\text{defekt}} &= \frac{1}{2}\left[\text{Last}_{\text{defekt}} \times \text{Deformation}_{\text{defekt}}\right]\\ &= \frac{1}{2}\left[\left(\frac{1}{2} \times \text{Last}_{\text{intakt}}\right) \times \right.\\ &\qquad \left. \times \left(\frac{1}{2} \times \text{Deformation}_{\text{intakt}}\right)\right]\\ &= \frac{1}{4} \times \text{Energie}_{\text{intakt}}\end{aligned}$$

Im Falle des Knochenspans aus der proximalen Tibia betragen das Drehmoment und die Verdrehung am Bruchpunkt nur noch ein Drittel der Werte bei intakter Tibia:

$$\begin{aligned}\text{Energie}_{\text{Span}} &= \frac{1}{2}\left[\text{Drehmoment}_{\text{Span}} \times \text{Verdrehung}_{\text{Span}}\right]\\ &= \frac{1}{2}\left[\left(\frac{1}{3} \times \text{Drehmoment}_{\text{intakt}}\right) \times \right.\\ &\qquad \left. \times \left(\frac{1}{3} \times \text{Verdrehung}_{\text{intakt}}\right)\right]\\ &= \frac{1}{9} \times \text{Energie}_{\text{intakt}}\end{aligned}$$

In vielen Situationen kann das Trauma durch die einwirkende Energie quantifiziert werden (Kapitel 2, Seite 37). Wird die Energie als Festigkeitskriterium herangezogen, so erscheint der Schwächungseffekt von Löchern und Spalten noch wesentlich dramatischer.

6.2.4 Mechanische Aspekte der Frakturheilung

Die Heilung der Knochenfraktur stellt nicht nur eine biologische, sondern auch eine mechanische Herausforderung dar. Die Heilung muß so erfolgen, daß sie eine möglichst frühe Rückkehr zur mechanischen Funktionsfähigkeit ermöglicht, ohne daß zuviel reparatives Gewebe gebildet wird. In den Anfangsphasen der normalen Knochenheilung werden die Knochenfragmente durch Kallus verbunden. Dieses Material besitzt zwar eine gewisse Festigkeit und Steifigkeit, hat aber einen zu niedrigen Elastizitätsmodul, um eine Lastübertragung zu ermöglichen. Zur frühzeitigen Stabilisierung einer heilenden Fraktur müssen daher die Drucklasten entweder durch stabilisierte Frakturfragmente oder durch Osteosyntheseimplantate übertragen werden.

Während der frühen Heilungsphasen sind die Biege- und Torsionsfestigkeit einer nicht fixierten, stabilen Fraktur niedrig und betragen gewöhnlich nur etwa 10 bis 20 Prozent der Festigkeit des intakten Knochens. Die Gesamtdeformation am Bruchpunkt des Kallus ist in der Regel hoch, häufig höher als bei intakten Knochen. Dies ist um so bemerkenswerter, da sich die Steifigkeit der größeren Knochenfragmente, die den Großteil der Knochenlänge ausmachen, nicht besonders stark verringert hat. Bei Belastungen jedoch, die weit unter den normalen Knochenbruchlasten liegen, kann die Gesamtdeformation leicht die des intakten Knochens übersteigen. Dies ist ein klarer Hinweis darauf, daß die Steifigkeit in der Frakturregion um ein Vielfaches niedriger ist als in normalen Knochenabschnitten. In der Initialphase der Frakturheilung werden die Fragmente mit einem Material eingehüllt, das sich durch einen niedrigen Elastizitätsmodul und daher eine geringe Festigkeit sowie durch nur mäßige Festigkeitscharakteristiken auszeichnet. An der Frakturstelle sind immer noch relativ starke Deformationen tolerierbar, ohne daß es zum Bruch des reparativen Gewebes kommt. Da die Deformation bei Belastung recht groß sein kann, ist die Energie, die in den Frühphasen der Heilung einen Bruch verursacht, oft vergleichbar mit der Energie, die zur Fraktur eines intakten Knochens notwendig ist.

In der nächsten Phase des Heilprozesses kommt es zur Kalzifizierung des Kallus, womit seine Festigkeit und Steifigkeit zunehmen. Das Gewebe kann nun Zug- und Druckspannungen aushalten, und die Festigkeit des gesamten Knochens erlangt schnell wieder das Niveau vor der Fraktur. Diese Festigkeitsnormalisierung erfolgt, lange bevor das Kallusgewebe die Festigkeit von normalem Knochengewebe erreicht. Der festigkeitsnormalisierende Mechanismus beruht nämlich auf der Produktion großer Mengen schwachen Kallus. Die Gewebevermehrung erzeugt ein großes Schnittmodul an der Frakturstelle und ermöglicht somit die Erhöhung der Knochenfestigkeit. Auch wenn die Festigkeit des Knochens fast wieder Normalwerte erreicht, kann die Wiederherstellung der Knochensteifigkeit verzögert sein. Bei Belastung ist die Deformation des Kallusmaterials mit niedrigem Elastizitätsmodul immer noch so hoch, daß die Steifigkeit des Knochens insgesamt noch weit unter dem Normalwert liegt. Die Energie, die der Knochen in dieser Phase absorbieren kann, kann immer noch die Energieabsorption des intakten Knochens übersteigen.

In der nächsten Heilungsphase findet die abschließende Reifung des Kallus zu einem Material statt, dessen Festigkeit und Steifigkeit sich den Werten von normalem Knochen nähern. In dieser Phase ist der lokale Bereich aufgrund des größeren Kallusvolumens fester und steifer als vor der Fraktur. Der ganze Knochen reagiert nun im großen und ganzen normal auf mechanische Belastung. In der letzten Heilungsphase findet die Umformung und Neubildung des Knochens an der Frakturstelle statt. Nach dieser Phase des Heilungsprozesses gibt es keine mechanischen Auswirkungen mehr.

Literatur

1. Carter, D. R., Hayes, W. C.: The compressive behavior of bone as a two-phase porous structure. J Bone Joint Surg 59A (1977) 954–962.
2. Currey, J.: The mechanical adaptions of bones, Princeton University Press, Princeton 1984.
3. Burstein, A. H., Reilly, D. T., Martens, M.: Aging of bone tissue: Mechanical properties. J Bone Joint Surg 58A (1976) 82–86.
4. Torzilli, P. A., Takebe, K., Burstein, A. H., Zika, J. M., Heiple, K. G.: The material properties of immature bone. J Biomech Eng 104 (1982) 12–20.

5. Burstein, A. H., Currey, J. D., Frankel, V. H., Reilly, D. T.: The ultimate properties of bone tissue: The effects of yielding. J Biomech 5 (1972) 35–44.
6. Burstein, A. H., Currey, J. D., Frankel, V. H., Heiple, K. G., Lunseth, P., Vessely, J. C.: Bone strength: The effect of screw holes. J Bone Joint Surg 54A (1972) 1143–1156.
7. McBroom, R. J., Cheal, E. J., Hayes, W. C.: Strength reductions from metastatic cortical defects in long bones. J Orthop Res 6 (1988) 369–378.
8. Clark, C. R., Morgan, C., Sonstegard, D. A., Matthews, L. S.: The effect of biopsy-hole shape and size on bone strength. J Bone Joint Surg 59A (1977) 213–217.

7. Leistungsfähigkeit von Implantatsystemen

In der Orthopädie, wie auch in den meisten anderen medizinischen Disziplinen, wird die Entwicklung neuer Behandlungsverfahren stark von der technischen Entwicklung bestimmt. Der größte technische Fortschritt in der Orthopädie war in der Behandlung von Deformitäten und Frakturen, der Osteotomie und dem Gelenkersatz zu verzeichnen. Die moderne Therapie von Wirbelsäulendeformitäten beispielsweise basiert im wesentlichen auf der Anwendung von Implantaten. Ein Großteil der Frakturen wird mit offener Reposition und Osteosynthese behandelt. Der Fixateur externe findet Anwendung in der Therapie komplizierter Frakturen sowie im Rahmen der Postosteotomiebehandlung, zum Beispiel bei der Beinverlängerung. Die Teil- und Totalendoprothetik sind hervorragende Möglichkeiten zur Wiederherstellung der Gelenkfunktion.

All diesen Instrumentationen ist ein funktionelles Merkmal gemeinsam. Sie alle müssen Lasten zwischen biologischen Strukturen übertragen. Einige Implantate (wie Kompressionsplatten oder Marknägel) dienen zur Lastübertragung und dürfen dabei nur eine minimale relative Bewegung zwischen den Strukturen zulassen. Andere Implantate (wie dynamische Kompressionsplatten oder der Fixateur externe zur Beinverlängerung) lassen eine geringe, aber kontrollierte relative Bewegung zu. Wiederum andere Implantate (wie die Teil- und Totalgelenkprothesen) gestatten eine große, aber eingeschränkte Bewegungsmöglichkeit. Der Mechanismus zur Lastübertragung setzt voraus, daß die Implantate an zwei Stellen mit dem Skelettsystem verbunden sind. Diese Schnittstellen befinden sich entweder in der Kortikalis, wie dies beispielsweise bei einer Knochenplatte am Mittelschaft des Femurs oder bei einem Femurschaft einer Hüftgelenktotalprothese der Fall ist, oder in der Spongiosa, zum Beispiel im Femurkopf im Falle eines dynamischen Hüftnagels oder in der proximalen Tibia im Falle einer Kniegelenktotalprothese. In allen Situationen erfolgt die Lastübertragung entweder an bestimmten Punkten, gewöhnlich durch Schrauben oder Nägel, oder über breite Flächen, normalerweise durch Einpressung (Press-Fitting), Zementierung oder poröses Einwachsen. Damit die Implantatstruktur eine stabile Verbindung mit dem biologischen Gewebe aufweist, muß sie so gestaltet werden, daß das Knochengewebe an der Grenzfläche weder hohen Lasten, die eine lokale Fraktur oder Resorption verursachen könnten, noch zu niedrigen Lasten, die eine lokale Osteopenie hervorrufen könnten, ausgesetzt wird.

Das gemeinsame mechanische Merkmal orthopädischer Implantatsysteme ist die Notwendigkeit der Lastübertragung zwischen dem mechanischen System und seiner biologischen Schnittstelle. Zur Erläuterung und Beschreibung dieser Systeme sollen nach dem jeweiligen Belastungsmechanismus zwei Implantatarten unterschieden werden: lastaufnehmende Implantate und lastübertragende Implantate. Lastaufnehmende Implantate bestehen aus Strukturen, die die Last zwischen dem Implantat und der Knochendiaphyse übertragen. Dieser Mechanismus soll an der Knochenplatte aus Abbildung 5.1 dargelegt werden. Dieses Implantat-Knochen-Verbindungssystem wird als lastaufnehmend bezeichnet, da die gesamte Last an der Frakturstelle von der Platte getragen wird, während sie jenseits des letzten Befestigungspunktes (beispielsweise hinter der letzten distalen Schraube) vom Knochen getragen wird. Zwischen diesen beiden Bereichen wird ein gewisser Anteil der Last von der Platte und die übrige Last vom Knochen aufgenommen. Die jeweiligen Lastanteile, die von der Platte und vom Knochen getragen werden, hängen von der Lage zwischen der Frakturstelle und dem letzten Befestigungspunkt ab. Da die Gesamtlast sowohl von der Platte als auch vom Knochen getragen werden muß, wird die Last von den beiden Strukturen aufgenommen. Weitere typische Beispiele für lastaufnehmende Systeme sind korrekt verankerte Marknägel und eingepreßte oder zementierte Schäfte von Hüftgelenktotalprothesen.

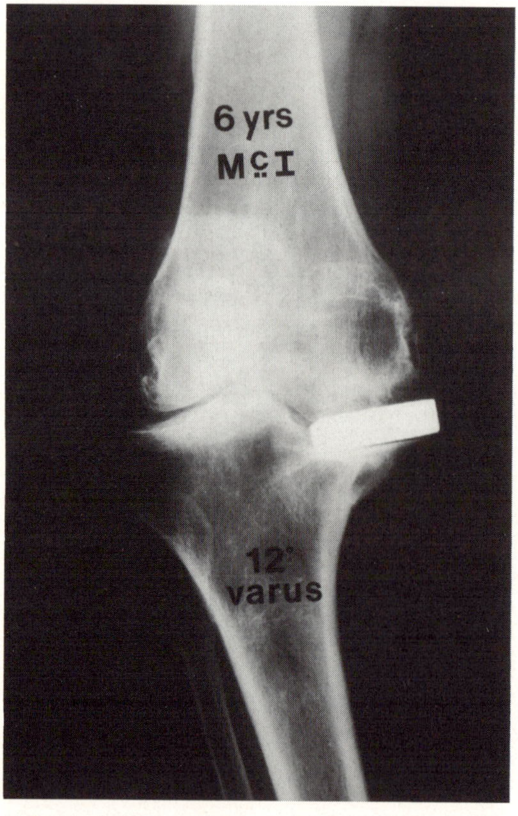

Abb. 7.1 In der Röntgenaufnahme ist ein MacIntosh-Knieimplantat zu sehen, das eine glatte, polierte, leicht konkave Kontaktfläche hat und aus Kobaltlegierung besteht.

„Lastübertragungssysteme" übertragen die Last zwischen dem Implantat und der Epiphyse eines Röhrenknochens oder der Verbindungsfläche eines Knochens (zum Beispiel an Becken oder Schädel). Die Gesamtlastübertragung findet auf der Kontaktfläche statt; aber die Verteilung des Kontaktdruckes ist häufig geometrisch komplex und hängt von der Form und Festigkeit der biologischen und mechanischen Strukturen ab. Einige der ersten Implantate mit lastübertragenden Oberflächen waren die Smith-Peterson-Cups und die MacIntosh-Tibiaplateaueinsätze (Abb. 7.**1**). In beiden Implantaten wird die gesamte Gelenkkontaktlast auf jede der beiden angrenzenden Flächen übertragen – auf die femoralen und acetabularen Gelenkanteile im Falle der Hüftpfannenprothese beziehungsweise auf die femoralen und tibialen Gelenkanteile im Falle des Plateaueinsatzes.

7.1 Lastaufnahme

Das Konzept der Lastaufnahme ist von entscheidender Bedeutung für das Verständnis der Funktionsfähigkeit von Platten, Stäben und Schäften. Die Kontrolle der Lastaufnahme stellt eine wesentliche Aufgabe bei der Implantatgestaltung dar, während die Abschätzung der biologischen Folgen der Lastaufnahme zu den grundlegenden Aspekten des Patienten-Management des Arztes gehört. Die Lastaufnahme bei der Osteosynthese kann durch direkte Messung an Tiermodellen (1) und durch analytische Verfahren mit Finite-Element-Modellen (3) untersucht werden. Auch wenn die Analyse mit Finite-Element-Modellen in ihren Einzelheiten etwas kompliziert sein mag, sind ihre Prinzipien doch relativ einfach. Die Finite-Element-Modelle kombinieren die Gleichgewichtskonzepte (Kapitel 1) mit dem Spannungs-Dehnungsverhalten von Materialien (Kapitel 4). Die gleichen Verfahren, die zur Bestimmung der Kräfte, Momente, Spannungen und Dehnungen bei festen Körpern verwendet wurden, werden im wesentlichen auch auf das Finite-Element-Modell angewandt. Es wird ein freier Körper gewählt, an dem die zu analysierenden Kräfte dargestellt werden können. Dabei sind sämtliche Kräfte, die die Begrenzung des freien Körpers überschreiten, einzubeziehen. Die Bestimmung der Kräfte, die auf die Knochenplatte wirken, und die Analyse der Bewegungen, die in der Knochenplatte entstehen, werden vereinfacht, indem man die Platte in kleine Grundbausteine zerlegt. Je nach erforderlicher Präzision der Analyse bilden die Bausteine einen feinen Maschendraht (mehrere tausend Bausteine im Modell) oder einen groben Maschendraht (ein Dutzend Bausteine im Modell). Ungeachtet der Maschengröße folgt jedes Element den Regeln des statischen Gleichgewichts und besitzt entsprechende Elastizitätseigenschaften (Elastizitätsmodul, Schubmodul und Poisson-Zahl) und Festigkeitseigenschaften (Fließ- und Festigkeitsgrenze).

Die Komplexität des Modells hängt von der Anzahl der Eigenschaften ab, die im Experiment einbezogen werden sollen. Wenn zum Beispiel das Modell der Knochenplatte so genau untersucht werden soll, daß auch die Knochenschrauben mit ihrem Gewinde dargestellt werden, müssen viele Elemente verwendet werden, wodurch die Komplexität zunimmt. Soll zusätzlich eine aus fibrinösem Gewebe bestehende Verbindungsfläche zwischen den Schrauben und dem Knochen in die Analyse einbezogen werden, müssen zwischen Schraubengewinde und Knochen zusätzliche Elemente mit den Elastizitätseigenschaften des fibrinösen Gewebes eingefügt werden. Folglich hängt die Komplexität des Modells von den Fragestellungen der Untersuchung und den Eigenschaften oder Modellvariablen ab, die für die Kontrolle des Modellverhaltens als wichtig erachtet werden. Soll die Bewegung der Schraubengewinde relativ zum Knochen untersucht werden, müssen Merkmale der Gewindegeometrie in das Modell einbezogen werden, womit die Komplexität zunimmt. Ebenso wenn die Wirkung der Oberflächenrauhigkeit der Platte auf das mechanische Verhalten der Knochen-Platten-Grenzfläche untersucht werden soll, müssen komplexere Grenzflächenelemente, die die Wirkung der Reibung modellhaft darstellen, verwendet werden.

Darüber hinaus sind die Belastungen der Struktur im Modell zu berücksichtigen. Dazu werden äußere Lasten, wie die Gelenkkräfte, und innere Kräfte, die über die Grenzen des freien Körpers hinaus wirken, auf die Oberflächen des Finite-Element-Modells angewandt. Manchmal sind diese Kräfte bekannt, wie beispielsweise die Gelenkkräfte. In einigen Situationen hingegen sind sie unbekannt, wie etwa die inneren Kräfte. Diese Kräfte müssen dann im Rahmen der Analyse ermittelt werden.

Sobald die Geometrie des Modells, einschließlich der Form und Anzahl der Elemente sowie ihrer Elastizitäts- und Festigkeitseigenschaften, und die Lasten an der Grenze des freien Körpers, einschließlich der bekannten und unbekannten Kräfte, feststehen, kann die Modellanalyse mittels standardisierter Rechenverfahren durchgeführt werden. Die Lösungen der computergestützten Finite-Element-Modellanalysen verhalten sich analog zu den experimentell ermittelten Ergebnissen mit biologischen Modellen. Um die Effekte zusätzlicher Variablen, beispielsweise unterschiedlicher Elastizitätsmoduln, zu untersuchen, kann das Finite-Element-Modell zur Berücksichtigung der geänderten Variablen abgewandelt werden, womit zusätzliche Lösungen ermittelt werden. Dieses Verfahren verhält sich analog zur Veränderung von Variablen in einem biologischen Modell. Für die Beurteilung der Finite-Element-Modelle und der biologischen Modelle ist ein Detailverständnis der jeweiligen Modelle nicht notwendig.

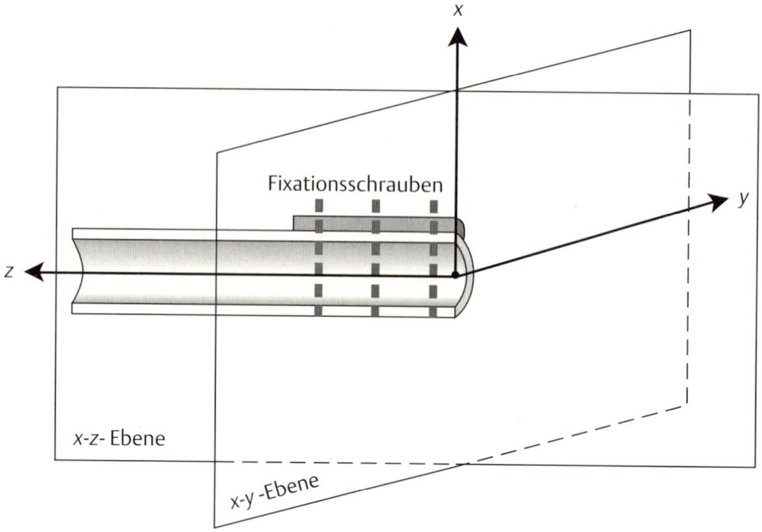

Abb. 7.2 Das Rohr stellt in diesem Modell den Knochen dar. Aufgrund der Symmetrie des Problems ist nur das halbe Modell abgebildet.

Das Finite-Element-Modell, das hier zur Erläuterung des Lastaufnahme untersucht werden soll (Abb. 7.**2**), besteht aus einem Acrylrohr, das die Diaphyse eines intakten Röhrenknochens modellhaft darstellt, einer Knochenplatte und Kortikalisschrauben (3). Anschließend soll die Lösung des Finite-Element-Modells mit den experimentell ermittelten Laborergebnissen verglichen werden. Das Acrylrohr wurde gewählt, da somit eine homogene „Standard"-Struktur untersucht werden kann, die die bestmögliche Übereinstimmung zwischen der Geometrie und den Eigenschaften des Finite-Element-Modells und des Labormodells gewährleistet. Das Modell erfährt eine Biegelast von 9,3 Newtonmeter, die durch zwei Querlasten und zwei Stützlasten erzeugt wird (Abb. 5.**1**).

Die Untersuchung der Spannungen, die das Rohr ohne Knochenplatte erfährt, ergibt eine symmetrische Spannungsverteilung in dem einfachen rohrförmigen Modell mit konstantem Querschnitt, wobei die Zugspannung auf der superioren Oberfläche ebenso wie die Druckspannung auf der inferioren Oberfläche etwa 8,5 Megapascal beträgt (Abb. 7.**3**).

Wird nun an der Mitte des Rohres die Knochenplatte angebracht und wieder die gleiche Biegelast angewandt, so ist eine erhebliche Änderung der Spannungsverteilung zu beobachten. Die maximale Zugspannung im „Knochengewebe" unmittelbar unter der Platte beträgt nur etwa ein Zehntel der Zugspannung in dem Modell ohne Platte. Das Material im Rohr ist größtenteils einer Druckspannung ausgesetzt, wobei die neutrale Achse von der Mitte des Rohres zu einem Punkt genau unter der Knochenplatte verschoben ist. Dies ist auf die Gleichgewichtsbedingung zurückzuführen, wonach die Kräfte, die von den Spannungen im Querschnitt des Rohres und der Knochenplatte erzeugt werden, gleich Null sein müssen. Folglich muß das Produkt aus den Druckspannungen im inferioren Bereich des Rohres und der Querschnittsfläche unter der neutralen Achse gleich (aber entgegengesetzt) den Zugspannungen im superioren Bereich des Rohres und in der Platte multipliziert mit den jeweiligen Querschnittsflächen des Rohres und der Platte sein. Da die Spannungen in der Platte größer als die Spannungen im Rohr sind, muß eine größere Fläche des Rohres eine Druckspannung erfahren, um einen Ausgleich der Kräfte zur Erfüllung des Gleichgewichts zu gewährleisten. Daher bewegt sich die neutrale Achse von der Mitte des Rohres zur Platte, womit ein größerer Anteil des Rohres einer Druckspannung ausgesetzt wird.

Da die Platte und das Rohr zusammen fester sind als das Rohr allein, nimmt die Höhe der Druckspannung im Rohr ab. Daher wird die Höchstspannung in dem Rohrmodell, die an dem äußerst inferioren Anteil des Querschnitts auftritt, um 45 Prozent gesenkt. Nun erfährt der größte Teil des Querschnitts des Rohres unter der Platte eine Druckspannung. Diese Analyse ist auf eine Situation anwendbar, in der eine Knochenfraktur zumindest teilweise geheilt ist, da der Querschnitt unter der Platte auch eine kleine Zugspannung erfährt. Die maximale Druckspannung im Rohr ist ebenso wie die maximale Zugspannung verringert. Dies weist darauf hin, daß das Biegemoment nicht vom Rohr allein, sondern auch von der Platte aufgenommen wird.

Die experimentelle Dehnungsmessung im Rahmen des Laborversuchs mit dem Acrylrohr ergibt die gleiche Spannungshöhe und -verteilung. Damit wird bestätigt, daß das Finite-Element-Modell die Effekte der wichtigen Variablen in einem Modell, das aus einer röhrenförmigen Struktur und einer Knochenplatte besteht, darstellen kann. Nun kann dieses Analyseverfahren ohne Bedenken auf ein Modell mit den tatsächlichen Geometrie- und Materialeigenschaften eines Knochens angewandt werden.

Als zweites Beispiel für ein lastaufnehmendes System wird ein einzupressender Marknagel untersucht. Zunächst sollen nur Nägel mit einem gleichmäßigen kreisförmigen Querschnitt betrachtet werden. Bei einem glatten polierten Marknagel ist die relative Bewegung zwischen Marknagel und Knochen in Achsenrichtung nicht eingeschränkt. Dies bedeutet, daß der Marknagel die Axiallast nicht auf den Knochen überträgt. Glatte Marknägel mit kreisförmigem Querschnitt können keine Torsionlasten auf den Knochen übertragen, da auf der glatten Schnittfläche

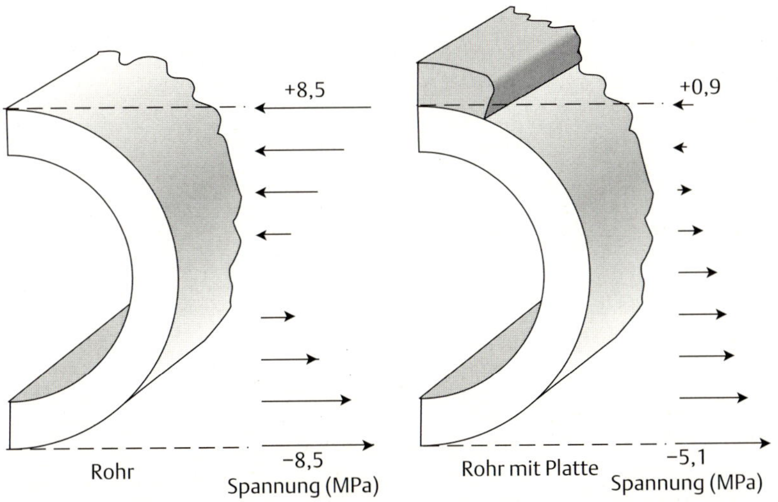

Abb. 7.3 Querschnitte des Rohres mit und ohne Knochenplatte. Die Druckspannung wird im Knochen gegenüber der Platte reduziert, während die Zugspannungen im Knochen unter der Platte praktisch beseitigt werden (3).

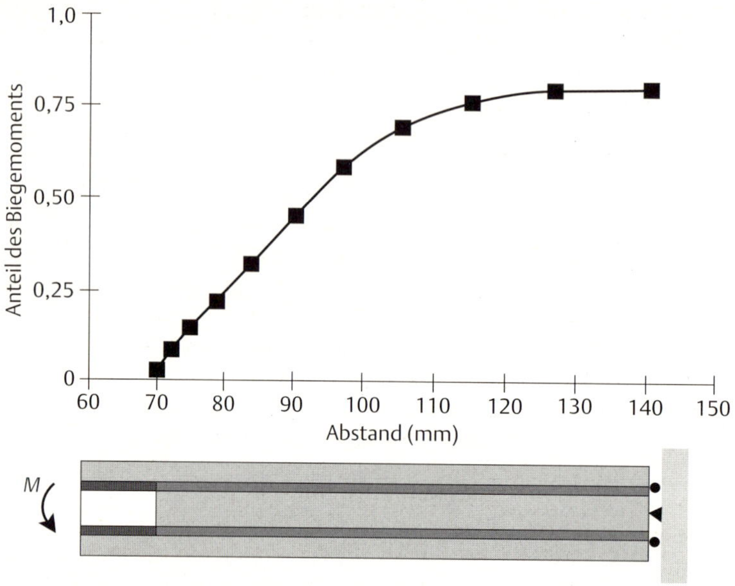

Abb. 7.4 Verteilungen der Biegemomente, die auf jeden Querschnitt eines zementierten Marknagels wirken, der an der Nagel-Zement-Schnittfläche nicht verbunden ist.

zwischen Marknagel und endostaler Knochenoberfläche keine Schubspannungen entstehen können. Die einzigen Lasten, die der glatte zylindrische Marknagel auf den Knochen übertragen kann, sind die Lasten, die Biegemomente hervorrufen, da diese Lasten senkrecht auf der glatten Oberfläche stehen.

In der dargestellten Belastungssituation (Abb. 7.4) nimmt der Nagel das Biegemoment in den gezeigten Proportionen auf. Dabei modelliert der Nagel nicht nur das Verhalten eines Marknagels zur Frakturfixation, sondern auch das Verhalten des Schaftes einer Hüftgelenktotalprothese. Wie aus der Abbildung hervorgeht, wird ein Großteil des Biegemoments über die gesamte Länge des Nagels vom Nagel aufgenommen. Aber im Bereich der Nagelspitze ist ein schnellerer Übergang zu sehen, der darauf schließen läßt, daß hier ein Großteil des Biegemoments über eine kurze Strecke des Nagels auf den Knochen übertragen wird.

Um die Lastverteilung in derartigen Situationen zu verstehen, ist die Steifigkeit der einzelnen Systemkomponenten in die Analyse miteinzubeziehen. In diesem Fall geht es um eine zusammengesetzte Struktur, die aus einem Nagel und einem Knochen besteht und eine Biegung erfährt. Wegen des engen Kontakts zwischen Knochen und Nagel bewirkt die Biegung der zusammengesetzten Struktur die gleiche Deformation oder Krümmung des Knochens wie des Nagels. Jedoch unterscheiden sich der Knochen und der Nagel in ihrer Biegesteifigkeit. Daher werden gleich große Deformationen des Knochens und des Nagels durch unterschiedlich große Biegemomente verursacht. Auf den steiferen Nagel muß also ein höheres Biegemoment als auf den weniger steifen Knochen einwirken, um die gleiche Deformation hervorzurufen. Die Größe der Biegemomente im Nagel oder im Knochen, die für die gleiche Deformation jeder Komponente des zusammengesetzten Systems erforderlich ist, ist direkt proportional zu der Biegesteifigkeit der jeweiligen Komponente. Bei der Lastaufnahme von Biegelasten wird daher jede Komponente mit dem Anteil des Gesamtbiegemoments beansprucht, der seinem Beitrag zur Gesamtbiegesteifigkeit der zusammengesetzten Struktur entspricht. Wenn die Steifigkeit des Knochens 1 Newtonmeter^2 und die des Nagels 2 Newtonmeter^2 beträgt, ist die Steifigkeit der Gesamtstruktur gleich der Summe dieser beiden Komponenten, also 3 Newtonmeter^2. Der Knochen trägt ein Drittel und der Nagel zwei Drittel zur Gesamtsteifigkeit bei.

Unter Einwirkung eines Biegemoments von 10 Newtonmeter wird ein Drittel des Moments (3 1/3 Newtonmeter) vom Knochen und zwei Drittel (6 2/3 Newtonmeter) vom Nagel aufgenommen. Somit beträgt das Moment, das vom Knochen aufgenommen wird,

$$\begin{aligned}\text{Moment}_{\text{Knochen}} &= \left(\frac{\text{Steifigkeit}_{\text{Knochen}}}{\text{Steifigkeit}_{\text{Gesamt}}}\right) \times \\ &\quad \times \text{Moment}_{\text{Gesamt}} \\ &= \left(\frac{1\ \text{N}\cdot\text{m}^2}{3\ \text{N}\cdot\text{m}^2}\right) \times 10\ \text{N}\cdot\text{m} \\ &= 3\,^1\!/_3\ \text{N}\cdot\text{m}\end{aligned}$$

Das Moment, das vom Nagel aufgenommen wird, beträgt

$$\begin{aligned}\text{Moment}_{\text{Nagel}} &= \left(\frac{\text{Steifigkeit}_{\text{Nagel}}}{\text{Steifigkeit}_{\text{Gesamt}}}\right) \times \\ &\quad \times \text{Moment}_{\text{Gesamt}} \\ &= \left(\frac{1\ \text{N}\cdot\text{m}^2}{3\ \text{N}\cdot\text{m}^2}\right) \times 10\ \text{N}\cdot\text{m} \\ &= 6\,^2\!/_3\ \text{N}\cdot\text{m}\end{aligned}$$

Einfach ausgedrückt, die steifere Komponente der zusammengesetzten Struktur trägt den größeren Anteil der Last.

Um die Komplexität eines lastaufnehmenden Systems weiter zu steigern, wird ein Mechanismus hinzugefügt, der die Übertragung der Axiallast ermöglicht. Eine Möglichkeit, mit der ein Prothesenschaft eine Axiallast übertragen kann, besteht in der Einbringung einer PMMA-Schicht zwischen dem Schaft und der endostalen Knochenfläche, wie dies bei der Zementierung von Femurschäften von Hüftgelenktotalprothesen geschieht. Wenn die Schaftoberfläche außerdem noch spitz zuläuft oder strukturiert ist, kann die Axiallastübertragung verstärkt werden. Der Mechanismus der Axiallastübertragung ist mit der Übertragung des Biegemoments vergleichbar. Bei guter Verbindung des Schaftes mit der Knochenoberfläche bewirkt die Drucklast im Schaft, im PMMA-Köcher und im Knochen eine gleich große Stauchung. Ebenso wie bei der Lastaufnahme von Biegemomenten ist demnach der Betrag der Axiallast, der zur Erzeugung der gleichen Stauchung jeder Längeneinheit der Komponenten erforderlich ist, proportional zur Steifigkeit der betreffenden Komponente.

Die Axialsteifigkeit einer jeden Komponente ist gleich dem Produkt aus der Querschnittsfläche der Komponente und dem Elastizitätsmodul des Materials der Komponente, dividiert durch die Länge der Komponente (Gleichung 5.4). Im vorliegenden Beispiel mißt die Knochenfläche 905 Quadratmillimeter, die Fläche des PMMA 302 Quadratmillimeter und die Fläche des Schaftes aus 316LVM-Edelstahl 314 Quadratmillimeter. Obwohl diese Flächen schon recht verschieden sind, erreicht dieser Unterschied nicht die gleiche Größenordnung wie die Unterschiede zwischen den Elastizitätsmoduln dieser drei Materialien (siehe Tabelle 4.**1**). Die Axialsteifigkeit pro Millimeter Länge der drei Komponenten beträgt jeweils

$$\text{Axialsteifigkeit} = \frac{E \times A}{l}$$

$$\begin{aligned}\text{Axialsteifigkeit}_{\text{Knochen}} &= \frac{(18\ \text{GPa}) \times (9{,}05 \times 10^{-4}\ \text{m}^2)}{0{,}001\ \text{m}} \\ &= 16{,}3 \times 10^9\ \text{N/m}\end{aligned}$$

$$\begin{aligned}\text{Axialsteifigkeit}_{\text{PMMA}} &= \frac{(3\ \text{GPa}) \times (3{,}02 \times 10^{-4}\ \text{m}^2)}{0{,}001\ \text{m}} \\ &= 0{,}9 \times 10^9\ \text{N/m}\end{aligned}$$

$$\begin{aligned}\text{Axialsteifigkeit}_{\text{Schaft}} &= \frac{(180\ \text{GPa}) \times (4{,}14 \times 10^{-4}\ \text{m}^2)}{0{,}001\ \text{m}} \\ &= 56{,}5 \times 10^9\ \text{N/m}\end{aligned}$$

Die Unterschiede in den Elastizitätsmoduln haben einen bedeutenden Einfluß auf die Unterschiede in der Axialsteifigkeit von Komponenten einer zusammengesetzten Struktur. Bemerkenswert ist, daß die Axialsteifigkeit aller drei Komponenten zusammen nur etwas höher ist als die des Schaftes allein.

Nun kann die Verteilung der Axiallast bestimmt werden, indem die Gesamtaxiallast mit dem jeweiligen Anteil der Komponenten an der Gesamtaxialsteifigkeit multipliziert wird. Bei einer Axialbelastung von 500 Newton beträgt demnach die Last im Knochen, in der PMMA-Schicht und im Schaft

$$\text{Last}_{\text{Knochen}} = \left(\frac{\text{Steifigkeit}_{\text{Knochen}}}{\text{Steifigkeit}_{\text{Gesamt}}}\right) \times 500\ \text{N} = \frac{16{,}3 \times 10^9\ \text{N/m}}{73{,}7 \times 10^9\ \text{N/m}} \times 500\ \text{N} = 111\ \text{N}$$

$$\text{Last}_{\text{PMMA}} = \left(\frac{\text{Steifigkeit}_{\text{PMMA}}}{\text{Steifigkeit}_{\text{Gesamt}}}\right) \times 500\ \text{N} = \frac{0{,}9 \times 10^9\ \text{N/m}}{73{,}7 \times 10^9\ \text{N/m}} \times 500\ \text{N} = 6\ \text{N}$$

$$\text{Last}_{\text{Stiel}} = \left(\frac{\text{Steifigkeit}_{\text{Knochen}}}{\text{Steifigkeit}_{\text{Gesamt}}}\right) \times 500\ \text{N} = \frac{56{,}5 \times 10^9\ \text{N/m}}{73{,}7 \times 10^9\ \text{N/m}} \times 500\ \text{N} = 383\ \text{N}$$

Die Lastverteilung an der Schaftspitze ist mit diesem Analyseverfahren nicht vorhersagbar. Abbildung 7.**5** zeigt das Ergebnis einer Finite-Element-Modellanalyse für ein axial belastetes Schaft-Zement-Knochensystem. Der Graph beschreibt die Last, die von den einzelnen Elementen des zusammengesetzten Systems aufgenommen wird. Über den Großteil der Schaftlänge wird die Axiallast im Verhältnis zum Beitrag des jeweiligen Elements zur Gesamtaxialsteifigkeit des Systems aufgenommen. Im Bereich der Schaftspitze jedoch zeigt die Lastverteilung ein unregelmäßiges Muster. Solche Ergebnisse sind an den Übergangspunkten von zusammengesetzten Strukturen durchaus normal.

Die Rekonstruktion der Diaphyse in ein zusammengesetztes lastaufnehmenden System führt immer zu einer Verminderung des vom Knochen getragenen Lastanteils. Tierversuche und analytische Verfahren haben dieses Phänomen bestätigt (1, 4). Nach dem zu den Grundgesetzen der Biologie gehörenden Wolffschen Gesetz bestehen erhebliche Bedenken über die langfristigen Auswirkungen der Lastaufnahme. Über die biologischen Kontrollmechanismen, welche die im Wolffschen Gesetz beschriebenen Effekte hervorrufen, ist bisher wenig bekannt. Man weiß aber, daß die Knochenmasse bei Reduzie-

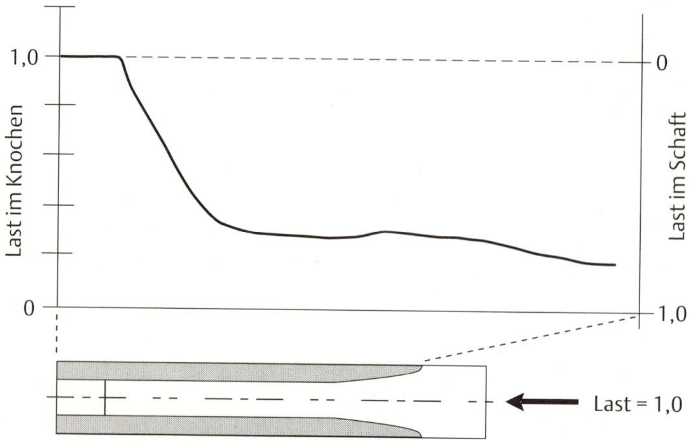

Abb. 7.**5** Das Muster der Lastverteilung hängt von der relativen Steifigkeit der Komponenten ab, außer in der Nähe der Schaftspitze, wo das Muster unregelmäßig wird.

rung oder Aufhebung der Knochenlasten resorbiert wird. Wenn die Knochenmasse im lastaufnehmenden Bereich der Diaphyse resorbiert wird, nimmt die Knochensteifigkeit ab. Wie aus den vorherigen Analysen hervorgeht, führt die Abnahme der Knochensteifigkeit in Gegenwart eines Implantats dazu, daß weniger der aufzunehmenden Last vom Knochen getragen wird. Dies wiederum führt zu einer weiteren Verminderung der Knochenmasse. Glücklicherweise schreitet dieser Prozeß nicht bis zum Äußersten fort. Gut verankerte Schäfte können jedoch häufig eine erhebliche Resorption über den Mechanismus der Lastaufnahme bewirken (Abb. 7.**6**).

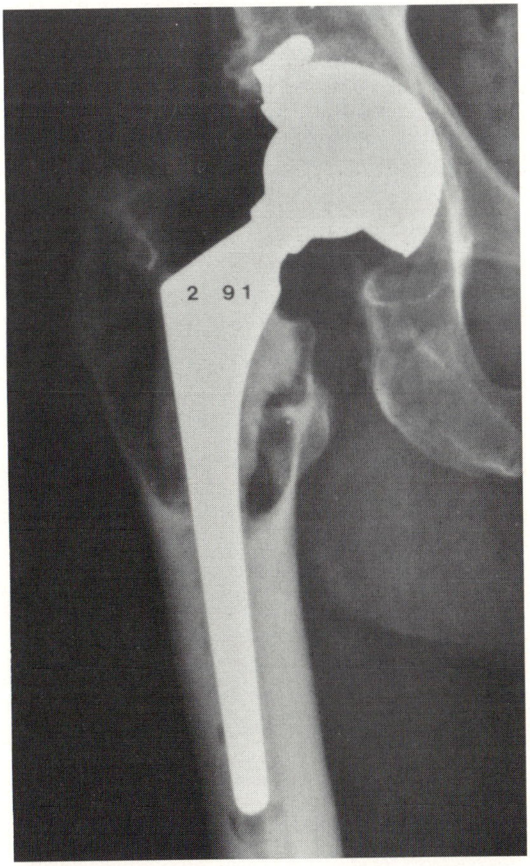

Abb. 7.**6** Auf dieser Röntgenaufnahme ist die Knochenresorption im Bereich der Femurkomponente einer Hüftgelenktotalprothese gut sichtbar. Die Knochenresorption wird sowohl durch Lastaufnahme als auch durch eine biologische Reaktion auf Abriebpartikel verursacht.

Bisher wurde beschrieben, wie ein erheblicher Anteil des Biegemoments aufgrund der Lastaufnahme von einem Marknagel beziehungsweise einem Femurschaft aufgenommen wird. Nun soll ein möglicher Versagensmechanismus am Beispiel eines Schaftes einer gut verankerten, zementierten 316LVM-Edelstahl-Femurkomponente einer Hüftgelenkprothese erläutert werden (5). Dazu betrachte man die Lastspitzen während eines Schrittzyklus. Das Biegemoment, das durch die Gelenkkraft am Acetabulum und den Zug des Musculus glutaeus maximus am Trochanter maior entsteht, beträgt in dem Querschnitt des Schaftes, in dem es zur Fraktur gekommen ist (Abb. 7.**7**), 140 Newton. Dieses Moment muß von dem Knochen, dem PMMA und dem Schaft aufgenommen werden. Die Biegesteifigkeit (Elastizitätsmodul multipliziert mit dem Flächenträgheitsmoment) dieser Komponenten beträgt 293 Newtonmeter^2, 3 Newtonmeter^2 beziehungsweise 120 Newtonmeter^2, womit sich eine Biegesteifigkeit der zusammengesetzten Struktur von insgesamt 416 Newtonmeter^2 ergibt. Das Moment, das der Schaft aufnimmt, beträgt

$$\begin{aligned}\text{Moment}_{\text{Schaft}} &= \frac{(E \times I)_{\text{Schaft}}}{(E \times I)_{\text{zusammengesetzt}}} \times 140\ \text{N}\cdot\text{m}\\ &= \frac{120\ \text{N}\cdot\text{m}^2}{416\ \text{N}\cdot\text{m}^2} \times 140\ \text{N}\cdot\text{m}\\ &= 40{,}3\ \text{N}\cdot\text{m}\end{aligned}$$

Die maximale Spannung in einem Balken wird durch Division des angreifenden Biegemoments durch den Schnittmodul (Gleichung 5.6) berechnet. Für den Schaft gilt

$$\begin{aligned}\text{Schnittmodul} &= \frac{I}{c}\\ &= 1{,}33 \times 10^{-7}\ \text{m}^3\end{aligned}$$

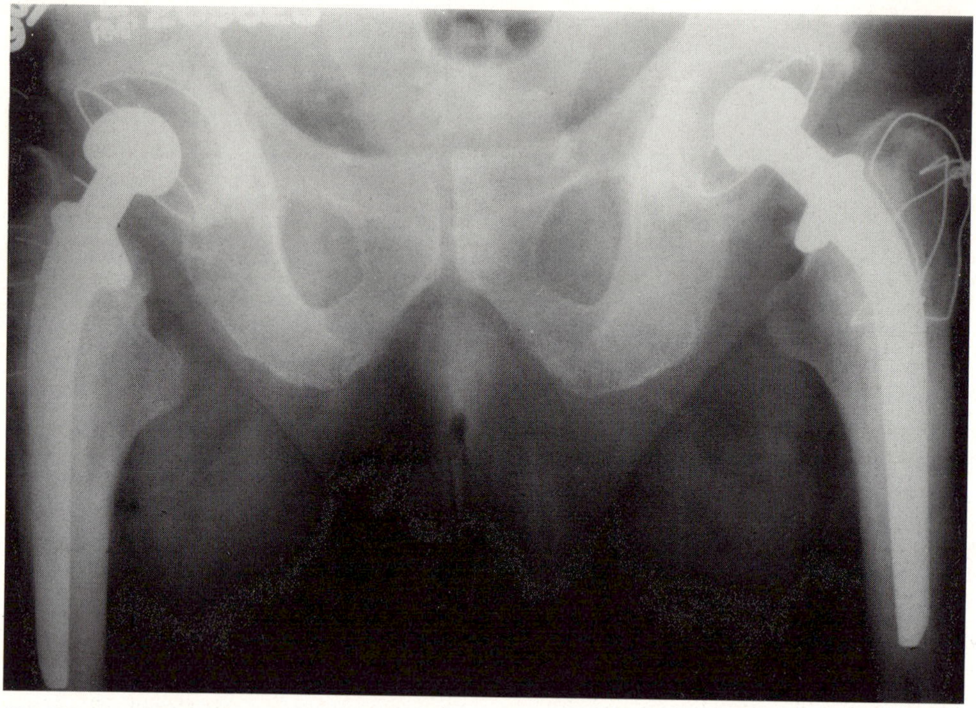

Abb. 7.**7a** Röntgenaufnahme eines Patienten mit frakturierter Femurprothese.

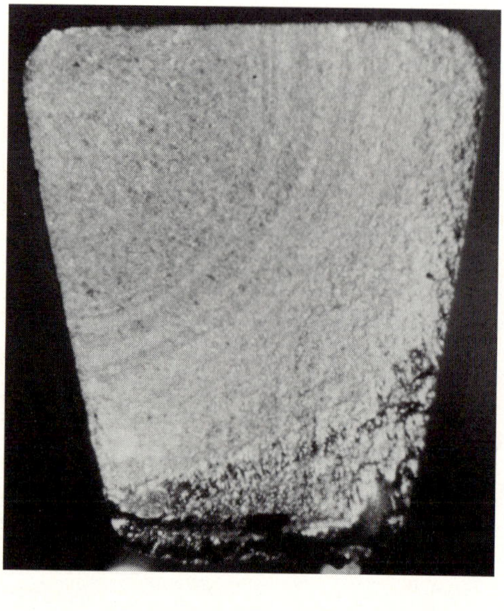

Abbildung 7.**7b** Der frakturierte Querschnitt befindet sich zwischen dem proximalen Drittel und den distalen zwei Dritteln des Schaftes. Auf der Oberfläche ist eine „Venusmuschel"-Zeichnung zu erkennen, die von der anterolateralen Ecke ausgeht.

Daher beträgt die Höchstspannung

$$\text{Höchstspannung} = \frac{\text{Moment}_{\text{Schaft}}}{I/c} = 303 \text{ MPa}$$

Ein Vergleich der Höchstspannung in dem gut verankerten Schaft mit der Streckgrenze von 316LVM-Edelstahl zeigt, daß die induzierte Spannung einen erheblichen Anteil der Streckgrenze ausmacht. Wie aus Tabelle 4.**3** hervorgeht, ist die Dauerfestigkeit von Edelstahl etwa halb so hoch wie die Streckgrenze (Tabelle 4.**2**). Folglich erreicht die induzierte Spannung im Schaft einer korrekt zementierten Prothese nahezu die Spannungshöhe, die notwendig ist, um einen Ermüdungsbruch zu verursachen.

Bei genauer Betrachtung des Schaftrandes in Abbildung 7.**7***A* ist eine geringfügige Unregelmäßigkeit am lateralen Rand des linken Femurs zu sehen. Der betroffene Patient klagte über einen plötzlich einsetzenden lokalen Schmerz im Oberschenkel. Bei der Operation wurde eine Fraktur des Schaftes festgestellt, obwohl das proximale und das distale Fragment korrekt fixiert waren. Auch wenn frakturierte Femurschäfte häufig auf eine mechanische Lockerung zurückzuführen sind, können auch andere Faktoren ausreichend hohe dynamische Spannungen (durch Lastaufnahme) und damit eine Ermüdung verursachen.

7.2 Lastübertragung

Mit der Einführung des Oberflächenersatzes für Teil- und Totalgelenkprothesen entstand ein neuer Lastübertragungsmechanismus zwischen den Prothesenkomponenten und dem Knochen. Diese Prothesen und ihre modernen Ausführungen weisen breite Kontaktflächen mit der Spongiosa der Epiphyse auf. Häufig umfassen sie zusätzliche Osteosyntheseimplantate wie Nägel, Stifte und Schrauben. Die Mechanik der Lastübertragung zwischen diesen Implantaten und dem Spongiosabett unterscheidet sich von jener der lastaufnehmenden Implantate. Bei lastübertragenden Implantaten greift die Gelenklast am mittleren Bereich der Struktur an (Abb. 7.**1**). Diese Last muß über das Implantat auf das spongiöse Knochenbett übertragen werden. Im wesentlichen wird die gesamte, auf das Implantat einwirkende Last solange vom Implantat aufgenommen, bis die Last auf das Spongiosalager übertragen wird.

Bei der Analyse des Lastübertragungsmechanismus geht es hauptsächlich um drei Fragestellungen:

1. Wie wird die Last von der Gelenkkontaktfläche auf das Implantat verteilt? Zu beachten ist hierbei, daß die Gelenkkontaktfläche eine andere Implantatstruktur sein kann, zum Beispiel der Femurkopf einer Hüftgelenktotalprothese, der die Hüftpfannenprothese (Cup) berührt, oder aber eine natürliche Gelenkfläche, wie etwa der distale Femurkondylus, der mit einem MacIntosh-Tibiaplateaueinsatz artikuliert.

2. Welche Auswirkungen hat diese Lastverteilung auf die Form des Implantats? Hierbei ist zu bedenken, daß einige Implantate aus dünnen Metallkomponenten bestehen (zum Beispiel der Smith-Peterson-Cup) und andere Implantate noch flexiblere Tiabiaplateaus aus Polyethylen umfassen. Die Lasten an den Gelenkflächen ebenso wie die Lasten an der Prothesen-Knochen-Grenzfläche können diese Prothesen leicht verformen.

3. Wie wirken sich die kombinierten Effekte der Gelenklast und der Prothesenverformung auf die Lastverteilung am Prothesen-Knochen-Übergang aus? Da die Schaffung einer stabilen Prothesen-Knochen-Schnittfläche zu den wichtigsten Merkmalen einer Ge-

lenkprothese gehört, ist die Art der Lastübertragung zwischen Prothese und Knochen von entscheidender Bedeutung.

Die Lastverteilung und damit auch die Kontaktspannungen auf der Gelenkfläche der lastübertragenden Implantate hängt von der Form der Kontaktflächen und dem Elastizitätsmodul der sich berührenden Materialien ab. Bei dünnen Implantaten, die aus Materialien mit niedrigem E-Modul bestehen, oder bei Implantaten, deren Kontaktflächen vollkommen unterschiedliche Elastizitätsmoduln haben, beeinflußt auch die Dicke der Komponente die Lastverteilung auf der Kontaktfläche. Um diese Auswirkungen der Oberflächengeometrie, des Elastizitätsmoduls und der Dicke auf die Kontaktspannungen darzulegen, sollen drei Systeme miteinander verglichen werden (6). Als Vergleichsstandard dient die Form, der Elastizitätsmodul (1 Gigapascal) und die Dicke (8 Millimeter Polyethylen) eines konventionellen, modernen Kondylär-Kniesystems (Abb. 7.8*A*). Die Gelenklast wird auf beide Kondylen gleichmäßig verteilt. Die resultierende Kontaktspannungsverteilung wird mit der Spannungsverteilung verglichen, die in einem Implantat mit gleicher Geometrie, aber doppelt so hohem Elastizitätsmodul der Polyethylenkomponente hervorgerufen wird, wie dies bei „verstärktem" Polyethylen der Fall wäre. Unter diesen Umständen erhöhen sich die maximalen Kontaktspannungen um 40 Prozent (Abb. 7.8*B*). Das nächste System hat dieselben Materialeigenschaften wie System *A*, weist jedoch eine geringere Konformität der Polyethylenkomponente auf, da die Tibiaplateaukomponente etwas abgeflacht wurde. Aufgrund dieser Änderung steigt die maximale Kontaktspannung um 14 Prozent (Abb. 7.8*C*). Das dritte System schließlich hat dieselbe Krümmung und dieselben Materialeigenschaften wie System *A*, jedoch wurde die Polyethylendicke von 8 Millimeter auf 5 Millimeter verringert. Dadurch erhöhen sich die maximalen Kontaktspannungen um 29 Prozent (Abb. 7.8*D*).

Da die Kontaktspannungen, die aufgrund der Gelenkbelastung in der Prothese auftreten, von der Form der Berührungsflächen abhängen, ist die Geometrie der Kontaktflächen bei allen Gelenkbewegungen zu beachten. Wie in Kapitel 3 verdeutlicht wurde, wird die Gelenklast nicht in allen

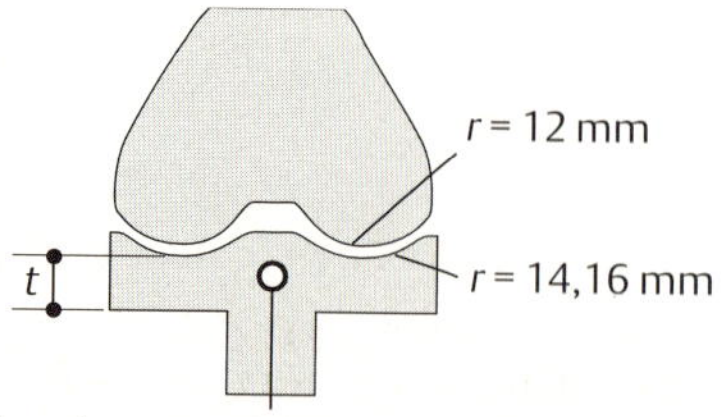

	(mm)	E-Modul (GPa)	(mm)	relative Kontaktspannung
A	8	1	12 14	1,00
B	8	2	12 14	1,40
C	8	1	12 16	1,14
D	5	1	12 14	1,29

Abb. 7.8 Der Krümmungsradius der Kontaktflächen, der Elastizitätsmodul von Polyethylen sowie die Dicke der Komponente beeinflussen die Kontaktspannung in einer Tibiakomponente einer Kniegelenktotalprothese. Die Kontaktspannungen der Systeme *B*, *C* und *D* werden mit *A* verglichen.

Stellungen eines stabilen Kniegelenks gleichmäßig zwischen dem medialen und dem lateralen Kompartiment verteilt. Wenn das Kniegelenk zum Beispiel durch ein Flexionsmoment und ein Varusmoment belastet wird, kann die Last ausschließlich auf dem medialen Plateau konzentriert sein (Abb. 3.**18**). Bei extremen Varusmomenten kann sich das laterale Plateau vom lateralen Femurkondylus trennen, womit ein lateraler Spalt von 3 bis 5 Millimeter entsteht.

Im folgenden soll die Lastverteilung bei einer Varusrotation der Tibiakomponente um 3 Grad untersucht werden. Dabei sollen zwei Oberflächengeometrien, eine mit konstantem Radius (Abb. 7.**9a**) und eine aus drei Radien zusammengesetzte (Abb. 7.**9b**), betrachtet werden. Bei gleichmäßiger Belastung des medialen und des lateralen Kondylus ist die Spannungsverteilung für beide Oberflächengeometrien gleich. Vergleicht man die beiden Prothesen jedoch bei etwas stärkerer Belastung in einer Varusrotationsstellung von 3 Grad, so weist die Geometrie mit gleichem Radius eine wesentlich ausgewogenere Spannungsverteilung auf. Im Gegensatz zu der Oberfläche mit unterschiedlichem Radius ändert sich die Spannungsverteilung auf der Oberfläche mit gleichem Radius bei der Varusrotation von 3 Grad überhaupt nicht. Da die Haltbarkeit von Totalknieprothesen hauptsächliche durch Verschleiß der Polyethylenkomponenten beschränkt wird, sollten sämtliche Designparameter, die zu hohen Oberflächenspannungen beitragen, untersucht werden. In diesem Fall stellt man fest, daß die scheinbar angemessene oder sogar wünschenswerte Oberflächengeometrie (also relativ flache Oberflächen) nur in einem der zahlreichen normalen Zustände angemessene Spannungen hervorruft. Flache Oberflächengeometrien, die nur bei einem Lastzustand kongruent sind, werden der Aufgabe, die Kontaktspannungen bei den zahlreichen unterschiedlichen *in vivo*-Beanspruchungen zu reduzieren, nicht gerecht.

Die Verformung des Implantats infolge der Oberflächenbelastung hat tiefgreifende Auswirkungen auf das Lastübertragungsmuster zwischen dem Implantat und dem stützendem spongiösen Knochenbett. Bei den meisten Implantatdesigns stimmen die Berührungsflächen zwischen Implantat und Spongiosa anfangs überein. Dies gilt für die flachen Unterseiten der Tibiaplateaus ebenso wie für die sphärischen Außenflächen der Hüftgelenkpfannen. Um eine gleichmäßige Lastübertragung an diesen Grenzflächen zu gewährleisten, sollte sich die Form der Prothese bei Belastung nicht wesentlich ändern. Der

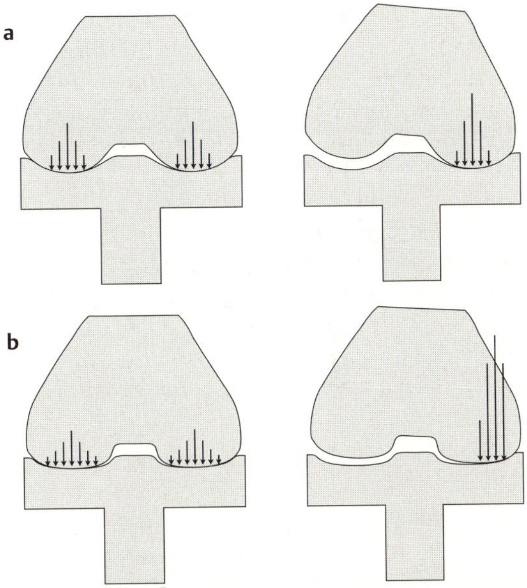

Abb. 7.**9** Hier sind zwei unterschiedlich gestaltete Kniegelenktotalprothesen zu sehen. **a** Bei diesem Design hat jedes Plateau einen einheitlichen medial-lateralen Krümmungsradius. **b** Bei diesem Design weist jedes Plateau drei Krümmungsradien in medial-lateraler Richtung auf (einen großen Radius, der eine nahezu flache Oberfläche bildet, mit zwei kleineren Krümmungsradien an den beiden Rändern). Wenn die Gelenkkontaktkraft gleichmäßig auf beide Plateaus verteilt ist, weist Design **b** eine größere Kontaktfläche auf (ausgewogenere Lastverteilung) als Design **a**. Wird ein ausreichend großes Varus- oder Valgusmoment angewendet, so daß die gesamte Last auf ein Plateau verlagert wird (rechts), ist die Last bei Design **b** wesentlich stärker konzentriert.

Zusammenhang zwischen Oberflächenlasten, Implantatsteifigkeit und Lastübertragung an der Prothesen-Knochen-Schnittfläche soll an einem einfachen Modell eines Tibiaplateaus erläutert werden. In diesem Beispiel wirkt die gesamte Last auf einen Kondylus. In Abbildung 7.**10a** ist ein Tibiaplateau mit einer Dicke von 8 Millimeter, aber mit einer übertrieben großen medial-lateralen Breite dargestellt. In Abbildung 7.**10b** ist die medial-laterale Breite entsprechend den durchschnittlichen anatomischen Maßen dargestellt, während sie in Abbildung 7.**10c** anomal schmal gezeichnet ist.

Bei Belastung der Gelenkfläche des Plateaus in Abbildung 7.**10a** entstehen Kontaktkräfte an der Prothesen-Spongiosa-Grenzfläche. Diese Prothesen-Knochen-Kontaktkräfte treten auf einer breiteren Fläche auf als die Kontaktkräfte, die an der Gelenkfläche angreifen. Die resultierende Biegemomentenverteilung im Implantat bewirkt eine konkav-aufwärts gerichtete Deformation, so daß die verformte Prothese die Knochenoberfläche nicht

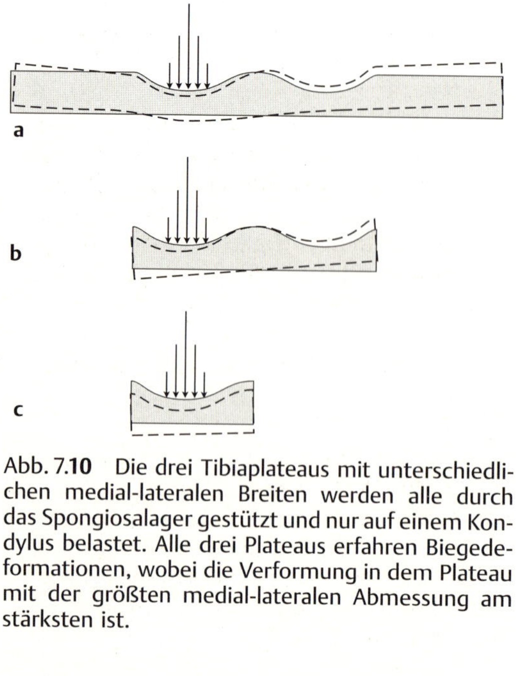

Abb. 7.10 Die drei Tibiaplateaus mit unterschiedlichen medial-lateralen Breiten werden alle durch das Spongiosalager gestützt und nur auf einem Kondylus belastet. Alle drei Plateaus erfahren Biegedeformationen, wobei die Verformung in dem Plateau mit der größten medial-lateralen Abmessung am stärksten ist.

mehr berührt. Je nach Verbindung von Prothese und Knochen findet in den Trennungsbereichen, beispielsweise bei zementierten Prothesen ohne ineinandergreifende Oberflächen auf dem Tibiaplateau, keine Lastübertragung statt. Andere Verankerungsverfahren wie z. B. die Zementhaftung oder der knöcherne Einwuchs durch poröse Oberflächenbeschichtung, lassen an dieser Grenzfläche die Entstehung von Zugkräften zu. In diesen Fällen bewirken die Zugkräfte an der Prothesen-Spongiosa-Schnittfläche eine Änderung des Deformationsmusters. Daher können Komponenten von Totalgelenkprothesen, die relativ dünn sind, komplexe Lastübertragungsmuster aufweisen, die von dem Dicke-Breite-Verhältnis der Komponente sowie von der Oberflächenbefestigung abhängen.

Bei dem normal großen Plateau (Abb. 7.**10b**) besteht immer noch die Tendenz zur konkav-aufwärts gerichteten Plateaudeformation. Ohne Zementhaftung kommt es jedoch wegen der im Vergleich zur Dicke relativ geringen Breite nur zu einer geringfügigen Trennung an der äußeren lateralen Ecke. Bei Zementhaftung entstehen Zugkräfte am lateralen Rand, die mit einer geringeren Anhebung einhergehen.

Betrachtet man das Tibiaplateau mit reduzierter Breite (Abb. 7.**10c**), das eine unikondylare Komponente darstellen könnte, bemerkt man, daß der Biegeeffekt aufgrund der schmalen Plateaubreite minimiert wird (wie in Kapitel 5 erläutert wurde, ändert sich der Betrag der Biegedeformation in einem Balken mit der dritten Potenz seiner Länge). Mit seiner schmalen medial-lateralen Breite (also kurzen Balkenlänge) überträgt das Tibiaplateau die Last fast gleichmäßig auf die Spongiosa-Grenzfläche. Allerdings werden überall dort, wo sich die Lastverteilung auf einer Kontaktfläche abrupt ändert, hohe Schubspannungen induziert. Somit kommt es unterhalb des lateralen Randes des medialen Tibiaplateaus zu einer abrupten Änderung der Kontaktlasthöhe. Dadurch werden hohe Schubspannungen im Knochen hervorgerufen.

Auf der Grundlage dieser Erkenntnisse kann nun die ideale Form einer Komponente eines Totalgelenkoberflächenersatzes definiert werden. Das Längen-Dicke-Verhältnis sollte zum einen eine einigermaßen gleichmäßige Lastübertragung gewährleisten, um große Trennungsbereiche zu vermeiden, und zum anderen einen ausreichend großen Kontaktbereich erzeugen, um abrupte Belastungsänderungen am Kontaktrand zu vermeiden. Eine weitere Möglichkeit zur Gestaltung von Gelenkersatzkomponenten ist die Verwendung von zusammengesetzten Strukturen, zum Beispiel von Metallträgern mit einem Polyethylen-Inlay. Unabhängig von der jeweiligen Anwendung versteift der Metallträger die zusammengesetzte Komponente durch Erhöhung der effektiven Dicke. Dadurch verhält sich das Implantat so, als ob es ein niedrigeres Längen-Dicke-Verhältnis hätte.

Neben dem Längen-Dicke-Verhältnis, das ein ausschlaggebender Faktor für das Ausmaß der Lastübertragung zwischen der Prothese und dem Spongiosabett ist, spielt auch die Kontaktfläche eine wichtige Rolle. Bei Tibiaplateaus konventionell gestalteter Prothesen ist das Längen-Dicke-Verhältnis ein wichtigerer Faktor als die Kontaktfläche. Jedoch kann die Kontaktfläche auch den Lastübertragungsgrad fast proportional beeinflussen (das heißt, 10 Prozent größere Fläche, 10 Prozent weniger Spannung). Daher gehört die Maximierung der Kontaktfläche innerhalb des klinisch zulässigen Bereichs zu den grundlegenden Designanforderungen.

Viele der ersten zementierten Oberflächenersatzprothesen hatten an der Prothesen-Spongiosa-Schnittfläche zentrale Schäfte oder periphere Stifte. Diese Merkmale ermöglichten eine mechanische Verriegelung, die ein Gleiten zwischen den Kontaktflächen während der Implantation verhinderten. Wie später aus analytischen Studien hervorging, haben diese Merkmale einen unerwarteten Einfluß auf die Lastübertragung (7). Man nahm an, daß die zentralen Schäfte eine primäre Lastübertragungsstruktur seien; doch wurde nachgewiesen, daß tatsächlich nur höchstens 20 Prozent der Last durch den Schaft übertragen werden, da der Schaft in einem spongiösen Knochenbereich mit niedriger Dichte implantiert ist. Dennoch ist der Schaft ein nützlicher zusätzlicher Lastübertragungsmechanismus, wenn sich fibrinöses Gewebe unter den Rändern des Tibiaplateaus bildet. Tibiastifte dagegen nehmen eine größere Last auf als erwartet. Dies gilt insbesondere für die Stifte, die zur besseren Fixierung von metallspongiösen Oberflächenstrukturen verwendet werden (8). Wenn der Knochen in den Stift einwächst, wird ein Großteil der Last durch den Metallträger in die Bereiche übertragen, die die relativ steife Stift-Spongiosa-Schnittfläche umgeben.

Häufig wird in bezug auf die Lastübertragung zwischen einem Oberflächenersatz und einer Epiphysenstruktur von der falschen Annahme ausgegangen, daß das Implantat in der Lage sei, die Last direkt auf die Kortikalis zu übertragen. Die Kortikalis ist sehr dünn und flexibel (9). Die Verbindung an der Grenzfläche von Implantat und Kortikalis ist zwar möglich, bewirkt aber keine nennenswerte Lastübertragung, da sich die Steifigkeit der Kortikalis nur geringfügig von der Steifigkeit des Spongiosa-Knochenbetts unterscheidet.

Ein mechanisches Versagen von Lastübertragungssystemen kann hauptsächlich durch zwei Möglichkeiten verursacht werden: durch Kompressionsfraktur des Knochens an der Prothesen-Spongiosa-Verbindung und durch einen Implantatbruch. Das Versagen des Knochengewebes ist auf eine Drucküberlastung zurückzuführen und kommt in der Regel durch Ermüdung zustande. Klinisch ist die Ermüdung des Knochens durch Dauerbelastung, allmählich einsetzende Schmerzen und Knochenresorption charakterisiert. Dieser Prozeß kann entweder bis zur makroskopischen Resorption, Senkung oder Dislokation fortschreiten oder selbstlimitierend sein, sofern das Implantat über einen anderen stabilen Lastübertragungsweg verfügt. Man kann durchaus davon ausgehen, daß es zur Ermüdungsfraktur des Knochens kommt, wenn die induzierten Druckspannungen auf 60 bis 80 Prozent der Belastungsgrenze ansteigen (10). Dieses Spannungsniveau kann erreicht werden, wenn die normalen Druckspannungsspitzen in der Spongiosa intakter Gelenke aufgrund der Implantation einer Oberflächenersatzprothese um 50 bis 100 Prozent ansteigen. Faktoren, die die Spannungen im Knochen erhöhen, sind flexiblere Oberflächenersatzkomponenten (höheres Längen-Dicke-Verhältnis), Verteilung der Gelenklasten auf eine kleinere Fläche (mangelnde Konformität bei sämtlichen Lastzuständen), Lastübertragung der Gelenkkräfte auf den Rand (durch anteroposteriore oder medial-laterale Instabilität) und Merkmale, die eine Spannungskonzentration bewirken (periphere Stifte). Wie in Analysen nachgewiesen wurde, können die druckspannungssteigernden Effekte der Lastkonzentration und der Randbelastung an der Prothesen-Spongiosa-Schnittfläche durch Metallträger herabgesetzt werden (7). Lassen sich extreme Lastkonzentrationen und Randbelastungen aber durch andere Designmöglichkeiten vermeiden, so können die Druckspannungen in der Spongiosa auch durch Polyethylen-Tibiakomponenten problemlos innerhalb des zulässigen Bereichs gehalten werden.

Die meisten Lastübertragungskomponenten sind entweder zementiert oder weisen poröse Metalloberflächen auf, in die das Gewebe einwachsen kann. Die lange Haltbarkeit der zementierten Verbindungsfläche ist daher eine berechtigte Forderung in der klinischen Praxis. Dabei stellt sich die Frage, ob die Zementschicht an der Verbindung von Prothese und Spongiosa unbegrenzten Belastungen standhalten kann. Zunächst muß hierbei berücksichtigt werden, daß der Zement an der Grenzfläche zwischen der Prothese und dem Knochen praktisch den gleichen Spannungen ausgesetzt ist wie das darunterliegende Knochengewebe (7). Die Zementschicht ist in der Regel dünn, und der Elastizitätsmodul von PMMA unterscheidet sich nur unwesentlich von dem der Spongiosa (Tabelle 4.**1** und Abb. 6.**2**).

Im folgenden soll die Belastung des mittleren Plateaus und die Randbelastung des in Abbildung 7.**9***A* dargestellten Kniegelenks untersucht und die Spannungen in der Spongiosa und im Zement mit der Fließgrenze und der Dauerfestigkeit dieser beiden Materialien verglichen werden. In Abbildung 7.**11** sind die Streck- und Quetschgrenze der Spongiosa und eines typischen Knochenzements dargestellt. Darüber sind die Höchstspannungen in der Spongiosa und im Zement aufgetragen, die durch die beiden Lastkonfigurationen jeweils hervorgerufen werden. Wie bereits

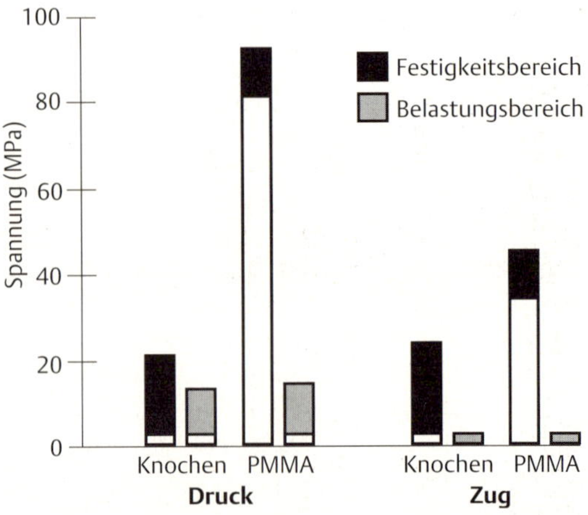

Abb. 7.11 Die maximalen Zug- und Druckspannungen (Fließgrenze) von PMMA-Knochenzement und Spongiosa werden mit den induzierten Spannungen in diesen Materialien unter dem Tibiaplateau verglichen. Die Dauerfestigkeit beträgt etwa 60 Prozent der Fließgrenze.

vorher erwähnt wurde, sind die Spannungen im Zement und in der Spongiosa praktisch gleich. Die Spannungsspitzen in der Spongiosa liegen weit unter ihrer Dauerfestigkeit (60 Prozent ihrer Fließgrenze), selbst wenn die gesamte Last zentral auf einem Kondylus einwirkt. Wird die Last auf den Rand des Kondylus verlagert, so erreicht die Spannung in der Spongiosa einen erheblichen Prozentsatz ihrer Dauerfestigkeit. Dies bestärkt die vorherige Schlußfolgerung, daß die Randbelastung einen Ermüdungsbruch des Knochens verursachen kann.

Die Analyse der Beanspruchung des Knochenzements ergibt ein völlig anderes Bild. Weder die zentrale Lastkonzentration auf einem Kondylus noch die Randbelastung rufen Druckspannungen hervor, die die Druckdauerfestigkeit des Zements erreichen. Bei Betrachtung der maximalen Zugspannungen, die durch diese beiden hohen Belastungen hervorgerufen werden, stellt man fest, daß aufgrund des erheblichen Unterschieds zwischen der induzierten Zugspannung und der Zugdauerfestigkeit auch ein Ermüdungsbruch durch Zugbelastung unwahrscheinlich ist. Folglich besitzt PMMA eine ausreichende Festigkeit, um ein solide Verankerung der Prothese im Knochen zu gewährleisten.

Der zweite Versagensmodus des lastübertragenden Oberflächenersatzes ist die Fraktur der Komponente. Es handelt sich fast immer um einen Ermüdungsbruch, wovon sowohl Vollpolyethylen-Komponenten (11) als auch Polyethylenkomponenten mit Metallträger (12) betroffen sind. Bei Hüftpfannenendoprothesen (Cups) kommt es auf den Spannungskonzentrationsflächen in der Regel zu einem Polyethylen-Ermüdungsbruch. Die Lasten auf den Gelenkflächen bewirken zusammen mit den Kontaktkräften an der Prothesen-Knochen-Grenzfläche eine lokale Biegung der Hüftpfanne. Weist die Hüftpfanne tiefe Furchen zur besseren Zementverankerung auf, können die lokalen Spannungen im Polyethylen die Dauerfestigkeit des Polyethylens übersteigen und ein Versagen verursachen (Abb. 7.**12**).

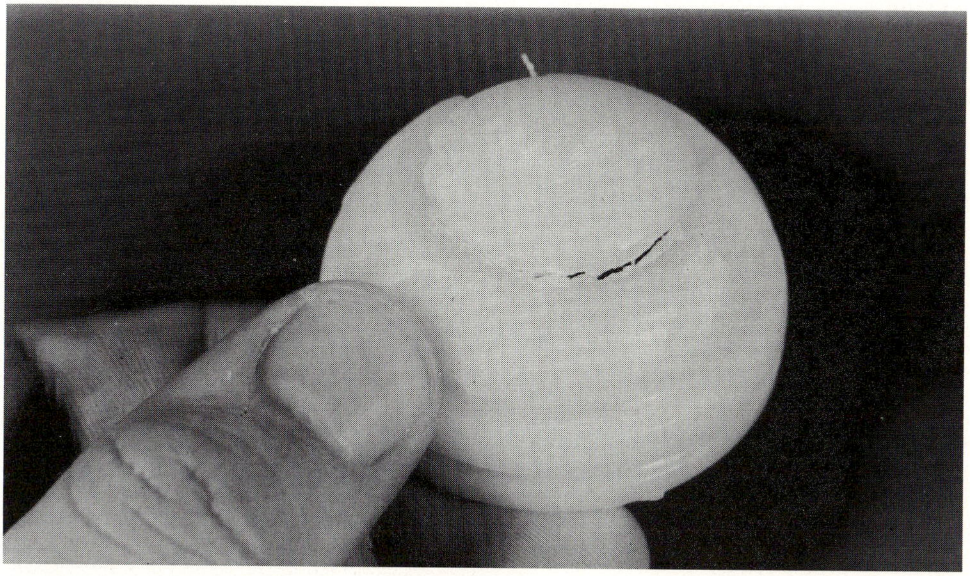

Abb. 7.**12** Die Fraktur dieser Hüftpfannenendoprothese hat sich im Bereich einer tiefen Furche ausgebreitet, die zur verbesserten Zementfixierung dient.

Metallträger, die zur besseren Haftung der metallporösen Beschichtung gesintert sind, vermindern die Dauerfestigkeit. Die induzierten Biegemomente rufen Zugspannungen hervor, welche die reduzierte Dauerfestigkeit des Metalls übersteigen können (Abb. 4.**22**). Dies gilt insbesondere dann, wenn zusätzliche Spannungskonzentratoren wie Löcher oder scharfe Diskontinuitäten an der Verbindungsstelle von zentralem Schaft und Metallträger vorhanden sind. Zum Beispiel haben Tibiaplateaus, die das hintere Kreuzband aussparen, einen posterioren Ausschnitt, der hohe lokale Spannungen erzeugt. Die Spannungen werden durch die Plateauverformung bei posteriorer Belastung der Kondylen verursacht. Dieser Effekt ist genau genommen keine Spannungskonzentration, sondern eine strukturelle Schwächung, die auf die verminderte Torsions- und Biegesteifigkeit des Metallträgers zurückzuführen ist. Die Ermüdungsrisse entstehen in den spannungsreichen Regionen an der Ecke der Aussparung.

7.3 Kontaktprobleme bei Totalgelenkprothesen

Obwohl die Komponentenfraktur und das mechanische Versagen an der Prothesen-Knochen-Schnittstelle klinisch bedeutende Probleme darstellen, machen diese Schädigungen nur einen Bruchteil aller Versagensursachen von Totalgelenkprothesen aus. In der Regel treten diese beiden mechanischen Versagensmodi in den ersten Jahren nach der Implantation auf. Das langfristige Versagen dagegen ist in der Regel durch Oberflächenverschleiß bedingt. Ein verschleißbedingtes Versagen tritt gewöhnlich nach zehn Jahren auf und ist auf die Entstehung und die anschließende Kumulation von Polyethylenabriebpartikeln im Gelenkgewebe zurückzuführen. Da der chemische Abbau des Polyethylens zu einer Erhöhung seines Elastizitätsmoduls und zu einer Verschlechterung seiner Festigkeitseigenschaften führt, steigt mit der Zeit die Wahrscheinlichkeit eines Verschleißversagens (Partikelbildung) und eines mechanischen Versagens infolge hoher Spannungen. Das letztere Problem läßt sich durch Designparameter in gewissem Maße beeinflussen.

Im folgenden soll der Einfluß von Form- und der Materialeigenschaften auf die Spannungen in Polyethylenkomponenten von Totalgelenkprothesen an zwei Konfigurationen eines Finite-Element-Modells untersucht werden (Abb. 7.**13**). Das Modell stellt ein einfaches Polyethylen-Tibiaplateau einer totalkondylären Prothese dar. Der posteriore Anteil des Tibiaplateaus wird durch den posterioren Anteil des Femurkondylus belastet, wie dies bei der Flexion des Knies der Fall ist. In der zweiten Konfiguration berührt das Tibiaplateau den distalen Anteil des Femurkondylus weiter anterior, was den Kontakt mit der Femurkomponente bei der Extension darstellt. Es soll angenommen werden, daß die während des Treppensteigens verursachte Druckbelastung des Knies nur einen Kondylus beansprucht. Diese Belastungsverhältnisse sind normal, wenn

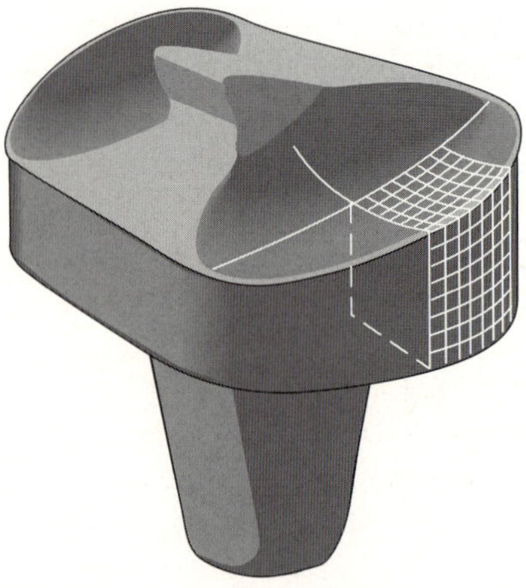

Abb. 7.**13** Das Finite-Element-Modell stellt eine Polyethylen-Tibiakomponente dar. Das Modell wird durch Zerlegung der Komponente in zahlreiche Elemente konstruiert, wie dies an einem Teil des Tibiaplateaus verdeutlicht ist.

ein Varus- oder Valgusmoment auf das Knie einwirkt und eine Last für die druckausübende Gelenkkraft im Knie erzeugt, die etwa das Vierfache des Körpergewichts beträgt (4 × 750 Newton = 3000 Newton).

Im folgenden geht es um die Fähigkeit von Polyethylen, den Spannungen standzuhalten, die entstehen, wenn die Femurkomponente Lasten von bis zu 3000 Newton erzeugt. Diese Spannungen sollen mit den mechanischen Materialeigenschaften von Polyethylen verglichen werden, um die Wahrscheinlichkeit des Versagens zu bestimmen. Dazu werden die Spannungen im Polyethylen mit Hilfe der Finite-Element-Analyse ermittelt, da sich mit diesem Verfahren – im Gegensatz zu physikalischen Versuchen, in denen nur der Kontaktdruck oder die Oberflächendehnung bestimmt werden kann – auch die Spannungen innerhalb des Materials untersuchen lassen. Auf diese Weise ist es möglich, die Bereiche mit den höchsten Spannungen zu bestimmen und somit vorherzusagen, wann und wo es in der Polyethylenkomponente zum Versagen kommt.

Das zu untersuchende Finite-Element-Modell besteht aus einer normalen rechteckigen Anordnung kleiner Elemente und berücksichtigt neben der Geometrie der Tibiakomponente auch die entsprechenden Materialeigenschaften. Mittels Zug- und Druckversuche mit ultrahochmolekulargewichigen Polyethylenprüfkörpern kann das Spannungs-Dehnungsverhalten des Materials charakterisiert werden (Abb. 4.**13**). Zur Vereinfachung der Analyse kann die tatsächliche, nichtlineare Kurve durch die Tangentenmethode näherungsweise ermittelt werden (Abb. 4.**14**), womit man vier Geraden erhält, die man als „bilinear" bezeichnen könnte. Dies bedeutet, daß jeder Quadrant (Zug- oder Druckbelastung) durch zwei Geraden dargestellt wird.

Im Rahmen der Finite-Element-Methode wird die Polyethylenoberfläche so verformt, daß sie mit der Form der metallischen Femurkomponente übereinstimmt; zudem wird ein Widerstand gegen die Drucklast erzeugt, der gleich der Gelenkkraft ist. Dadurch erzeugt die angenommene Spannungsverteilung zum einen eine resultierende Kontaktkraft, die gleich der Gelenkkraft ist, und zum anderen ein Deformationsmuster an der Kontaktfläche, das eine mit der Femurkomponente kongruente Oberflächenform bewirkt.

Mit der Finite-Element-Analyse werden Spannungs- und Bewegungsverteilungen im gesamten Tibiaplateau ermittelt. Von besonderem Interesse sind normalerweise die Bereiche mit den höchsten Spannungen oder den stärksten Bewegungen. Im allgemeinen entstehen die höchsten Spannungen unmittelbar auf der Kontaktfläche. Die Finite-Element-Analyse ergibt im Falle der Extensionsstellung ein stark exzentrisches elliptisches Kontaktmuster (Abb. 7.**14a**) und bei der Flexionsstellung ein weniger exzentrisches elliptsches Kontaktmuster (Abb. 7.**14b**). Das Vorzeichen der Spannungshöhe weist auf Zug (+) beziehungsweise Druck (–) hin. In der Mitte der Kontaktfläche treten die höchsten Druckspannungen auf, während die Peripherie mäßige Zugspannungen aufweist. Dieses Phänomen wird verständlich, wenn man sich vor Augen führt, daß die durch den Kontakt bewirkte Einbuchtung das Oberflächenmaterial am stärksten in der Mitte des Kontaktbereichs verschiebt – daher die hohen Druckspannungen. In einigen Bereichen ist die Kontaktfläche jedoch auseinandergezogen, um mit der Form der Femurkomponente übereinzustimmen. Diese Dehnung ist am Rand der Kontaktregion am stärksten – daher die Zugspannungen.

Das Kniegelenk wird selten statisch belastet. Normalerweise befindet sich das Knie bei Belastung in Bewegung. Wie bereits beschrieben wurde, bewegen sich die Kontaktflächen relativ zum Tibiaplateau während der Kniegelenkflexion nach posterior

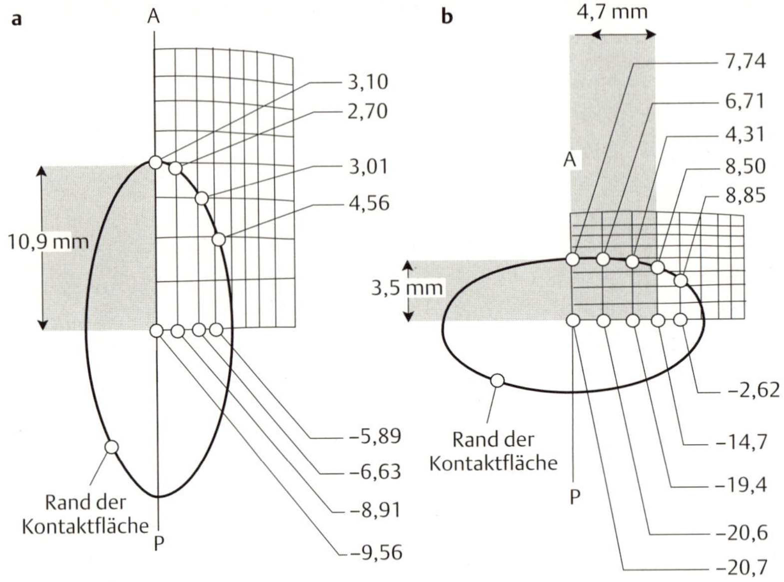

Abb. 7.**14** **a** Bei dem in Extension belasteten Knie treten in der Mitte der Kontaktfläche Druckspannungen und am Rand der Kontaktfläche Zugspannungen auf. **b** Bei einer Belastung in Flexionsstellung verändert sich die Form der Kontaktfläche, womit sich die Kontaktspannungen erhöhen (13).

und während der Extension nach anterior. Somit erfährt das Tibiaplateau während eines typischen Lastspiels, zum Beispiel beim Hochgehen einer Treppenstufe, eine ständige Abfolge unterschiedlicher Kontaktflächen. Drei dieser Kontaktflächen sind in Abbildung 7.**15** während des Übergangs von einer vollen Kniegelenkextension zu einer Flexion von 75 Grad dargestellt. Der Punkt, der in der Abbildung auf der Komponentenoberfläche zu sehen ist, befindet sich bei voller Extension in der Mitte der Kontaktfläche, bei teilweiser Flexion am anterioren Rand der Kontaktfläche und bei einer Flexion von 75 Grad außerhalb des Kontaktbereichs. Die Kontaktspannungen, die dieser Punkt im Polyethylen während eines Lastspiels erfährt, sind in Abbildung 7.**15** dargestellt. Wenn sich die Kontaktfläche über diesen Punkt hinweg bewegt, geht die Druckspannung in eine Zugspannung über und sinkt schließlich wieder auf Null ab. Es handelt sich um stark beanspruchende Belastungsverhältnisse, die ein Ermüdungsversagen begünstigen. Im Gegensatz zum Hüftgelenk, wo während des Lastspiels vorwiegend Druckspannungen im Polyethylen auftreten, erfährt das Tibiaplateau ein Wechsellastspiel (Wechsel zwischen Zug- und Druckspannung).

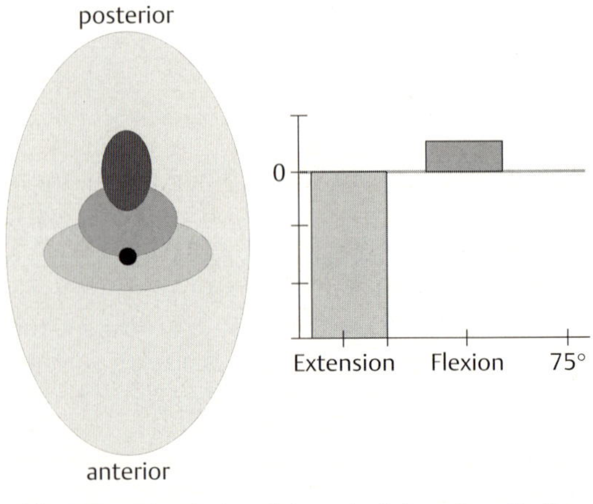

Abb. 7.**15** Die drei aufeinanderfolgenden Stellungen der Kontaktfläche, die drei unterschiedlichen Flexionsgraden entsprechen, decken unterschiedliche Teile des Tibiaplateaus ab.

Vergleicht man die Höhe der Spannungen in der Tibiakomponente mit den Materialeigenschaften von Polyethylen (Abb. 4.**13**), so bemerkt man, daß die Druckspannungen in der Mitte der Kontaktregion über den linearen Bereich der Spannungs-Dehnungskurve von Polyethylen hinausgehen. Diese hohen Spannungen können Polyethylen permanent verformen und bei ausreichend häufiger Belastung auch eine Ermüdungsschädigung verursachen. Somit gelangt man zu der Feststellung, daß die Belastungsverhältnisse im Kniegelenk die Grenze der Leistungsfähigkeit von ultrahochmolekulargewichtigem Polyethylen erreichen.

Da die lange Haltbarkeit von Totalgelenkprothesen ein offenkundiges Anliegen ist und da der Zusammenhang zwischen der Höhe der Kontaktoberflächenspannungen und dem langfristigen Oberflächenverschleiß bekannt ist, beschäftigt man sich mit der Beziehung zwischen der Höhe der Kontaktspannungen und den Variablen, die durch Design und Auswahl beeinflußt werden können. Im folgenden sollen drei Designvariablen – Komponentendicke, Oberflächenkonformität und Elastizitätsmodul von Polyethylen – und ihre Auswirkungen auf die Kontaktspannungshöhe untersucht werden. Diese Beziehungen werden durch Variation des entsprechenden Parameters im Finite-Element-Modell und erneute Lösung des Kontaktproblems ermittelt.

Zuerst werden die Effekte der Komponentendicke im Falle eines Totalkondylärkniegelenks untersucht, das zuerst in Extension und dann in Flexion belastet wird (Abb. 7.**16**). Man stellt eine extreme Nichtlinearität der Ergebnisse fest. Bei relativ dicken Komponenten (über 8 Millimeter) zeigen die maximalen Kontaktdruckspannungen bei einer Belastung mit 1500 Newton eine geringe Abhängigkeit von der Komponentendicke. Eine starke Erhöhung der Dicke um bis zu 50 Prozent (zum Beispiel von 8 Millimeter auf 12 Millimeter) bewirkt nur eine geringe Änderung der Spannungshöhe (von 33 Megapascal auf 28 Megapascal oder 15 Prozent). Dies steht in krassem Gegensatz zum Verhalten von dünneren Tibiaplateaus, wobei eine Dickeänderung um 50 Prozent (zum Beispiel von 8 Millimeter auf 4 Millimeter) einen Anstieg der Kontaktspannung um 35 Prozent hervorruft. Damit wird deutlich, wie wichtig die Wahl entsprechend dicker Polyethylenkomponenten zur Minimierung der Kontaktspannung ist.

Die Konformität ist eine weitere Designvariable, die beeinflußt oder gewählt werden kann. Bei einem Hüftgelenk kann der Freiraum zwischen Femur- und Hüftpfannenkomponente so beeinflußt werden, daß eine starke Konformität entsteht. Aufgrund der sphärischen Form beider Oberflächen ist in allen Ebenen eine Artikulation mit hoher Konformität möglich. Bei einem Kniegelenk kann die Oberfläche mittels der Krümmungsradien in der anteroposterioren und medial-lateralen Ebene beschrieben werden. Da die Krümmung in anteroposteriorer Richtung durch die Anatomie des Kniegelenks und durch die Forderung nach uneingeschränkter Beweglichkeit vorgegeben wird, sind die Designmöglichkeiten recht beschränkt. Den größten Gestaltungsspielraum gewährt die medial-laterale Krümmung. Die Bedeu-

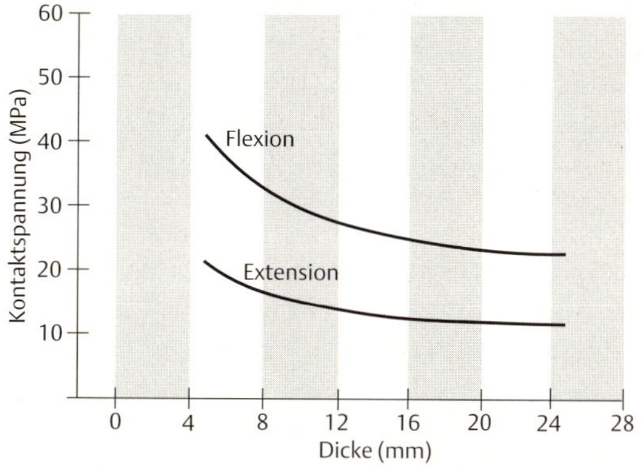

Abb. 7.**16** Die Kontaktspannung wurde über der Dicke der Polyethylenkomponente bei gebeugtem und gestrecktem Knie aufgetragen.

tung der Konformität wird ersichtlich, wenn man die medial-laterale Krümmung der Gelenkkomponenten verändert (Abb. 7.**17**). Durch Veränderung des Radius bei konstanter anteroposteriorer Krümmung wird die medial-laterale Krümmung verändert. Im allgemeinen gilt folgende Beziehung: je stärker die Abweichung der Krümmungen, desto höher ist die Kontaktspannung. Die Kontaktspannung ist am niedrigsten, wenn die Krümmungsradien am stärksten übereinstimmen. Bei Kniegelenken ist diese Lösung nicht praktikabel, da eine starke Konformität der Totalkondylärkomponente eine axiale Rotation verhindert, die aber ein notwendiges kinematisches Merkmal von Kniegelenktotalprothesen darstellt. Daher muß der Operateur jene Krümmungen wählen, die eine ausreichende, jedoch eingeschränkte axiale Rotation ermöglichen und außerdem eine ausreichende Konformität gewährleisten, um unzulässig hohe Kontaktspannungen zu verhindern.

Diese Wahl kann allerdings nur getroffen werden, wenn das Verhalten der Gelenkoberflächen, die die axiale Rotation bestimmen, charakterisiert ist. Oberflächen mit weitgehend übereinstimmenden Krümmungsradien (konforme Oberflächen) widersetzen sich normalerweise unter Einwirkung von Gelenkdrucklasten einer Rotation. Dieser Rotationswiderstand ist umgekehrt proportional zum Krümmungsradius. Folglich haben flachere Oberflächen einen geringeren Rotationswiderstand. Zur Auswahl eines adäquaten Radius und einer angemessenen Kongruenz wurde in analytischen Studien ein nützliches graphisches Verfahren entwickelt. In dem Diagramm aus Abbildung 7.**18**, in dem der medial-laterale Krümmungsradius der Tibia über dem medial-lateralen Krümmungsradius des Femurs aufgetragen ist, sind zwei verschiedene Gruppen von Geraden zu sehen. Eine Gruppe stellt den konstanten Rotationswiderstand unter Gelenkdruckbelastung dar und die andere Gruppe die konstante maximale Kontaktspannung. Durch Auswahl des gewünschten Rotationswiderstands können die Radien mit der geringsten Kontaktspannung bestimmt werden.

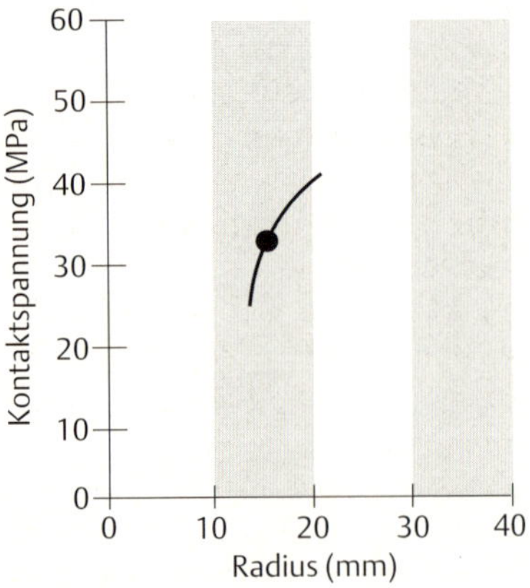

Abb. 7.**17** Bei Beibehaltung aller anderen Radien wird die Kontaktspannung durch Veränderung des medial-lateralen Radius des Tibiaplateaus stark beeinflußt.

Die derzeit verfügbaren Materialen gewähren weder dem Ingenieur noch dem Operateur einen großen Einfluß auf den Elastizitätsmodul des Materials von Totalgelenkprothesen. Die heutigen Totalgelenkprothesen haben eine Oberfläche aus einer Metallegierung mit hohem Elastizitätsmodul, die mit einer Oberfläche aus Polyethylen mit relativ niedrigem Elastizitätsmodul artikuliert. Da ein Metall wie Kobaltlegierung etwa den 200fachen Elastizitätsmodul von Polyethylen hat (Tabelle 4.1), hängen die durch die Kontaktlasten induzierten Spannungen im wesentlichen von dem Elastizitätsmodul der Polyethylenkomponente ab. Durch Veränderung der mechanischen Eigenschaften von Polyethylen lassen sich Elastizitätsmoduln etwa zwischen 1 und 2 Gigapascal erzielen. Bei den normalen Krümmungen von Totalgelenkprothesen hat dieser Modulspielraum Abweichungen der Kontaktpannungen von etwas mehr als etwa 1 bis 2 zur Folge. Die verfügbaren Polyethylenformulierungen lassen einen starken Zu-

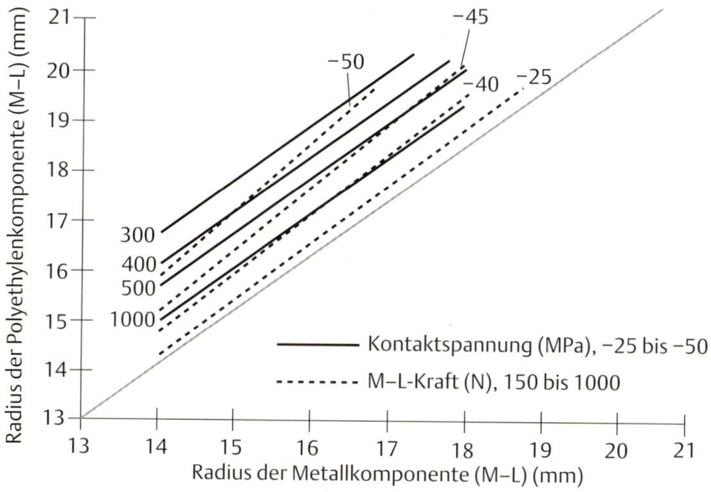

Abb. 7.**18** Die Belastung beträgt 3000 Newton. Die anteroposterioren Radien entsprechen den Radien bei Extension des Knies. Die Polyethylendicke beträgt 7 Millimeter; die medial-laterale Bewegung beträgt 0,25 Millimeter. (*Mit freundlicher Genehmigung von Donald Bartel, Ph.D.*)

sammenhang zwischen der Festigkeit und dem Elastizitätsmodul von Polyethylen erkennen. Allerdings geht die Erhöhung der Materialfestigkeit und damit des Elastizitätsmoduls mit einer Erhöhung der Kontaktspannung einher. Daher ist genau zu analysieren, ob der Nachteil der höheren Kontaktspannung aufgrund des höheren Elastizitätsmoduls den Festigkeitsvorteil des verstärkten Polyethylens mit höherem Elastizitätsmodul überwiegt.

Die Polyethyleneigenschaften können durch Wärme- und Druckverarbeitungstechniken willkürlich verändert werden. Leider beeinflussen aber auch andere Faktoren die Eigenschaften von Polyethylen. Hervorzuheben sind hierbei vor allem die Sterilisation durch Bestrahlung und die Exposition in oxidativen Umgebungen, womit die Länge der Molekülketten verkürzt und die Anzahl der Querverbindungen zwischen den Ketten erhöht wird. Diese Änderungen führen zu einer Erhöhung der Dichte und des Elastizitätsmoduls. Der höhere Modul bewirkt wiederum einen Anstieg der Kontaktspannungen.

Während der nahezu drei Jahrzehnte, in denen Totalgelenkprothesen nun schon klinisch angewendet werden, hat sich die Verschleißfestigkeit der Prothesenkomponenten als einer der wichtigsten Aspekte dieser Technologie herauskristallisiert. Wie die klinische Erfahrung mit Hüftgelenkprothesen zeigt, ist bei starkem Verschleiß der Polyethylen-Hüftpfannenkomponenten eine Revision mitunter bereits im zweiten Jahrzehnt nach der Implantation erforderlich. Aus Berichten über die Erfahrung mit unterschiedlichen Kniegelenkprothesen geht hervor, daß Verschleiß bei einigen Prothesen schon vor Ablauf der ersten zehn Jahre ein limitierender Faktor sein kann, andere Prothesen aber weit in das zweite Jahrzehnt hinein halten. Während Hüftgelenkprothesen eine einheitlich sphärische Kontaktflächengeometrie aufweisen, unterscheiden sich die Kontaktflächen von Kniegelenktotalprothesen erheblich. Unterschiedliche Kontaktflächengeometrien sind mit unterschiedlichen Kontaktspannungen verbunden; daher variieren die Verschleißraten von Kniegelenkprothesen je nach Design wesentlich stärker als bei Hüftgelenkprothesen.

Die Verschleißraten von Hüftgelenkprothesen werden von den Kontaktspannungen beeinflußt. Diese wiederum hängen von der Gelenkgeometrie, den Materialeigenschaften und der Gelenkdrucklast ab. Im Falle des Hüftgelenks verändert sich die Kontaktgeometrie über den gesamten funktionellen Bewegungsspielraum nur unwesentlich. Bei allen Bewegungen besteht ein hoher Konformitätsgrad mit entsprechend niedrigen Kontaktspannungen; der Verschleiß von Polyethylen ist in diesem Fall durch die Ablösung mikroskopischer Partikel von den freien Oberflächen bedingt. Im Gegensatz dazu haben Kniegelenkprothesen relativ gesehen nicht konforme Oberflächen, weshalb wesentlich höhere Kontaktspannungen auf der Oberfläche auftreten als bei Hüftgelenkprothesen. Es entstehen mikroskopische Abriebpartikel, vor allem aber verursachen die höheren Spannungen Frakturen auf und unter den Oberflächen, die zur Ablösung größerer Partikel führen.

Literatur

1. Woo, S. L.-Y., Lothringer, K. S., Akeson, W. H., Coutts, R. D., Woo, Y. K., Simon, B. R., Gomez, M. A.: Less rigid internal fixation plates: Historical perspectives and new concepts. J Orthop Res 1 (1984) 431–449.
2. Rybicki, E. F., Simonen, F. A., Mills, E. J., Hassler, C. R., Scoles, P., Milne, D., Weis, E. B.: Mathematical and experimental studies on the mechanics of plated transverse fractures. J Biomech 7 (1974) 377–384.
3. Cheal, E. J., Hayes, W. C., White, A. A. III, Perren, S. M.: Three-dimensional finite element analysis of a simplified compression plate fixation system. J Biomech Eng 106 (1984) 295–301.
4. Crowninshield, R. D., Brand, R. A., Johnston, R. C., Pedersen, D. R.: An analysis of femoral prothesis design: The effects on proximal femur loading. In Salvati, E. A.: The hip. CV Mosby, St. Louis 1981 (S. 111–122).
5. Rimnac, C. M., Wright, T. M., Bartel, D. L., Burstein, A. H.: Failure analysis of a total femoral component: A fracture mechanics approach. In Hudson, C. M., Rich, T. P.: Case histories involving fatigue and fracture mechanics. ASTM, Philadelphia 1986 (S. 377–388).
6. Bartel, D. L., Burstein, A. H., Toda, M. D., Edwards, D. L.: The effect of conformity and plastic thickness on contact stresses in metal-backed plastic implants. J Biomech Eng 107 (1985) 193–199.
7. Bartel, D. L., Burstein, A. H., Santavicca, E. A., Insall, J. N.: Performance of the tibial component in total knee replacement: Conventional and revision designs. J Bone Joint Surg 64A (1982) 1026–1033.
8. Dawson, J. M., Bartel, D. L.: Consequences of an interference fit on the fixation of porous coated tibial components in total knee replacement. J Bone Joint Surg 74A (1992) 233–238.
9. Lotz, J. C., Gerhart, T. N., Hayes, W. C.: Mechanical properties of metaphyseal bone in the proximal femur. J Biomech 24 (1991) 317–329.
10. Choi, K., Goldstein, S. A.: A comparison of the fatigue behavior of human trabecular and cortical bone tissue. J Biomech 25 (1992) 1371–1381.
11. Salvati, E. A., Wright, T. M., Burstein, A. H., Jacobs, B.: Fracture of polyethylene acetabular cups. J Bone Joint Surg 61A (1979) 1239–1242.
12. Ranawat, C. S., Johanson, N. A., Rimnac, C. M., Wright, T. M., Schwartz, R. E.: Retrieval analysis of porous-coated components for total knee replacement: A report of two cases. Clin Orthop 209 (1986) 244–248.
13. Bartel, D. L., Bicknell, V. L., Wright, T. M.: The effect of conformity, thickness, and material on stresses in ultra-high molecular weight components for total joint replacement. J Bone Joint Surg 68A (1986) 1041–1051.

Sachverzeichnis

K

L

M